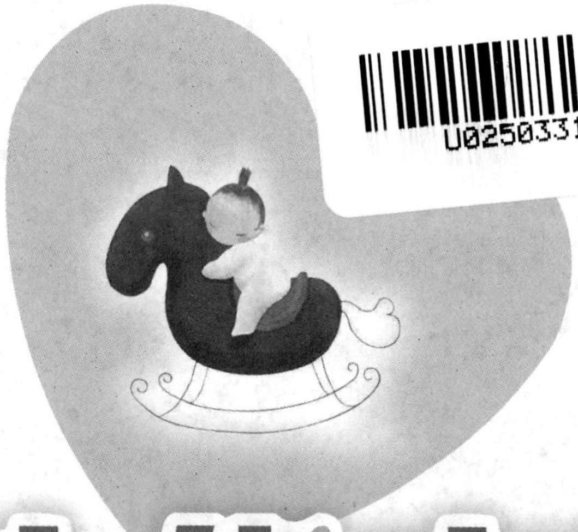

优生优育学

李增庆 主编

WUHAN UNIVERSITY PRESS
武汉大学出版社

图书在版编目(CIP)数据

优生优育学/李增庆主编 .—武汉:武汉大学出版社,2007.2(2020.9 重印)

ISBN 978-7-307-05407-3

Ⅰ.优… Ⅱ.李… Ⅲ.优生优育—基本知识 Ⅳ.R169.1

中国版本图书馆 CIP 数据核字(2006)第 163700 号

责任编辑:黄汉平　　责任校对:程小宜　　版式设计:杜　枚

出版发行:**武汉大学出版社**　(430072　武昌　珞珈山)

(电子邮箱:cbs22@ whu.edu.cn 网址:www.wdp.com.cn)

印刷:武汉图物印刷有限公司

开本:787×1092　1/16　印张:19　字数:453 千字

版次:2007 年 2 月第 1 版　　2020 年 9 月第 6 次印刷

ISBN 978-7-307-05407-3/R · 112　　定价:34.00 元

优 生 优 育 学

主　编　李增庆

编　委(以姓氏笔画为序)

方为民　华中科技大学同济医学院

王绍海　华中科技大学同济医学院

王雁峰　清华大学

陈　耿　江汉大学

李　武　浙江第一人民医院

李润清　深圳市妇幼保健院

李春华　解放军457医院

李增庆　华中科技大学同济医学院

姚飞雁　香港科技大学

姚琼华　武汉钢铁公司总医院

姚忆江　南方周末报社

黄咏梅　中国国际和平妇幼保健院

前　言

优生学诞生于19世纪80年代，由英国科学家高尔顿在1883年创立，是在进化论和遗传学的基础上逐步发展起来的。高尔顿是达尔文的表弟，他将达尔文的进化论直接应用于人类，将人类学、心理学、遗传学、统计学等方面的研究结合起来，对人类智能和遗传的关系进行了大量研究工作。

人类已有200万年的历史，人类最早认识优生是从婚姻制度演变开始的，由原始母系社会的乱婚杂交，即从群婚制到个体婚制、从族内婚到族外婚，涉及婚姻配偶的选择，无疑是一种优生的进步。古希腊柏拉图（Plato）曾说过“国家负有对民族选优、淘劣的责任。”我国春秋战国时期的典籍《左传》中记载，对近亲结婚的危害已有认识，即“同姓相婚，其生不藩”。如现代则禁止近亲婚配，表兄妹之间不能结婚。“男虽十六而精通，必三十而娶；女虽十四而天癸至，必二十而嫁，皆阴阳充实，然后交而孕、孕而育、育而有子，坚强长寿。”虽然男16岁、女14岁性器官发育成熟，但必须在男30岁、女20岁时，身体各器官系统发育成熟、精气旺盛时结婚，才为理想的结婚年龄。

20世纪40年代，优生学曾被德国法西斯主义者歪曲利用，为他们的战争罪恶目的进行宣传，一时间“优生”被视为灭绝种族的同义语，导致不良后果。前苏联在第二次世界大战中深受德国法西斯的残害，战后对“优生学”持批判态度。我国1949年以来受其影响，也一直批判“优生学”，错误地将“优生学”看成是资产阶级的伪科学加以全盘否定，使我国“优生学”的研究，成为长达28年之久的禁区。而世界各国均重视人口素质的研究，我国直到1979年10月，才冲破“禁区”，提出了“优生学”的继承和发展问题。我国优生工作发展很快，全国初步形成了产前诊断网；有的产前诊断技术已达到国际选进水平，优生科研协作形成网络，为提高我国人口素质做出了贡献。

《中华人民共和国母婴保健法》第一条：为了保障母亲和婴儿健康，提高出生人口素质，根据宪法，制定本法。以法律的手段来保证优生，控制、减少劣生，提高出生人口质量是十分必要的。

华中科技大学　同济医学院教授　李增庆

2006年11月4日

目 录

第一部分 优生学——影响胎婴儿质量的因素

第二部分　优育学

第一部分

优　生　学

——影响胎婴儿质量的因素

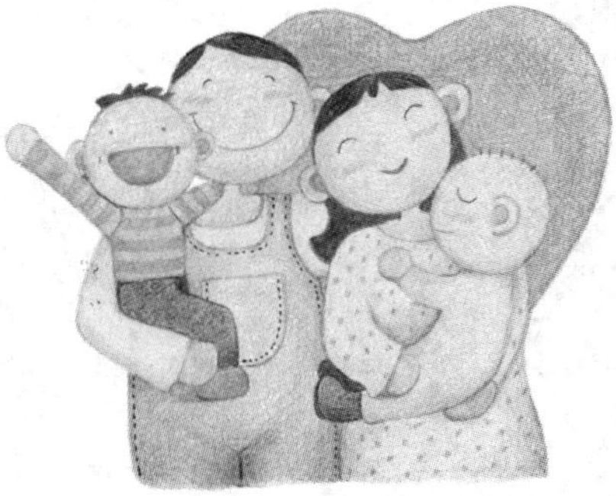

第一章 概　　述

第一节 优生学及其发展

一、优生学的概念

生物进化的规律是由低级阶段发展到高级阶段，其进化过程是通过优胜劣汰的方式来实现的。优生是人类长期进化和发展过程中在生育上的理想要求，符合生物进化的规律。在人口再生产过程中，人类需通过代际更替，不断消除劣质个体、增加优质个体、改善遗传素质，以求得生存和发展。

优生学（Eugenetics）是研究提高胎儿、新生儿生命质量以及身体素质、增强智力水平、研究改进人种的科学，也被称为民族健康学。它关系到人口素质的提高，对个人、家庭、民族及整个人类都有着现实和深远的影响。后代智力是优生学最关注的问题之一，人才是世界上所有资源中最宝贵的资源，因此社会应重视生命的生产——即生育。

二、优生学科的发展

随着医学遗传学、细胞遗传学、细胞生物学、分子生物学、分子遗传学、人类遗传学、医学遗传学等基础学科和现代医学技术的发展，优生学理论得到了进一步充实。优生学是由遗传学、医学、心理学、人口学、社会科学等学科相互渗透、发展起来的边缘学科及综合性的应用学科，是以遗传学为基础，跨越自然科学和社会科学的一门学科。

（一）正优生学

正优生学又称演进性优生学或积极优生学（Positive eugenics），是研究如何促进体力和智力优秀的个体繁衍，从而提高人类群体中良好基因的频率，提高有利表型产生，使在遗传上理想的优秀基因，通过人工授精、试管婴儿、胚胎移植、基因工程等途径大量繁殖，使社会人口优质化。如建立冷冻精子库和卵子库，储存生殖细胞，必要时进行人工授精或体外授精，以繁殖优秀个体。这种具有优秀基因的受精卵（胚胎）可以移植于子宫内，也可以在体外培养，实行人工的单性繁殖，通过两个未受精的卵子的“细胞融合”繁殖出单亲人，这样使优秀个体不断繁衍后代。自 1978 年 9 月 25 日在英国剖腹产出生了世界上第一个试管婴儿后，截至 2006 年 6 月全世界试管婴儿已超过

300多万例。

(二) 负优生学

负优生学又称预防优生学，是防止患有遗传病、先天缺陷等不良个体的出生，从而降低人类群体中不良基因的频率，减少不利表型产生，减少群体中有害基因发生的频率，减少遗传病患儿出生，涉及遗传病防治。预防性优生学是设法避免将遗传性疾病的基因传给后代，防止不健康或不正常的“缺陷儿”出生，免除个人和家庭的不幸，并减轻国家、社会的负担。包括婚前检查、避免近亲结婚、选择理想的结婚和生育年龄、最佳受孕时机、优生咨询、孕期保健、产前诊断、进行选择性流产以及优生立法等。

(三) 其他优生学科

1. 临床优生学：包括婚前保健、孕前和孕期保健、产期保健（分娩监护）、遗传咨询、产前诊断、选择性流产、产伤疾病预防与治疗，防止出生缺陷儿、提高出生人口素质。

2. 基础优生学：包括人类遗传学、医学遗传学、行为遗传学、胚胎学、畸胎学、毒理学、分子遗传学等；分子遗传学是分子生物学和遗传学相互渗透的产物，运用新的分子生物学技术分析遗传现象。

3. 遗传流行病学：遗传流行病学是近年发展起来的一门边缘学科，是运用遗传学、流行病学的方法和原理，研究与亲缘有关疾病在人群中的发生、发展及分布原因和规律，制定预防或控制对策的学科。遗传流行病学（genetic epidemiology）的雏形在20世纪50年代已形成，到70年代后期渐趋成熟，1978年由Morton和Chung正式使用。遗传流行病学理论的基础是群体遗传学和流行病学；它应用流行病学群体资料收集和处理的方法，以及分子遗传学的实验手段，借助生物统计学的有关原理和方法来研究和阐明遗传因素、环境因素以及这两种因素的交互作用在疾病形成中的作用，着重研究疾病发生中遗传与环境因素所起的作用、作用方式和疾病的控制方法。

遗传流行病学主要解决以下问题：①疾病是否有家庭聚集性或家庭相似性；②如果有家庭聚集性，是什么原因引起的？是由共同环境因素，生物学的遗传易感性，还是文化教养的危险因子所引起？③遗传易感性是如何传递的？即遗传方式是什么？是单基因遗传还是多基因遗传？多基因遗传中有无主基因作用？子代中再发风险率是多少？基因与环境因子间的交互作用如何？

4. 社会优生学：包括社会学、人口学、法学、伦理学、经济学、政策学，涉及众多的学科与文化传统、伦理、道德、法律和社会问题。

三、生殖毒性与发育毒性

环境中的有害因素，对生殖及发育过程造成不利影响的作用称为生殖、发育毒性，统称之为生殖毒性或发育毒性。生殖和发育毒理学是研究外源化学物紊乱整个生育环的原因、机理、效应，并进行预防的学科。考虑到两性亲代和子代的关系与差别，侧重亲代的为生殖毒性，而侧重子代的为发育毒性。生殖是一个连续的过程，不同发育阶段体现个体从小到大，从单细胞分化到器官变化的过程，发育毒性的暴露时期比生殖毒性长。

（一）生殖毒性

生殖毒性又称性腺毒性，指环境中有害因素对生殖系统造成的有害效应。生殖系统（生殖器和相关神经内分泌系统）的结构和功能发育正常和在生殖年龄内保持良好的状态，是保障子代健康发育的首要条件。生殖毒性指环境因素对雌性或雄性的生殖功能以及对妊娠的有害影响。

雌性毒性指对雌性生殖系统的有害影响，影响女性生殖细胞的生存与内分泌功能，使激素水平发生变化。例如青春期开始的时间、月经周期、性行为、受精、妊娠结局、分娩、哺乳等功能的异常，以及卵巢早衰（premature cvarian failure），使生育力下降。在妊娠期间暴露于有害外源化学物，不仅能损害母体也会损害胎儿。如妊娠妇女的酒精中毒能引起胎儿酒精综合征，使胎儿发育迟缓、头围过小以及精神障碍。

雄性毒性指对雄性生殖系统的有害影响，表现为雄性生殖器官和相关的内分泌系统的异常。男性生殖细胞对外界环境中致突变因子作用（如化学物质）很敏感，发育中的精子、成熟精子易受损，使其遗传特性改变；毒物可随精液排出，影响精子的活动能力和寿命。如当睾丸被损害后，会引起雄性激素水平低下和精子数目减少，导致性行为、受精力、妊娠结局的变化以及其他内分泌系统的变化，使生殖能力下降。酒精中毒的人比较多见睾丸萎缩和前列腺萎缩；镉中毒能引起动物睾丸的损害。

（二）发育毒性及其主要表现

发育毒性指发育中的生物体自受精卵、胚胎期、胎儿期乃至出生后新生儿、婴儿、性发育成熟期个体，由于暴露于有害环境因素而产生的毒性效应；也有人将发育期扩展到衰老和整个生命过程。外环境因素的暴露时期包括从妊娠前双亲的暴露、胚胎产前发育期暴露、产后直至性成熟阶段内的暴露。发育毒性的主要表现包括以下几个方面。

1. 发育机体死亡

发育机体死亡即指在化学物质的影响下，受精卵未发育即死亡、胚泡未着床即死亡、着床后生长发育到一定阶段时死亡，早期死亡被子宫吸收或自子宫排出，即出现自然流产；晚期死亡成为死胎。在实验条件下，胚胎死亡常与畸形同时发生，似乎它们是同一类损伤的不同程度反应。一般为毒物进入母体影响胎盘与胚胎发育，引起胚胎异常或死亡；或干扰胚胎正常发育、导致流产。

2. 畸形或形态结构异常

畸形或形态结构异常主要指胎儿形态结构缺陷或异常，指持久的、解剖学的改变，是在出生时或流产时马上能够确认的所有异常，是化学物质干扰胚胎正常发育而造成的后果，如反应停引起的海豹儿畸形。通常结构缺陷是动物实验评价致畸作用的主要参数。

3. 生长改变

生长改变即发育延迟或生长发育迟缓（growth retardation）。指子代器官或身体的重量和大小出现变化，胎儿的生长发育指标低于正常水准；例如低体重儿、小脑畸形（microcephalia）和小眼畸形等。胎儿的生长发育指标比正常对照的平均值低 2 个标准差时，即可定为生长迟缓。能引起胚胎死亡和畸形的毒物多数能引起生长迟缓，生长迟缓造成的局部发育不全可视为畸形，酒精、华法林（warfarin）以及孕妇吸烟等可以造成胎儿生长迟缓。

4. 功能缺陷

功能缺陷包括器官系统、代谢、生殖、免疫和行为等功能的变化。功能发育不全不像形态上的畸形那样容易识别，有些功能缺陷需要在出生后经过一定的阶段发育始趋完善或出生后相当一段时间后才能诊断，如听力或视力异常、精神发育迟缓，而生殖功能的异常要到青春期后才会表现出来。Klaiman 等报告，在追踪观察一年所发现的畸形儿中，出生后即诊断者约 40%，一部分功能不全也可能是由于未被发觉的形态结构异常造成，如神经系统机能发育不全、免疫功能低下。

5. 其他影响

由于胎儿的细胞增生非常活跃，对致癌物特别敏感。在动物实验中已经观察到多环芳烃等致癌物有经胎盘对子代动物致癌问题。人类现在通过流行病学调查确定己烯雌酚（stilbestrol）可经胎盘致癌。己烯雌酚是治疗先兆流产的药物，在妊娠前 3 个月内服己烯雌酚的孕妇所生的女儿中，在成人后容易发生阴道腺癌。

（三）发育毒性特点

胚胎毒性和致畸毒性等发育毒性有一些共同的规律。

1. 对不同发育阶段的效应

在生育环的不同阶段，如受到外界有害因素的攻击，会出现不同的毒效应，即毒性的表现要依赖作用在个体发育过程中的某一阶段，显著的差别可以由不同发育阶段的“危险期”（critical periods）来表达。器官形成期是胚胎期中的一部分，还可以细分为各脏器的形成期，致畸剂在器官形成期可以造成结构发育缺陷，如反应停作用于四肢的形成期，可造成新生儿上下肢体缺少或短小（海豹儿现象）。

2. 种属差别

个体对生殖毒物的敏感性决定于受精卵的基因型以及所处的不同发育阶段。随个体遗传因素有关的生化和结构特征不同，对同一外界因素的反应也不同。人类反应停的悲剧没有被预防，很大程度是动物安全性试验评价的不足。因为反应停不能在大鼠和小鼠这些动物身上引起与人类同样的致畸效应。反应停在大剂量时可以引起家兔的致畸，但强度比人弱，而人类对反应停的发育毒性最敏感。

3. 剂量-效应关系

生殖毒性和发育毒性均普遍存在剂量-效应关系。在动物实验中可以观察到当一定剂量的外源化学物暴露在一定的时期，就可以引起生殖毒性及子代结构或功能的发育缺陷。

4. 直接和间接作用

毒物对亲代可直接产生作用，如直接影响妊娠时的母体，因此，很难分辨是对发育个体的直接作用还是通过母体产生的间接作用。直接和间接作用的结合更加容易引起胎儿或新生儿死亡、胎儿发育迟缓以及骨骼形成迟缓等。

(四) 有害作用方式

由于对生殖和发育的基础调节过程依然缺乏了解，所以对生殖和发育毒物的确切作用方式和机理还很不清楚。这些毒物可能通过以下的理论机制来造成生殖功能和个体发育的紊乱。这些变化包括：①突变；②染色体畸变；③细胞分裂紊乱；④核酸组成和蛋白合成改变；⑤减少生物合成所需的必要营养素；⑥减少胚胎和胎儿发育所需的能量供给；⑦破坏酶系统；⑧水和电解质调控紊乱；⑨细胞膜特性改变。

在以上机制的影响下导致胚胎发育的异常，主要的病理变化有：①细胞死亡数上升或下降；②干扰细胞与细胞间的接触连接；③生物合成下降；④病理形态类型增加；⑤组织结构紊乱。在上述的损害无法被发育个体补偿的情况下，机体结构和功能的异常就会表现出来。

第二节 胎婴儿质量

一、胎婴儿质量的概念

我国计划生育政策提倡少生、优生、优育，提高人口素质；胎婴儿质量是人口素质的基础，不同的社会、国家和地域，对提高胎婴儿质量的政策不同。优生优育学的研究领域非常广泛，发达国家经济发展，卫生条件改善，污染、感染性疾病减少，社会、生活方式与行为、心理问题增加；而发展中国家各种问题交叉存在，非常复杂。

二、影响胎婴儿质量的因素

现代医学对医学研究和卫生服务产生了巨大的影响，尤其是对疾病的预防和控制，需要从生物医学、心理学和社会学的角度，多层次、全方位地观察及处理问题。有研究估计引起美国所有疾病的各种原因中，病原生物占10%，遗传因素占10%，环境因素占30%，行为和生活方式占50%。防止这四种因素引起的疾病，已远非生物医学方法所能解决。因此影响胎婴儿质量的因素可分为遗传、环境、病原生物与社会因素四大类。

(一) 遗传因素

先天畸形与遗传性疾病有密切关系，因为二者都具有先天性或胎生性（inborn）的特征，尽管有些遗传病是在后天某一阶段才表现出来，但毕竟在胚胎的早期就具有了致病的基因。

(二) 环境因素

广义的环境因素影响指胎儿出生前、出生时、出生后起作用的全部非遗传因素；包括生物环境因素与社会环境因素，但在本书中将生物因素与社会因素单独列出。

诱发生殖细胞基因突变或染色体畸变的环境因素，被称为致突变原或称诱变原（mutagen）。机体对环境危害物的反应取决于它的性质、剂量和作用时间，存在明显的剂量反应关系，即与胚胎接触这些物质时所处的发育阶段和接触毒物的浓度有关。严重缺陷者在胚胎期死亡而流产，或出生后死亡、或生存时间不长；缺陷不严重、部分损伤的胚胎未致死亡，而导致出现畸形的个体。

在先天畸形胚胎中都具有遗传因素与环境因素共同作用的病因，基因变异是环境因素长期作用的结果。如环境因素中的致畸因子，通过致突变作用（致畸作用），改变遗传物质，产生各种先天畸形，使下一代产生遗传性疾病。

（三）病原生物因素

病毒、细菌（植物的真菌、黄曲霉毒素）通过胎盘屏障可对胎儿造成出生缺陷。宫内感染（TORCH）的产前诊断，包括弓形虫、风疹、巨细胞病毒、疱疹病毒，其他如支原体、衣原体、B19 病毒等。

（四）社会因素

许多疾病的预防控制有效与否，社会因素往往起着决定作用，社会经济的发展、生活水平的提高和卫生知识的普及，将比特异的生物医学方法更能起作用。

三、环境有害因素对胚胎及胎儿发育的影响

（一）环境有害因素对胚胎、胎儿影响的特征

1. 敏感性

胎儿对毒物有较高的敏感性，因为胎儿具有排泄不充分和解毒功能不发达的生理特点，有害物质易于在体内蓄积而产生毒害，在母体不至于引起中毒的剂量，却能引起胎儿中毒。

2. 规律性

胚胎发育有严格的规律性，按器官系统分化的顺序不同，不同时期受致畸原影响，可出现不同类型的畸形。

3. 易感性

大多数器官有对致畸的特殊易感期，各系统的易感期有交叉，故可同时出现多种畸形。神经系统的易感期最长，为自受精后第 20 天至胎儿娩出。

（二）环境因素致畸机理

①致突变；②干扰有丝分裂；③妨碍核酸合成及功能；④破坏母体正常代谢过程；⑤抑制生物活性酶；⑥能量来源缺乏；⑦改变细胞生物膜特性；⑧细胞内外液渗透压失去平衡。

（三）环境毒物危害方式

1. 直接毒害

环境化学物质易于通过胎盘屏障进入胚胎体内，直接对胚胎和胎儿产生危害。

2. 间接毒害

环境化学物质在母体内形成毒性代谢产物，间接对胎儿产生毒害，影响胎儿生长发育。

（四）致畸敏感期及影响因素

致畸敏感期受下列因素影响：①环境物质的理化和生物学特性；②胚胎发育阶段的

敏感性；③致畸物质剂量；④母体和胎儿的基因型；⑤母体的生理和病理状态。

四、出生缺陷的发生率

李武、李增庆、孙国强2004年对湖北省妇幼保健院12 115例住院分娩儿的出生缺陷监测资料进行分析，监测结果表明：在该院分娩的围生儿的严重出生缺陷发生率为73.4 6/万，前三位分别为先天性脑积水、先天性心脏病和唇裂合并腭裂；死胎的严重出生缺陷发生率（1842.11/万）显著高于活胎的发生率（56.67/万）；双胎及多胎的严重出生缺陷发生率（350.88/万）显著高于单胎的发生率（71.52/万）；早产儿的严重出生缺陷发生率（340.52/万）显著高于足月儿的发生率（52.14/万）。

2005年最新出生缺陷监测结果报告表明，出生缺陷发生率全国为138.96/万，城市为139.27/万，农村为137.53/万；首次出现城市高于农村的情况。我国1996～2005年出生缺陷发生率见表1-1。

表1-1　**1996～2005年出生缺陷发生率（1/万）**

年份	全国			城市	农村
	出生数	例数	发生率		
1996	422486	3690	87.34	80.71	101.43
1997	418904	3707	88.49	82.44	102.59
1998	429577	4105	95.56	88.22	112.10
1999	446583	4524	101.30	94.55	115.78
2000	501066	5501	109.79	102.46	127.09
2001	482908	5064	104.86	102.23	109.69
2002	526132	5849	111.17	109.71	113.84
2003	440237	5714	129.79	127.43	133.69
2004	614643	7891	128.38	126.94	130.59
2005	608936	8462	138.96	139.27	137.53

第三节　胚胎、胎儿发育各阶段对毒物敏感性的区别

受精卵的形成标志新生命的诞生，胎儿在出生前的发育可以分为两个阶段：胚期与胎期，全程266天，妇产科临床计算妊娠时间，一般从末次月经算起，因此从末次月经算起则为280天。受精后6周（妊娠8周）是胚胎（embryo）早期发育阶段或叫胚期，从受精后第7周（妊娠第9周）以后到出生前称为胎儿期或叫胎期。

一、胚胎期

胚胎期或胚期是指受精卵着床后至器官形成，为各个特定器官的形成期，对致畸刺激最敏感，受致畸原的影响可引起各种畸形。胚期可分为以下几个时期。

（一）妊娠前阶段（生殖细胞形成期）

妊娠前阶段指男女生殖细胞发育成熟至配子发生受精的时期。生殖细胞（reproductive cell）指雌性的卵子（ova）和雄性的精子（spermatozoa），受精前称为配子（gametes）。当有害因素具有亲性腺作用时，直接对生殖细胞（配子）产生影响；即影响精子的生成及卵子的发育，或引起遗传损伤。如使生殖细胞减数分裂的染色体在数目和结构上发生改变，导致遗传突变、抑制受精，或导致不孕、或受孕障碍；或使受精卵发育异常而影响着床，导致发生未被觉察的流产。

卵细胞在出生时数目即已固定，不伴有进一步复制；女性第一次减数分裂开始于胚胎期，最早在青春期、最晚至绝经前分裂才完成。在青春期前，所有的初级卵母细胞停滞在双线期，并且可长达45~55年之久。而男性在青春期才开始精子发生，持续存在整个生命期；精子的发生期无减数分裂的长期停滞，整个过程大约2周即可完成。当毒性化学物质主要影响细胞分裂时，对成年男性生殖细胞影响最大。化学物质对非复制细胞发生作用时，对有限卵母细胞群的毒性效应可能最大。可使生殖细胞总数下降的化学物质，由于受损伤的细胞不能复制，对女性的影响更为突出。

妊娠前生殖细胞遭受有害因素作用，如男性因职业接触有害物质，而使妻子发生自然流产或子代出生缺陷，一般可通过两种途径；一为通过被携带至家中的污染物，如通过污染了的工作服而使妻子受到污染；或男性生殖细胞受到污染物的损伤，受精时有缺陷的生殖细胞（精子）将缺陷遗传给胎体，影响了胚胎的发育而导致自然流产发生。

（二）胚胎期

胚胎期发育主要包括卵裂、囊胚形成和植入、三胚层形成和分化。孕3~8周是胚胎发生期，此时病毒感染可导致胚胎细胞染色体直接受损伤，或数目减少、或结构异常。轻者胚胎可以继续生长或较同孕龄者慢而小，重者生长停滞、死亡、流产；即使存活也由于感染严重可导致一个或多个器官畸形。

1. 胚胎早期（卵裂期、细胞和组织分化前期）

胚胎早期为受精（妊娠2周）至受精后2周（即妊娠4周）的胚胎，卵裂发育至原条形成的过程。受精后第一周为受精、受精卵发生卵裂、胚泡形成到植入。受精卵在输卵管形成后，很快进入分裂称为卵裂，受精后30小时，受精卵（合子）分裂为两个细胞，为二细胞期。受精后40~50小时为4细胞期，60小时后进入12~16细胞期，卵裂产生的细胞为卵裂球，集中在透明带内。由于输卵管蠕动，受精卵逐渐向子宫方向移动，同时继续进行卵裂；受精72小时后（受精后第3日），出现16个卵裂球，分裂（卵裂）变为与成熟卵细胞大小相差不多、形成桑葚状称为桑葚胚（morula）。桑葚胚在子宫腔内继续分裂，细胞间又逐渐出现小腔，然后融成大腔，形成囊腔，称为囊胚腔或胚泡腔，发育至此的胚胎称为囊胚或胚泡（blastocyst），也称早期囊胚（blastula）。

受精后第4日，早期囊胚进入子宫腔，并继续分裂发育成晚期囊胚。

①受精卵着床的定义：胚泡到达子宫腔2天后（即胚龄5天），透明带退化消失，受精后第6~7日，晚期囊胚埋入子宫内膜中且被内膜覆盖的过程，称为受精卵着床（nidation），也称受精卵植入（imbed）。

②受精卵着床的三阶段为定位、粘着、穿透。定位（apposition）：受精后第6~7天透明带消失，胚泡附于子宫内膜表面。粘着（adhesion）：晚期囊胚粘附在内膜上皮。穿透（penetration）：完全埋入子宫内膜中且被内膜覆盖。

③着床必须具备的条件：透明带消失。

滋养层分泌的蛋白酶将子宫内膜溶解形成缺口，胚泡即由此植入，之后开始着床；胚泡壁单层细胞与胚胎营养有关称滋养层，中间大腔为胚泡腔。有一团细胞称为内细胞（胚板，为胚胎的始基），以后成为胚体。

受精卵发育异常可影响囊胚着床（着床障碍），如透明带不消失导致胚胎死亡，发生未被觉察的流产，称为隐匿性流产，有人认为孕卵约有50%是在此期流掉的。如胚泡着床，则可影响胚胎的发育，致胚胎死亡而自然流产，或胚胎发育异常而出生有缺陷的婴儿。据报道，多数的异常妊娠，包括95%伴有染色体异常的妊娠，多以自然流产告终。

受精后第二周为胚泡宫内发育，即胚泡的营养层及内细胞团在子宫内膜中发育，内细胞团以后分化为三胚层。部分细胞在分裂中融合形成合体细胞（是执行功能的细胞），构成外滋养层，另一部分内滋养层细胞形成明显的细胞界限，为细胞滋养层（郎罕氏细胞，是分裂生长的细胞）。滋养层为胎盘绒毛上皮的雏形，将发育为绒毛膜。母体和子体仅隔绒毛上皮、绒毛间质、绒毛毛细血管内壁。内细胞团以后分化为三胚层。

胚泡在子宫内着床至受精后第14天形成原条期间，对致畸原不敏感，即胚胎对致畸因子存在“全或无效应”，致畸因子极少导致先天性畸形；但超过一定阈值以上的物理、化学因素（致畸因子）在卵裂期可引起有丝分裂不分离，引起胚胎死亡，导致隐匿性流产发生。自然流产中，畸形或其他先天异常较正常者高60倍以上。

2. 胚胎期（多器官形成期、致畸高度敏感期）

受精后第3周（妊娠满4周原肠胚形成）至受精后满6周（即妊娠满8周），由内细胞团发育成胚层，胚胎细胞高度分化，为胎体主要器官结构分化发育形成的时期，三个胚层各自形成若干特定的组织和器官，即三胚层的形成和分化。这一阶段细胞分化快，对致畸因子的敏感性最强，胚胎极易受干扰，是致畸的高度敏感期，可造成器官和体形的畸形，能产生较严重的畸形。

胚胎经过两个月的发育，90%人体外形和内部器官系统都已建立，有了上下肢芽，四肢已具雏形；可以辨认出胚胎的头部和眼、耳、鼻、口等主要器官，头的大小几乎占整个胎体的一半。到妊娠8周末胚胎长约2~3cm，重2~2.7g，已初具人形，早期心脏已形成，且有心脏跳动，B型超声仪可以查出胎心。肝脏已能形成含有血红蛋白的红细胞；肾脏也开始形成，神经系统、心血管系统、肢体均已发育，感染风疹可致畸。但生殖器尚未分化，性别尚难确定。

3. 三个胚层的分化与形成

①外胚层：内细胞群背侧发育为外胚层，外胚层发育成与外界接触的系统，如神经系统、皮肤表层、毛发、指甲、眼睛的水晶体。外胚层细胞形成神经、发育为神经管，是中枢神经系统的原基。23天分别形成前神经孔和后神经孔，前神经孔的闭合发生在排卵后25天，闭合不全形成无脑儿；后神经管孔的闭合发生在排卵后27天，闭合不全形成脊柱裂。

②中胚层：中胚层分为胚内中胚层与胚外中胚层，一部分中胚层细胞在胚盘尾部与滋养层内的胚外中胚层相连接成为体蒂，是将来发生脐带的始基。中胚层形成体节，人胚先后出现40多对体节，与周围中胚层结合，形成躯干、肌肉、真皮、脏器、循环系统。第一对体节发生后，以后每天约出现3对，到5周末就有42对到44对，即头部4对，颈部8对，胸部12对，腰部5对，骶5对，尾8到10对。体节分别发展为脊柱、皮肤的真皮及皮下组织及躯干肌肉。第三周中期形成血球、血管细胞，以后形成血管、血细胞、淋巴细胞等。中胚层还发生泌尿生殖系统，在胚胎第五周出现中肾脊。其他如结缔组织、软骨和骨骼、横纹肌和平滑肌、肾上腺皮质和脾等也由中胚层形成。

③内胚层：内细胞群腹侧发育为内胚层。内胚层发育为消化、呼吸系统及其有关腺体、脂肪、阴道下段及前段。原始消化管分前、中、后肠，前肠衍化出咽、食管、胃、十二指肠前半部和肝、胰；中肠衍化为十二指肠后半部、空肠、回肠、盲肠、阑尾、升结肠和横结肠的前半部，后肠衍化为横结肠后半部、降结肠、乙状结肠、直肠肛管上段。内胚层还衍生出喉、气管、肺、甲状腺、甲状旁腺、胸腺等实质部分。

4. 器官形成期为致畸高敏期

器官形成期这一阶段对致畸作用的感受性最强，受有害因素影响，致畸因子诱发有丝分裂的不分离，则可产生染色体异常，导致先天性畸形；人类大多数先天畸形，大多在此阶段发生。人体发生的不同阶段，有害因素对胚胎发生及胎儿发育的影响有其一定的特点，各类先天畸形的发生，有严密的规律性，即按器官系统分化的顺序不同，于不同时期受致畸原影响时，出现不同类型的畸形。如受精后21~40天，胚胎心脏最易受影响，随后为四肢及眼睛。神经系统的易感期最长，为自受精后第20天直至胎儿娩出。产生何种畸形则取决于不同的致畸因子，以及致畸因子作用时处于哪一个器官的临界时期，即致畸敏感期。

二、胎儿期

胎儿期从受精第7周（妊娠第九周）到出生前（妊娠40周），是各器官进一步发育渐趋成熟的时期。

1. 胎儿期早期

从受精后第7周（妊娠第9周），至妊娠满12周。此期仍然对致畸原敏感，胚胎发育异常、死亡、导致自然流产；也可引起畸胎与出生缺陷，并可遗传给下一代。当各个器官大致形成以后，其功能或较细微的结构如血管发育尚未完成，仍可发生发育异常，尤其是小脑、大脑皮质、泌尿生殖系统继续分化，因而这部分结构仍然保持对致畸物质

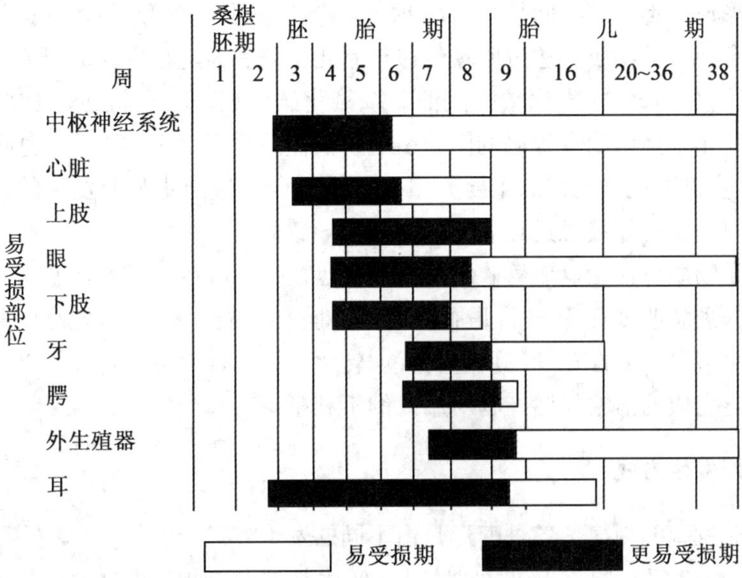

图 1-1 胚胎各部易受损期示意图

的敏感性，致畸形因素仍有作用，可以造成畸形或功能障碍。

2. 胎儿期中、晚期（低度敏感期）

从妊娠满 12 周至妊娠终止。除中枢神经系统、生殖器官尚未分化完成外，其他器官的分化已基本完成，随妊娠月数的增加，对致畸原的敏感性逐渐下降，虽然少数器官仍可出现形态学上的异常，如某些微生物的感染，可引起脑积水、小眼畸胎。但其他器官、系统受有害因素影响一般不引起畸胎，致畸因子仅能影响生长发育过程，引起生理功能缺陷及生长发育迟缓、出生低体重儿或生后行为发育异常，这些方面一般体查不易发现，故常被忽视。所以在孕期特别要注意孕妇的生活环境和营养的供给，创造一个良好的胎儿生长发育的环境至关重要。

三、围产期及婴儿期（出生后）

出生后发育过程并未结束，而是继续发育，如体格的生长及中枢神经系统、内分泌系统结构和生理机能上的发育成熟等。环境中有害因素的不利影响对新生婴儿甚为敏感，如文献中曾报道，铅作业工人的乳儿，患病率及死亡率高。如此期受外界有害因素影响，常表现为形态、行为或机能的异常、发育迟缓。婴儿也可受环境因素的不利影响，如来自母亲的乳汁或父亲工作环境中带来的污染。

有害因素对胚胎发生、胎儿发育及乳儿健康的影响，依受有害因素作用时胎体的发育阶段不同而有差别，称为生殖毒理的动力学。由于胚胎及胎儿和乳儿对有害因素较成人敏感，故当有害因素的强度（或浓度）对母体尚未出现明显的毒害作用时，已可对胚胎、胎儿及乳儿产生不利的影响。

化学物质能通过胎盘屏障进入胎儿体内，对胎儿直接产生毒性作用，同时也可通过在母亲体内形成的毒性产物间接地对胎儿产生毒性作用，从而影响胎儿的发育。文献报道已有 600 余种化学物质能透过胎盘传递至胎儿，但多为药物方面的研究，常见毒物如铅、汞、磷、镉、苯、二硫化碳、汽油、一氧化碳、烟碱、有机氯（DDT）等可通过胎盘传递。近年来经由胎盘致癌的问题引起了人们的注意，多数工业发达国家，恶性肿瘤已成为 15 岁以下儿童死亡的主要原因之一。有人认为，儿童期发现的许多肿瘤，是由于在胎儿时期，母体接触过致癌化学物质所导致。

有些化学物质可使胎盘血管收缩，引起胎盘血流量减少，或对胎盘造成损伤，使胎盘出现组织病理学改变而影响胎儿血液循环及胎盘功能，从而影响胎儿生长发育。此外，胎盘还可能对外源性化学物质进行代谢转化，虽然其生物转化能力低，但不能排除经过生物转化生成的活性代谢产物对胎儿的不利影响。

四、畸形发生方式

根据胚胎发育的规律，各种畸形是由不同的发生方式产生的。

Patten（1957 年）曾提出过六种方式：①生长过少；②吸收过少；③吸收过多；④在错误的部位吸收；⑤在异常位置上正常生长；⑥组织或结构的过度生长。

Arey 则提出类似的九种方式：①不发育；②发育不全；③发育受阻；④相邻原基粘连；⑤生长过度；⑥错位；⑦错误迁移；⑧不典型；⑨发育不全。

（李增庆）

第二章 遗传与优生

第一节 遗传学基础

一、遗传与变异

优生与遗传有密切关系，细胞里最主要的遗传物质载体是染色体，它是遗传的物质基础。染色体DNA（脱氧核糖核酸）分子是主要的遗传物质，为螺旋形的成对核苷酸链，遗传信息就包含在核苷酸的各种排列组合中，而能够完整表示一个遗传信号的核苷酸排列就被称为一个基因。在这些遗传基因中，有的是健康的，有的是缺陷的，或带疾病的，父母一般就是通过染色体把遗传基因传给下一代。细胞核、细胞质的染色体上均有遗传物质。

（一）DNA的特点

①相对的稳定性；②能自我复制；③前后代保持一定的连续性；④能产生可遗传的变异。

（二）DNA结构

DNA是高分子化合物，是由四种脱氧核苷酸连接起来的长链。脱氧核苷酸：由磷酸、脱氧核糖及碱基——腺嘌呤（A）、鸟嘌呤（G）、胞嘧啶（C）、胸腺嘧啶（T）构成。其空间结构：由两条长链向右盘旋而成。长链的外侧为脱氧核糖和磷酸，长链的横档由一对碱基组成，相互对应的碱基通过氢键连接形成碱基对。碱基互补配对原则：A与T配对，G与C配对。

（三）DNA复制

在细胞有分裂的间期自我复制，即解旋酶→解开→母链→模板作用→酶的催化。

（四）基因

1. 基因

基因（gene）是具有遗传效应的DNA片段，为控制生物性状的功能结构单位，存在于DNA分子上。每个染色体含有一个DNA分子，每个DNA分子上有很多基因。基因在染色体上占有一定的位置，而且呈直线排列，每个基因可以含有成百上千的核苷酸；四种核苷酸在各个基因中按照各种不同的、一定的顺序排列，包含有遗传信息，即包含着遗传性状的表达方式。生物的性状遗传，主要通过染色体上的基因传递给后代。

2. 翻译

以信息 RNA 为模板，将氨基酸一个个连接起来，合成有一定氨基酸顺序的蛋白质过程，由三个碱基决定一个氨基酸。

3. 遗传密码

遗传学上将决定氨基酸的不同碱基排列顺序称为遗传密码。

二、遗传规律

（一）基因的分离规律

减数分裂时，等位基因随同源染色体的分离而分开。基因型是性状表现的内在因素，表现型是基因型的表现形式。等位基因（allelic genes）为一对同源染色体上同一位置的基因。纯合体为两个基因型相同的配子结合成的合子发育而成的个体。杂合体为两个基因型不相同的配子结合成的合子发育而成的个体。

（二）基因的自由组合规律（独立分配规律）

不同的等位基因各自独立地分配到配子中，在配子中自由组合（不位于同一染色体上）。

（三）基因的连锁和互换规律

两对（或两对以上）等位基因位于同一对同源染色体上，在遗传时这些基因常常连在一起不分离，为连锁遗传（位于同一染色体上）。伴性遗传为性染色体上的基因所表现的特殊遗传现象。色盲：色盲基因与它的等位基因（正常基因）分别位于两个 X 染色体上。b 为隐性，B 为显性；Y 染色体上不含有。

三、突变

（一）突变定义

遗传物质发生可遗传变异，即细胞核内构成染色体的脱氧核糖核酸（DNA）发生变异。

（二）广义突变与狭义突变

1. 染色体畸变

染色体畸变（chromosomal aberration）指突变发生在染色体上，染色体数目和结构发生改变。

2. 基因突变

基因突变（gene mutation）为狭义突变，为基因结构上发生碱基对组成或排列顺序的改变，涉及基因部分的变化，基因突变为点突变。个别基因改变，是新基因产生的方式。基因突变包括：

（1）体细胞突变：突变的变异只能在体细胞中传递，不能遗传给下一代。

（2）生殖细胞突变：突变率高于体细胞，因为生殖细胞在减数分裂时对外界环境有较高的敏感性，能遗传给后代。生殖细胞突变可分为显性基因突变与隐性基因突变。

①显性基因突变：效应可通过受精卵直接遗传给后代，立即在子代中表现出来。

②隐性基因突变：效应被其等位基因所遮盖，隐性基因在当代不表现，但有两个隐性基因则可表现。

（三）基因突变后果

①中性突变（neutral mutation）：对个体不产生可察觉的效应。

②造成正常人体生物化学组分的遗传学差异，这种差异对人体无影响，如血清蛋白的类型、ABO 血型、组织相容性抗原（HLA）、同工酶。

③给个体的生育能力和生存带来好处：HBS 突变基因杂合体比正常的 HBA 纯合体更能抗疟疾。

④个体的生育能力减低和不利于生存，引起遗传性疾病：一个健康人至少带有 5~6 个处于杂合状态的有害突变，这些突变如在纯合状态时就会产生有害后果（近亲结婚）。

⑤致死突变：造成死胎、自然流产或出生后死亡。

（四）基因突变的种类

基因突变的种类指根据基因结构改变的类型。

1. 碱基置换突变

碱基置换突变指一个碱基对的改变而造成的突变。

①转换（transition）有 4 种：A ⇄ G、C ⇄ T。

②颠换（transversion）有 8 种：A ⇄ T、A ⇄ C、C ⇄ G、U ⇄ T。

2. 移码突变

移码突变指碱基顺序变化。插入一个碱基，后面的顺序发生改变，编码的顺序改变。包括同义突变、错义突变、无义突变。

四、DNA 损伤的修复

DNA 在各种因素直接或间接作用下引起碱基组成和顺序的变化，或在复制过程中发生错误，但不一定会出现突变型。这是因为体内有各种 DNA 修复系统，可以改正或修复 DNA 分子的“损伤”而恢复正常。这样可以保持 DNA 分子稳定性，从而大大降低突变率。没有修复系统，生物体无法生存。

修复功能缺陷，可能造成两种后果：①细胞死亡或基因发生突变。②转化成肿瘤细胞。

第二节 遗传病的概念、特点及分类

一、遗传性疾病概念

人的健康决定于人的遗传结构和周围生活环境相互作用的平衡，遗传物质的改变或环境因素改变均可导致这种平衡的破坏而产生疾病。遗传性疾病（genetic disease、hereditary disease）是由于遗传物质（基因和染色体）异常（突变或畸变）改变而产生的疾病，称为遗传病，指个体生殖细胞（精子或卵子），或受精卵的遗传物质（染色体和基因）发生突变（或畸变）所引起的疾病，通常具有垂直传递和终生性、家庭聚集性、先天性特点。

二、遗传性疾病的特点

1. 遗传性

具有垂直传递的特点，上代垂直传至下代，上下代之间垂直传递，不涉及与该家族无血缘关系者。

2. 终生性

积极防治可以改善病状或疾病进程（改变表型特征），但不能改变遗传的物质基础，如苯丙酮尿症。

3. 家族聚集性

有明显的家族史，并在家族的世代中按一定的规律传递和发病，但不是所有家族发病者均为遗传病；散发性病例是遗传物质突变的结果。

4. 有特定的发病年龄

发病年龄有早有迟，并非所有的遗传病都是一生下来或在婴儿期就发病，遗传性舞蹈病 30~40 岁发病；痛风 30~50 岁发病。甲型血友病在儿童早期发病；成年型多囊肾和脊髓小脑共济失调症一般在中年后发病。

上代有遗传病，后代并不一定都发病；原发性闭经为染色体异常造成，是生殖细胞或受精卵而不是体细胞遗传物质突变。遗传携带者（genetic carrier）是指表型正常，但带有致病遗传物质的个体。包括隐性遗传病杂合体、显性遗传病的未显者、表型尚正常延发外显者、染色体平衡易位的个体遗传携带者。

三、遗传性疾病的分类

据华西医科大学廖姜祥 2000 年报道，我国遗传病已有 6000 多种，四川省调查患病率为 416.6/万，其中：染色体病：3.2/万，7 种，前三位为：Down 氏综合征，先天性卵巢发育不全，小睾症。单基因病：121.3/万，65 种，首位为先天性神经性耳聋。多基因病：124.7/万，21 种，有先心病、唇腭裂、癫痫等。原因不明，可能为遗传病：167.5/万，57 种。

（一）根据疾病发生中遗传因素和环境因素所起作用的大小分类

1. 完全由遗传因素决定发病

如成骨不全、先天性聋哑、甲型血友病和染色体病等。

2. 基本由遗传因素决定发病，但需要环境中的一定的诱因才能发病

如苯丙酮尿症的发病除纯合隐性的基因型外，还要摄入高苯丙氨酸食物才能诱发本病。蚕豆病的发病除致病基因所致的 G6PD 缺陷外，还要摄入某些药物或蚕豆才能诱发溶血性贫血。

3. 遗传因素和环境因素都起作用

其中遗传因素所起作用的大小称为遗传率。如哮喘（遗传率 80%）、消化性溃疡（遗传率 30%~40%）。

4. 基本上是环境因素决定发病而与遗传因素无关

如某些烈性传染病、外伤等。

（二）依遗传物质改变的不同分类

1. 单基因遗传病

如果一种遗传病的发病涉及一对基因，这个基因就称为主基因。单基因遗传病（single gene disease）是指受一对主基因影响而发生的疾病，它的遗传符合孟德尔定律。①常染色体显性遗传病。②常染色体隐性遗传病。③性连锁遗传病：X 连锁显性遗传病、X 连锁隐性遗传病、Y 连锁遗传病、线粒体病（通过母亲传递）。

2. 多基因遗传病

多基因遗传病（multigene disorder）的遗传基础不是一对基因，而涉及很多对基因，这些基因称为微效基因。

3. 染色体异常病（chromosomal disease）（见本章第三节）。

4. 体细胞遗传病

体细胞中遗传物质改变所致疾病，一般不遗传给后代。各种肿瘤的发病中都涉及特定组织中的染色体和癌基因或抑癌基因的变化，所以是体细胞遗传病。

5. 线粒体遗传病（mitochondrial disease）

线粒体是一个敏感而多变的细胞器，是细胞中能量储存和供给的场所。除细菌、蓝绿藻和哺乳类动物成熟红细胞外，所有的真核细胞都有线粒体。1963 年 Nass 在对鸡卵母细胞的研究中首次发现线粒体拥有自己特异的遗传物质——线粒体 DNA。近年来，人们发现线粒体 DNA 突变与许多人类疾病有关。

四、先天畸形

（一）先天性疾病

先天性疾病（congenital disease）或先天畸形（congenital malformation）、先天缺陷是指胎儿出生后即表现出来的疾病，整个身体或其一部分的外形或内脏具有解剖学上形态结构的异常，为个体出生后即表现出来的疾病。先天畸形通常不包括显微镜下细微结构的异常；不包括生化代谢性缺陷；不包括单纯功能上的异常（如精神缺陷、智力缺陷）；也不包括出生时分娩过程中各种因素导致的缺陷。因此，借助大体解剖肉眼观察其外形和内脏所见的形态结构异常，即可确定，如先天性梅毒、先天性白内障是先天性疾病而不是遗传性疾病，伴有形态结构异常则为先天畸形，先天畸形有遗传因素引起，也有环境生物、化学、物理因素导致，如先天性梅毒、妊期病毒感染引起的先天性心脏病、药物引起的畸胎。

有些遗传代谢性疾病，出生后很难及时确诊，然而这些病常伴有某种先天畸形，如粘多糖贮积症有骨骼异常，半乳糖血症有白内障，此时可称伴随性先天畸形。1963 年 Werboff 等用行为畸形学，借以与形态结构畸形学相对应，不过目前尚未广泛使用。

（二）家族性疾病

指表现出家庭聚集现象的疾病，即在一个家庭中有两个以上成员患相同疾病。

第三节 染色体病

染色体病并非罕见，染色体病通常是散发的，出生婴儿染色体病发生率约为7‰。染色体病是由于整条染色体或染色体节段超过或少于二倍体数的个体，表现为种种先天性发育异常。包括染色体数目异常与染色体结构畸变。

一、染色体数目异常

（一）染色体数目异常及其产生原因

人类为二倍体生物，每一正常配子即正常精子或正常卵子的全部染色体，称为一个染色体组。正常人的配子的染色体组含有 22 条常染色体和 1 条 X（或 Y）染色体，即 22+X 或 22+Y，称为单倍体。精、卵结合后形成的受精卵则含有两个染色体组，称二倍体。若人类体细胞的染色数目超出或少于二倍体数，如某一号染色体有一条或多条发生增减，或染色体组成倍性增加，即属数目异常。

1. 整倍体

染色体数目整组地增加，即可形成整倍体。

2. 三倍体

指体细胞中有三个染色体组。人类的全身性三倍体是致死性的，能活到出生的三倍体儿极为罕见，存活者都是二倍体/三倍体的嵌合体，但在流产胎儿中三倍体是较常见的类型。

在日内瓦会议综合的 153 例自发流产儿的分析资料中，三倍体有 26 例（17%），四倍体 8 例（5%）。徐道觉总结的三个普查资料表明，在经过细胞遗传学分析的 3194 例自发流产中，有染色体畸变的为 1341 例，占流产儿的 42%。其中三倍体占 18.4%，四倍体占 5%。一般认为三倍体儿易于流产的原因，是胎儿在胚胎发育的有丝分裂过程中，会形成三级纺锤体，因而造成染色体在细胞分裂中期、后期时的分布和分配紊乱，最终导致子细胞中染色体数目异常，从而严重干扰了胚胎的正常发育而导致自发流产。

3. 三倍体形成的原因

双雄受精或双雌受精。

4. 四倍体的形成原因

核内复制、核内有丝分裂。核内复制是指在一次细胞分裂时，染色体不是复制一次，而是复制两次。因此每个染色体形成 4 条染色体，称双倍染色体。这时，染色体两两平衡排列在一起。其后，经过正常的分裂中期、后期和末期后，形成的两个子细胞均为四倍体细胞。核内复制与四倍体的形成是肿瘤细胞较常见的异常特征之一。

核内有丝分裂是细胞在进行分裂时，染色体正常复制一次，但至分裂中期时，核膜仍未破裂、消失，也无纺锤丝形成和无后期、末期的胞质分裂，结果细胞内的染色体不是二倍体，而称为四倍体。

(二) 非整倍体

如果体细胞中的染色体不是整数倍，而是比二倍体少一条（2n－1）或多1条(2n+1)甚至多、少几条染色体，这样的细胞或个体即称非整倍体，是临床上最常见的染色体异常。

1. 亚二倍体

染色体数目少于二倍体数，缺失一条染色体的那对染色体将构成单体型。因为单体型个体的细胞中缺少1条染色体将造成基因组严重失衡，所以在常染色体单体型中，即使是最小的21、22号染色体单体的病例也难以存活。如Turner综合征：核型为45，X的女性性腺发育不全，是人类中单体型病例的最典型例证。发生率约1/2500女婴。绝大多数在胚胎期流产、死亡，极少数可以存活。幸存女性性腺不能发育，多数不能形成生殖细胞，外生殖器不发育和缺乏副性征；患者有身材矮小、蹼颈、肘外翻等畸形。

2. 超二倍体

染色体数目多于二倍体，即同源染色体不是二条，而是三条、四条，故称超二倍体。多出一条染色体的便构成三体。这是人类中最常见的染色体畸变类型。临床上，在染色体病中，除第17号尚未有三体型的病例核型报道外，其余的常染色体均存在三体型，而且少数常染色体三体型病例可以存活至出生，甚至可活至成年。

人类增加1条额外的常染色体的危害性，显然比少了一条常染色体的单体型轻。但是，某些常染色体的增加，特别是较大的常染色体增加，将由于基因组的严重失衡而破坏或干扰胚胎的正常发育过程，故绝大多数的常染色体三体型核型，只见于早期流产的胚胎或自然流产的胎儿，少数常染色体三体型病例虽可存活，但多数寿命不长且有严重畸形。性染色体三体型病例与常染色体三体型相比，有较大的“耐受性”。可以存活，但会出现性腺发育、性征、体征或性格的改变。

(三) 非整倍体形成机理

非整倍体形成机理为细胞分裂时染色体不分离或染色体丢失。

1. 染色体不分离

在细胞分裂进入中、后期时，如果某一对同源染色体或两姐妹染色单体未分别向两极移动，却同时进入一个子细胞中，结果细胞形成的两个子细胞，一个将因子细胞的数目增多而形成超二倍体，一个细胞则由于染色体数目减少而形成亚二倍体，这一过程即称为染色体不分离。染色体不分离可发生于配子形成时的减数分裂过程中，称减数分裂不分离，这将形成异常配子，也可发生于受精卵的卵裂早期或在体细胞的有丝分裂过程中，称有丝分裂不分离。

2. 染色体丢失

染色体丢失或遗失是细胞有丝分裂时，在分裂中期至后期的过程中，某一染色单体的着丝粒未与纺锤丝相连，不能牵引至细胞某一极和参与新细胞核的形成；或者某一染色单体向某一极移动时，由于某种原因引至行动迟缓，发生后期延迟，也不能参加新细胞核的形成，而滞留在细胞质中，最后分解、消失，结果该细胞即因丢失一条染色体而成为亚二倍体。

二、染色体结构畸变

导致染色体结构畸变的基础是染色体发生断裂及断裂后的重接。如果某条染色体在受射线等因素影响后发生了断裂，但随后在原位重接，将不引起遗传效应。如果染色体发生断裂后，未发生重接或未原位重接，这将引起各种染色体结构畸变，称染色体重排。发生了结构畸变的染色体即称重排染色体。临床上较常见的染色体结构畸变主要有缺失（末端缺失、中间缺失）、易位（相互易位、罗伯逊易位）、倒位（臂内倒位、臂间倒位）、环状染色体、等臂染色体、双着丝粒染色体。

三、染色体病的一般临床特征

染色体病患者一般均有先天性多发畸形，智力发育和生长发育迟缓，有的还有特异的皮肤纹理改变。具有染色体异常的胚胎，大部分将流产或死产。性染色体异常的患者，除有上述的一些特征外，还将出现内、外生殖器异常或畸形，例如，性腺发育不良，副性征不发育，外生殖器畸形（尿道下裂、阴蒂肥大），男子女性型乳房等。下面以 21 三体综合征（先天愚型）为例。

21 三体综合征（先天愚型）是人类最常见的一种染色体病。1966 年英国医生 Langdon Down 首次对此病进行了临床描述，故称 Down's 综合征。1959 年，法国 Lejeune 发现本病的病因是多了一条 21 号染色体，故称 21 三体综合征。

表 2-1　**21 三体综合征的主要特征**

发生部位	症状（出现频率）
发病率	1/600~800 新生儿
一般情况	男女均可发病，寿命长短不一，如无严重的心脏畸形，可活至成年，成活者有患白血病的倾向
精神、神经	严重智力低下，IQ 最低<25，肌张力低下（100%） 小头畸形（50%）；枕骨扁平（53%~82%）；发际低（80%）
颈部	皮肤赘生皱褶（80%）
眼部	眼距宽、外眼角上斜（80%）；内眦赘皮（50%）
耳部	耳朵小（小于 3.5cm）（54%）；低位或畸形（54%）
鼻部	鼻根低平（90%）
口部	伸舌，有时流涎（100%）；上下颌发育差，腭弓高、尖而窄（95%）
心脏	各种先天性心脏病（室间隔缺损常见）（50%）
手	手短而宽（70%）；第 5 指桡侧弯、短（60%）
皮肤纹理	通贯手（60%）；三叉点 t 高位（100%）；第 5 指一指褶纹（95%）
脚	拇趾球区胫侧弓形纹（72%）；第 1、2 趾间间距宽（65%）

根据患者的核型组成的不同可分为三种类型：

1. 21 三体型

约 92. 5%先天愚型患者属于此类型。核型：47，XX（或 XY），+21，即患者的第 21 号染色体不是二条，而是三条。单纯型 21 三体的产生原因是生殖细胞形成过程中，在减数分裂时第 21 号染色体发生不分离，结果形成染色体数目异常的精子（24，X 或 24，Y）或卵子（24，X），与正常的卵（23，X）或精子（23，X 或 Y）受精后，即将产生 47，+21 的 21 三体的患儿，此型的发生率随母亲的年龄增高其发生率亦增高。

表 2-2 **母亲年龄与 21 三体综合征发生率的关系**

母亲年龄（岁）	21 三体患儿的发生率
20～25	1∶1800
25～29	1∶1500
30～34	1∶800
35～39	1∶250
40～44	1∶100
45～	1∶50

2. 嵌合型

约占先天愚型患者的 2. 5%，发生原因是正常的受精卵在胚胎发育早期的卵裂过程中，第 21 号染色体发生不分离的结果而形成 46/47/45 细胞系的嵌合体，但由于 45，-21 的细胞已被选择性淘汰，故患者的核型常为 46/47，+21 的嵌合型。

3. 易位型

约 5%的先天愚型患者属于此类型，其增多的第 21 号染色体不像 21 三体那样独立存在，而是易位到另一近端着丝粒染色体（第 13，14，15，21，22 号染色体）上，二者合成一条，故患者的总数为 46 条，称假二倍体，一般见于年纪较轻的父母。患者的易位染色体，如果是亲代传递的，通常是由外表正常的染色体平衡易位携带者母亲遗传来的。

案例 2-1：从基因组可以知道到底是哪些成分和配方决定了人们的性格、智力和能力。

达尔文的表弟、优生学发明者高尔顿的智商达 200，高尔顿在 1869 年的《天才的遗传》中发表了他的调查：他挑出了 977 个名人，是所谓“4000 人中才出一个”的英才，这些人的 332 个亲属和 223 个亲戚都有着“类似名望或地位”，而 977 个随机抽样的普通人总共只有一个名人亲属和 3 个名人亲戚。心理学家哥达德曾经调查一个下层美国家庭的后裔共 480 人，其中有 143 个弱智、36 个私生子、33 个妓女、8 个老鸨、3 个重犯，其余还有酗酒者、癫痫病人以及各种不体面的人若干。

环境决定论中特别极端的是行为主义。巴甫洛夫的训狗实验激励了美国的行为主义心理学家，华生说：如果给他12个身体正常的婴儿和完全自由的教育，那么他可以把他们随便培养成“医生、律师、艺术家、商人或者乞丐和强盗”。

1957年语言学家乔姆斯基发现至少语法能力是先天的，证据是儿童所听过的，也就是“学到的”句子非常有限，却能够自己编造出许多花样无穷多的句子，而且是合乎语法的或者是逻辑上有道理的。它所证明的是人类普遍具有的某些能力是先天的，并不是仅仅某些人具有的超群的先天能力。

黑人的平均智商是87而远低于白人的103，和20世纪30年代的调查结果一样。美国生物学家爱里克·兰德说，基因组相当于化学中的元素周期表，从基因组可以知道到底是哪些因素决定了人们的性格、智力和能力。人的先天配方决定了人的几乎一切未来可能性，包括会得什么病和在什么年龄得病，是否能够有成就还是一生白白辛劳，是不是性格招人喜欢还是招人讨厌，后天努力假如不是尽付东流的话，其成效也是事倍功半的。

人的生命来自父母，不但相貌与父母相似，而且继承父母及上几代的遗传基因。从生物学的角度看，一个人聪明、健康、少病、长寿，应是体质优良的表现。反之，孱弱、愚钝、多病、短命，则应是体质低劣的表现。后天的体育锻炼、饮食营养、文化教育固然十分重要，但遗传和先天的因素也起着重要作用，有时甚至起着决定性的作用。

第四节　遗传病的危害与防治

一、遗传病的危害

我国在1986~1987年开展了一次规模较大的出生缺陷监测工作，根据这次调查的结果估算，我国每年大约有30万~40万缺陷儿出生。我国的新生儿中，约有1.3%有严重的出生缺陷或先天畸形，据估计，其中有70%~80%涉及遗传因素。据统计，自然流产约占全部妊娠的7%，其中约50%是染色体畸变所引起。因此，以每年出生2000万孩子计算，我国每年仅因染色体畸变就造成约700万例的自然流产。在流产的婴儿中，除一部分有出生缺陷外，在出生后，由于携带的致病基因的表达还可能出现各种遗传病，因此，有3%~5%的可能性患某种遗传病。

如果从人群的患病率来估计，有3%~5%的人患有某种单基因病，15%~20%的人患有某种多基因病，约1%的人患有某种染色体病。总的估计，人群中有20%~25%的人患有某种遗传病。体细胞遗传病中的恶性肿瘤构成了我国不同人群中死亡原因第一位或第二位。

智力低下或智能发育不全在我国人群中的发生率约为2.2%，这是影响我国人口素质的重要因素，其中，1/3以上有多基因、单基因或染色体改变的遗传基础。即使未受遗传病所累的人，也并非与遗传病无关。据估计，人群中平均每个人携带有5~6个隐性有害的基因，他们虽未患遗传病，却可将这些有害基因向后代传递，所以称为致病基因的携带者。据估计，每个人都是5~6个有害基因的携带者，这就是遗传负荷。人群的遗传负荷对人群的未来，即我们的子孙后代的健康是不利的，而且由于工业化的进展，我国正面临环境污染的威胁，环境污染必将增高基因突变率，这又会增高我国人群的遗传负荷。

二、识别疾病遗传基础的方法

（一）群体普查法

如果一种疾病的患者亲属中的发病率高于一般人群，而且一级亲属（父母、同胞、子女）的发病率>二级亲属（祖父母、外祖父母、叔、伯、舅、姨、侄、甥）的发病率>三级亲属（堂、表兄妹等）的发病率>一般群体发病率，而且有特定发病年龄，则表明不同的遗传继承关系影响该病发生，可以认为该病有遗传基础。

（二）系谱分析法

单基因 、多基因。

（三）双生法

一卵双生（MZ）—遗传基础相同，特征相同。二卵双生（DZ）—遗传基础似一般同胞，胚胎发育环境相同。对比 MZ 和 DZ 疾病发病一致性的差异即可估计出某种疾病是否具有遗传基础。发病的一致性是指双生中一个患某种疾病，另一个也发生同样的疾病。如果 MZ 的一致性远高于 DZ 的一致性，就表示这种疾病与遗传有关；如果二者差异不显著，则表明遗传对这种疾病的发病不起作用。下表资料表明原发性癫痫的发病具有遗传基础。

表 2-3 双生中癫痫的一致性

双生类型	对数	一致	不一致	一致率
MZ	69	42	27	60. 10%
DZ	53	5	48	9. 40%

三、遗传性疾病的防治

遗传性疾病是分娩期新生儿死亡的重要因素，也是引起流产、畸胎、先天异常的主要原因。畸形占围产儿死亡原因之第二位。

防治原则：预防为主，早期诊断，妥善处理。加强优生优育教育，提高环境保护意识，做好孕前咨询和孕产期保健，及早开展产前筛查或产前诊断是减少出生缺陷发生的有力措施。进行综合性环境保护，处理三废（废水、废气、废渣），防止环境污染。多种化学物质可造成不同程度的遗传损伤，特别是在受精后的 7～8 周内。婚前：指出携带者对遗传病的预防具有积极的意义。因为人群中，隐性遗传病发病率不高，携带者杂合体的频率为 1/50，为纯合体频率的 200 倍，如在婚前检出携带者，可采取相应的措施。

（李增庆）

第三章 环境与优生

第一节 概 述

一、环境的概念

环境是相对于中心事物而言，即与某一中心事物有关的周围事物就是这个事物的环境，包括这个事物的外部空间、条件和状况，以及对中心事物可以产生的各种影响因素等。以人类为核心，围绕着人群的空间及其中可以直接或间接影响人类生存和发展的各种自然的和人为的因素，就是人类的生存环境。

人依靠自然环境供给食物、氧气、水，人类生存的环境有大气圈、水圈、岩石圈。生存生物的圈层称为生物圈，包括大气圈下层（对流层）、岩石圈上层（土壤层）和水圈，是地球上全部生物、包括人类生存的环境总和。所谓风水宝地即指良好的环境，良好、适宜的生活环境可促进人体健康和长寿。人类活动改变了自然生态系统中的阳光、空气、土壤和水的质量。人类环境包括自然环境和社会环境，自然环境又分为非生物因素（包括物理因素、化学因素）及生物因素；社会环境包括①社会特征：社会制度、文化、经济、医疗卫生服务、经济地位和政治地位等；②人群特征：人群的年龄、性别、风俗习惯、宗教信仰、职业、饮食习惯、婚姻；③社会心理如行为生活方式：人的物质和文化消费方式、个人嗜好、人际关系。行为模式指每个人与他人交往时的思想、情感、动机、行为等的构成方式。

二、环境污染

环境不仅为人类提供了最基本的生命维持系统，而且也因为存在多种多样的不良危害因素（危险因素）而损害健康。

（一）环境污染的定义与原因

1. 环境污染的定义

由于各种自然或人为的因素，使环境的构成状态发生改变，扰乱和破坏了生态系统和人类正常的生活和生产条件，对居民的身体健康造成直接的、间接的或潜在的损害和影响，称为环境污染。严重的环境污染，导致环境的质量恶化和破坏，称为公害。

2. 环境污染的原因

自然污染（如火山爆发）和人为污染（如三废）。一次污染物：直接进入环境的理化性质未改变的污染物，如汞、二氧化硫等，其造成的环境污染称为一次污染。二次污染物：一次污染物进入环境后理化性质发生变化或与其他物质形成新的污染物，如化学烟雾、酸雨、甲基汞等，其造成的污染称为二次污染。

（二）污染物在非生物环境中的变化和归宿

1. 自净

污染物可通过稀释、扩散、溶解、沉降等物理作用使其数量由多到少、浓度由高到低；还可以通过氧化、还原、水解、中和等化学作用分解及无害化。但作用有限，且有可能造成区域污染。

2. 积累

污染物在迁移中，可积累下来，造成环境质量下降。如藻类过量繁殖。

3. 转化

一次污染物转化为二次污染物，使有害作用增强。如酸雨。

（三）污染物在生物环境中的变化和归宿

1. 生物富集

污染物通过食物链的传递、逐级转移积累，造成生物体内的污染物浓度逐级提高的作用称为生物富集。

2. 生物转化

在生物体内，除少量水溶性强、分子量极小的污染物经转移以原形排除外，大多要经过酶代谢转化。可以有解毒作用，也可以使毒性增加，如甲基汞。

（四）环境污染对人体健康的影响

环境污染对人体健康的影响具有广泛性、长期性、潜伏性、多样性、复杂性等特点，可致癌、致畸、致突变及导致慢性疾病；有的潜伏期长达十几年，可超越亲代在子代身上表现出来。随着社会经济的发展，全球的环境污染越来越严重，直接影响了人们的正常生活和健康，保护环境促进健康是预防医学的一项重要任务。

三、环境医学

（一）环境医学的定义

研究环境对人类健康和疾病的影响，特别是研究环境污染对人类健康的危害和疾病的影响。阐明与环境有关的疾病的发生、发展、控制的规律，寻求控制疾病的方法。

（二）地质环境与健康的关系

1. 地球化学性疾病

地球化学性疾病可分为元素缺乏性疾病（如地方性甲状腺肿、克汀病等）与元素过多性疾病（如氟斑牙、氟骨症等），特征为地区性。疾病分布与地质环境中的某种化学元素的分布一致，有剂量-效应关系。

2. 地球生物性疾病

如血吸虫病、疟疾、肝癌、鼻咽癌。

3. 影响环境污染对健康损害的因素

①环境污染物的化学结构；②剂量（浓度）；③接触方式；④机体状况。

4. 特异性损害或远期危害

特异性损害或远期危害包括致癌（如放射线、EB 病毒、苯并芘等）、致畸（如放射线、反应停等）、致突变（物理、化学、生物）等因素。

5. 非特异性损害

非特异性损害如哮喘、过敏性皮炎、过敏性鼻炎等，引起寿命缩短。

五、环境与优生、环境与妇女健康

据研究，人类的发育缺陷中大约5%是由环境因素造成的。这些发育上的缺陷在产前还缺乏有效的手段予以发觉，以致造成严重后果。研究环境与优生、环境与妇女健康的目的：保证胎儿在子宫内正常发育，避免一切不利因素的影响，以提高胎儿的质量。

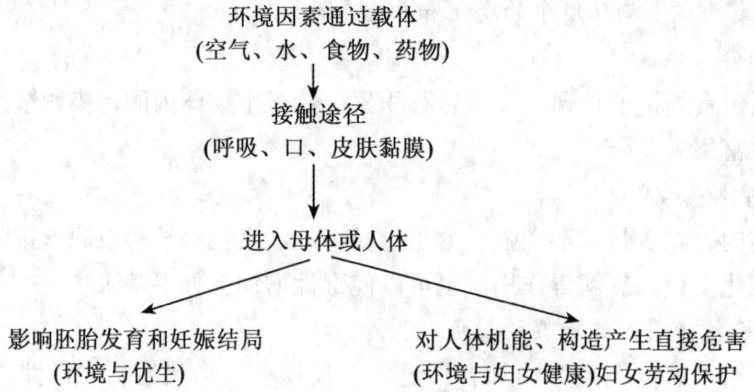

图 3-1 环境因素对胚胎与母体影响

第二节 环境物理因素对胎、婴儿质量的影响

中国优生优育协会的统计表明，全国每年出生的 2 000 多万新生儿中，有 35 万是缺陷儿，其中 20%与环境污染有关。

一、环境有害物理因素的影响

物理因素的组成包括：①环境放射线：宇宙射线、原子弹爆炸核泄漏；②电离辐射：X 射线、α 射线、β 射线、γ 射线以及电子、中子及其粒子的放射线；③非电离辐射：射频辐射、微波、红外线、紫外线、可视线（可见光）人为的射频、电磁波；④高频超声波；⑤振动、噪声；⑥高温、低温；⑦低气压与高气压；⑧气温、气湿、气候、降雨，导致生物气象病。

一、电离辐射

(一) 电离与电离辐射的定义

带电粒子(α、β粒子)可直接引起物质电离,为直接电离粒子;不带电的光子(X、γ射线)和不带电粒子(中子等),属于间接电离粒子;凡是能引起物质电离的辐射,即由直接或间接电离粒子或两者混合组成的任何射线所致的辐射,统称为电离辐射(ionizing radiation)。

(二) 环境放射线

1. 天然电离辐射源

(1) 宇宙射线辐射产生的外照射:宇宙放射线包括X射线、α射线、β射线、γ射线,以及电子、中子、粒子的放射线、高频超声波,人类由于臭氧层保护才免受其害。在我们周围的环境中,各种射线无处不有,如天上的宇宙射线、地表的天然放射性元素所发射的各种辐射线等,这种天然存在的放射性辐射量称为"自然本底水平",天然辐射所产生的总辐射水平称为天然本底辐射,又称天然放射性本底。由于人类子孙后代一直生活在地球上这样一个有放射性的环境中,一直受到天然电离辐射源的照射,在生长、发育、繁衍后代生活过程中已经适应了这种自然环境。有些地区由于地质方面的原因,自然本底水平可能比平均的本底高出2~5倍,被称为"高本底地区"。放射线可致癌,也可产生遗传效应,特别是早期胚胎有比较敏感的生物效应。

(2) 地球辐射:地表中有天然放射性核素,岩石、土壤含有原生天然放射性核素。在距地面1米深处由于土壤中天然放射性核素所发射的γ射线对人造成的有效剂量,当量平均为0.35msr/年。

(3) 内照射:放射性同位素被吸入体内,形成内照射源。放射性物质排入环境后,可引起大气、水、土壤的污染;核放射性物质可被生物富集,从而使某些动物、植物,特别是一些水生生物体内放射性物质(放射性核素)的浓度增高许多倍,通过食物链经消化道进入人体,也可经呼吸道摄入,被皮肤吸收的可能性很小。其进入和作用受许多因素的影响,包括放射性核素的理化性质、环境因素(气象、土壤条件)、动植物体内代谢情况、人们饮食习惯等。放射性核素进入人体后,其放射线对机体产生持续照射,直到放射性核素蜕变成稳定性核素或全部被排出体外为止。

2. 人工辐射源

人类除受天然辐射的照射外,还受不同程度的人工辐射。人工辐射源又称人工放射性污染源,现已超过1 700种,由于人类活动产生的电离辐射物质对环境造成的污染,叫放射性污染,人工辐射源对环境的作用可分为污染环境和不污染环境两种。

(1) 污染环境的人工辐射源:放射性污染来源于核爆炸、大气层核武器试验产生的放射性核素及核工业核反应设备(原子能反应堆)、原子能发电站(核电站)、核工业排出的放射性废物和从事高放射性水平工作的"热室"、辐射性发生器,如X线机、加速器、高能加速器、中子源。核能是一种清洁的能源,对环境污染最小。核电占世界总发电量的16%,且不向环境排放烟尘、二氧化硫和氮氧化合物,其燃料不消耗人类赖以生存的氧气，也不产生化学污染物。核电是目前最先进、最“干净”，且单位成本最低的一种电力资源。但核能就像一把双刃剑，它能给人类带来无穷的动力与财富，同时也可能会给我们赖以生存的地球带来无尽的灾难。

放射性废物污染外界环境的可能性和污染程度与排放“三废”（废气、废液和固体废物）的数量、组成、排放方式和净化程度等有关。限制人工辐射源对环境的污染是保护人类健康的重要环节。核设施在正常运行情况下，工作人员及公众的安全是有充分保证的，所受剂量一般远低于规定标准，但某些核企业向环境排出超量的放射性核素或某些核设施发生事故，会造成环境的严重污染。

案例 3-1。震惊世界的切尔诺贝利核电站核泄漏事故。1986 年 4 月 26 日位于前苏联乌克兰地区基辅以北 130 公里的 Chernobyl 核反应堆发生了自 1945 年日本遭受美国原子弹袭击以来，全世界最严重的核爆炸，成为人类和平利用核能史上的一大灾难。爆炸释放了大约 2.6 亿居里的辐射量，大约是日本广岛原子弹爆炸能量的 200 多倍。切尔诺贝利的核辐射通过风力、雨水等传播途径，上百万人的未来将笼罩在疾病和死亡的阴影之中。接触者精液中有放射性铯 134 和铯 137，其蓄积量与乳母的乳汁及其他组织及体液检出量接近。Anders E（1994）提出 Down'S 综合征和儿童白血病的增加可能是该事故放射暴露的结果。在核受害者中最常见的是甲状腺疾病、造血系统障碍疾病、神经系统疾病以及恶性肿瘤等。白俄罗斯戈梅利地区的儿童甲状腺癌的比率，在核事故发生后上升了 200 倍；某些地区甚至上升了 2 000 倍。白俄罗斯卫生部门对距离切尔诺贝利约 400 公里处一所学校的孩子进行了体检，这所学校的数百名学生中几乎没有一个是健康的，他们都患有不同程度的慢性病。在日后长达半个世纪的时间里，10 公里范围以内不能耕作、放牧；10 年内 100 公里范围内被禁止生产牛奶。今日在切尔诺贝利的河里仍有鱼儿漫游，但它们体内积满铯、钚等核子物质，松树则长出褐色的怪枝，显示树木生态因核辐射而出现巨变。

迄今为止，除了切尔诺贝利核泄漏事故以外，英国北部的塞拉菲尔核电站、美国的布朗斯菲尔德等核电站都发生过核泄漏事故，在世界海域还发生过多次核潜艇事故。这些散布在陆地、空中和沉睡在海底的核污染给人类和环境带来了无尽的危害。

（2）不污染环境的人工辐射源：主要是医用性辐射作用于人体的、工业用、科学用的射线及封闭性射线源（镭、钴等）和电离辐射源。建筑材料中含有天然放射性核素，停留在室内的人受到的外照射剂量比室外要高；生活用品如电视机含有放射性。

（三）环境放射线辐射及对人体的损伤

放射性物质辐射有粒子辐射和电磁辐射，粒子辐射包括 α 粒子或 β 粒子辐射、质子辐射、中子辐射，电磁辐射包括 X 射线（roentgen rays）辐射、γ 射线（gamma rays）辐射。它们能直接引起细胞中的原子或分子电离，破坏其结构，如使蛋白分子断裂，核糖核酸或脱氧核糖核酸断裂，破坏对代谢有重要意义的酶；电离生物体内水分子，形成自由基，间接影响机体某些组成成分。人体受某些微量放射性核素污染并不影响健康，但当照射达到一定剂量时，就能出现危害。

1. 放射线对胚胎、胎儿致畸作用机理

放射性物质产生的电离辐射可影响 DNA 分子，使胚胎、胎儿的生殖细胞遗传物质发生改变，基因突变、染色体数量或结构改变，重者胚胎死亡，导致不孕、流产、胎儿宫内死亡和死产。轻者畸形或影响后代的智力发育，胚胎中枢神经系统细胞增生活跃，对射线特别敏感，神经细胞受到干扰易于引起智力迟钝。

2. 急性放射损伤

当辐射能量强，照射剂量大时，如大于 1Gy 以上，对造血系统、神经系统、消化系统造成急性损伤，即急性放射病（acute radiation sickness）。

3. 辐射损伤的远期效应

辐射剂量为 1Gy 以下的小剂量长期照射，也可能引起远期效应，它包括躯体效应和遗传效应。

（1）躯体效应：诱发白血病、各种肿瘤（肺癌、甲状腺癌、骨肉瘤）、白内障（眼晶体混浊）；儿童期接受辐射者，中年以后患白血病、甲状腺癌、乳腺癌发生率明显增高，使人寿命缩短。

放射线对生殖系统的影响：睾丸的组织细胞分裂旺盛，对放射线的感受性高，尤以精原细胞的感受性最高，可出现精子减少或不孕，但对男性激素的产生没有影响。一般认为一次暴露 200 拉德（放射线剂量单位，一拉德相当于每克组织吸收 100 格的能）的放射线能引起一过性不孕，一次暴露 500 拉德能引起永久性不孕。卵巢的危害剂量与睾丸一样，但与男性不同的是能使女性的激素的产生减少。

（2）遗传效应：孕妇一次性大剂量或多次小剂量接受 X 线治疗可引起胎儿畸形，因为胎儿的吸收量高于母体数倍。如孕妇使用大剂量 X 线和镭疗，会引起胎儿小头、小眼球症、视网膜色素变性、白内障以及智力迟钝，影响智力发育和骨骼畸形。因此育龄妇女接受 I^{131}、P^{32} 治疗剂量后，4~5 个月内应避免怀孕。放射性物质如进入母体内，可通过乳汁进入乳儿体内。电离辐射引起的先天缺陷和对儿童发育损伤的典型事例，见于原子弹爆炸产生的后果。1945 年日本广岛、长崎上空各爆炸一颗原子弹，当时受到爆炸辐射的早期孕妇分娩的婴儿患有小头症，并伴有精神发育迟缓、智力低下。接受爆炸辐射的 6 岁以下的儿童，身高、体重发育减慢。15 岁以下的儿童中，10 年后急性白血病患者显著增加；10 岁以下的儿童中，到 20 世纪 80 年代达到癌的好发年龄，有癌症发病率高的倾向。胚胎或胎儿受放射线的影响取决于：

①剂量：胎内接受辐射及直接受辐射者，末梢淋巴细胞染色体异常，随辐射剂量增高而增多；②受照射时胚胎发育的阶段；③胚胎对辐射的敏感性。

（四）预防措施

预防措施主要有：核工业厂址选择应于人口较稀，气象水文条件有利于废气、废水扩散、稀释的地区；生产工艺应选择安全可靠，产生废弃物少的设备；废气、废水应经过无害化处理，严格控制排放量和排放浓度；核企业周围应设经常性监测；尽量避免事故性排放。

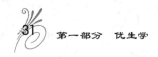

二、非电离辐射

(一) 环境电磁波

1. 环境电磁波的概念

当一导线有交流电通过时，导体的周围就放射出一种能量，它以电磁场的形式存在。电磁场的传播有波的性质，又称电磁波。环境电磁波包括紫外线、红外线、可视线、微波、射频辐射等。射频电磁场（radiofrequency electromagnetic field）的频率范围，一般指100~300千兆赫。射频辐射、微波、红外线、紫外线、可视线（可见光）的波长较X射线及γ射线长，且频率低，能量低，没有电离作用，统称非电离辐射。

2. 环境电磁波的来源

地球电磁场来源于太阳的辐射及雷电，人为电磁场来源于通讯系统及电子工业。①中波短波广播：环境电磁波的主要辐射源是广播和电视辐射天线，此外有雷达辐射天线；②电视和调频广播；③雷达：雷达辐射为脉冲波，使用频段主要为微波及超短波；④人造卫星通讯系统；⑤视屏显示终端（video display terminal，VDT）。

3. 电磁波的生物效应

据1998年世界卫生组织最新调查显示，电磁辐射“不仅是造成孕妇流产、不育、畸胎等病变的诱发因素”，而且是“心血管疾病、糖尿病、癌症的主要诱因”，还会对“人体生殖系统、神经系统和免疫系统造成直接伤害”。电磁波可转化为热能，高强度的电磁波可导致染色体畸变和有丝分裂的改变，使机体免疫功能下降。电磁辐射会破坏脑系统，使人记忆力下降，睡眠不好，容易引起疲劳。

(二) 日光

日光是来自太阳辐射的电磁辐射波，根据其辐射波长的长短，可将太阳辐射的电磁波分为七种，其中宇宙线（cosmic rays）、辐射波、X射线、γ射线被大气层阻断，到达地球的为可见光、紫外线、红外线。

1. 可见光（visible light，波长397~723nm）

(1) 对神经系统的作用：光的颜色通过视觉调节大脑皮层的兴奋和抑制状态。红色产生兴奋作用；蓝、绿产生镇静作用；黄及黄绿色给以予舒适感，使情绪愉快。

(2) 维持体温、脉搏、物质代谢、睡眠及觉醒等节律性变化。

(3) 阳光给人以温热感和明快感、提高情绪和效率。

(4) 预防眼疲劳和全身疲劳。

2. 紫外线

(1) 紫外线（ultraviolet radiation）的定义：波长290~313 nm毫微米的紫外线生物学作用最强，抗佝偻病的效果显著，一般情况下对细胞几乎没有破坏作用，称为健康线。

(2) 紫外线的作用

①杀菌作用：充足的日照有预防传染病的作用，夏季更为明显。②抗佝偻病作用：紫外线在一天中，午时最高，但有季节变化，晴天夏季的中午比冬天中午地面接受的紫

外线量高10倍。严重污染地区，紫外线被大气污染物反射与吸收阻断，使地面得不到太阳直射光的紫外线，居住在这地区小儿的佝偻病高发。③红斑作用：红斑剂量指当皮肤经紫外线照射后产生第一度红斑时，所需的紫外线剂量称为一个红斑剂量。红斑作用分为4度，1度皮肤浅红色，一、二天内可完全消失。2度三、四天内可完全消失。3度伴有轻度水肿，红斑至少一周始能消退。4度红斑更为严重，仅在采用人工光源时产生。根据健康的要求，成人每天接受太阳紫外线辐射不低于1/8红斑剂量，儿童不低于1/4红斑剂量。④晒黑作用，波长320~350 nm的紫外线具有晒黑作用。⑤对人体的危害：引起皮肤癌、雪盲、光电性眼炎、急性角膜结膜炎；过敏性体质引起荨麻疹、浮肿、丘疹，水疱等过敏反应。

3. 红外线

短波红外线（infrared radiation）波长760~1500nm，能被深层皮肤吸收。长波红外线波长大于1500nm，能被浅层皮肤吸收。红外线的热效应有益于健康，能使组织血管扩张、充血，促进新陈代谢和细胞的增生，有消炎、镇痛和加强紫外线杀菌力的作用。但其热蓄积可致体内蓄热不易散出，造成体温调节障碍，胃肠功能下降，引起热射病和日射病（中暑），多发生在野外。

（三）微波

微波因量子能量远小于电离辐射所需12电子伏特的能量，是一种高频电磁辐射。

1. 微波在医学卫生方面的应用

（1）消毒灭菌：电磁波可转达化为热能，微波可以使热量快速地在物体内部形成，因此用微波消毒灭菌是一种极其有效的方法。利用微波辐射进行消毒和杀菌，可以使消毒和杀菌的时间从10~100分钟，缩短到几分钟。

（2）微波理疗：利用微波辐射使理疗部位组织温度上升，加强血液循环，增强代谢作用。由于人体内含水量高，吸收微波能比其他理疗的疗效显著，优于红外线、超短波理疗；对人体组织有更深的穿透力，微波发射机与治疗部位有一定距离，使用方便，对皮肤无损伤。

（3）诊断疾病：用微波感记录设备，通过对人体热辐射的扫描，记录病变部位的温度，可检查、确诊乳腺癌。

（4）其他作用：微波还可用于烘干各种药物，输血前血浆的加温。

2. 微波强度分级

1973年华沙国际讨论会上建议，根据生物学效应可将微波强度划分为三个级。高强度：辐射功率密度>10mW/cm^2，产生明显致热效应。中等强度：1~10mW/cm^2，可引起轻度致热效应和其他作用。低强度：低于1mW/cm^2，不引起致热效应。

3. 微波辐射的生物、医学效应

微波辐射作用于生物体，使生物组织反射、折射、吸收；可激励细胞内、外液中的电解质，使蛋白质分子和水分子发生旋转、扭曲、振动，使分子内产生摩擦而转化为热能。生物体内含水组织能吸收微波能量，含水较多的肌肉、皮肤、内脏等受微波作用更为明显。微波对人体的脂肪、肌肉及骨髓等组织形成的热效应相等，避免各组织吸收不同而引起的不适感。

微波生物学实验表明，在一定条件下，电磁辐射可能会促使细胞染色体（人体内的“遗传密码”）发生突变和有丝分裂异常，造成某些组织的病理性过度增生，使正常细胞转变为肿瘤细胞。动物实验表明，电磁辐射影响细胞的生长和核糖核酸（RNA）及脱氧核糖核酸（DNA）合成，使正常发育中的胚胎致畸、死胎、死产高于正常组。

4. 微波致癌和致畸

美国“新闻周刊”报道，1976 年美驻苏四位使馆工作人员中，三人患癌症，还有 16 名妇女患乳腺癌。经过医学调查分析，原因是苏联对美驻苏大使馆长期采用微波监听，发射高强度的电磁辐射造成的。芬兰和前苏联边境，流斯卡列一带地方，自苏方高功率远程微波雷达开机以来，当地癌症患病率激增。

5. 微波与白内障

频率在 500MHz 以上，功率密度在 100mW/cm^2 以上的电磁辐射可形成白内障。阈强度为 80mW/cm^2 微波主要引起角膜损害，过量微波辐射引起急性损害，除明显神经衰弱症状及心血管系统、植物神经功能紊乱外，引起可复性的视力减退，与眼晶体水肿有关。

6. 手机通话

全球超过 20 亿人使用手机，使用手机的安全性一直备受争议。手机通话通过高频电磁波将电讯号发射出去，发射天线周围存在微波辐射，由高到低依次为天线部、听筒部、键盘部和话筒部。有 40% 被机体吸收到深部，使器官发热，而人无感觉。有研究认为，手机发射出的电磁信号会对人体造成辐射，潜在地引发各种疾病；如果所使用手机的微波超过国家规定的微波卫生标准，则对人体产生危害。

武汉大学中南医院张元珍教授的一项小鼠动物实验研究表明：手机对胎鼠脑组织有损害。实验中，张教授重点观察脑组织中反映生命活力的超氧化物歧化酶（SOD）和丙二醛（MDA），发现 SOD 随着手机电磁辐射强度的增加其活力下降，MDA 随着手机电磁辐射强度的增加其含量升高。实验表明：孕期长时间接受模拟电磁辐射会使仔鼠脑组织抗氧化酶活性降低，氧自由基生成增多，从而造成组织细胞的损害，说明出生前接受模拟移动电话的电磁辐射对仔鼠脑组织具有一定的负面影响。但这是动物实验结果，对人体胎儿是否有影响，有待进一步研究。

而国外丹麦研究人员 2006 年 12 月 5 日在美国《全国癌症研究所杂志》上报告，他们在丹麦全国范围内选择了超过 42 万名手机使用者，长期跟踪调查，得出结论认为使用手机不会增加人们患癌症的风险。其中有 5.2 万人使用手机长达 10 年以上，研究人员将手机使用者的名单与丹麦的全国癌症记录进行了比对。统计分析结果表明，无论是短期或长期使用手机，都不会增加使用者脑部和神经系统发生肿瘤的危险，也不会使眼部疾病、白血病和癌症等的发病率上升。丹麦的研究证明，手机的辐射类型不会损伤人体细胞或 DNA（脱氧核糖核酸），暴露在手机辐射下不存在引发癌症的可能性。这是迄今关于手机安全性的最大规模、最全面的一次调查，得出的结果应该非常可靠。总部设在美国华盛顿的美国移动通信和互联网协会表示，丹麦的这项研究进一步印证了目前大多数健康机构的观点，即手机不会对人体健康造成负面影响。

但我们认为，在研究对胎儿的影响方面，没有明确的安全性保证的前提下，至少妊娠期间妇女应该加强自身保护，尽量减少移动电话的使用频率。

三、温度

（一）高温热的致畸作用

热的致畸作用是指妊娠时母体因各种原因导致体温升高所造成的胎儿先天缺陷；高温诱发先天缺陷与胚胎发育阶段、高热程度和持续时间、个体敏感性有关。1972 年 Edwards 提出高热可能是人类先天缺陷的病因，其后一些流行病学调查也指出妊娠时高热与新生儿脑发育缺陷有明显相关关系，此外流产、死产发生率增加，对胎儿脑组织发育有不良影响，导致出生后智力低下。临床工作者的研究，揭示高温对人有致畸作用。Miller 等观察 63 例分娩无脑儿的母亲，其中 7 例（11%）于受精后 2~4 周（相当于前神经孔闭合期）有发热或高温蒸汽浴（桑那浴）既往史；而对照组中无发热、接触高温既往史者。有报告关于妊娠 4~14 周接触高温组，婴儿出现精神滞呆、肌肉紧张力低下等中枢神经系统损伤症状，其中妊娠 4~7 周接触高温者多出现痉挛。形态上异常者常见面部中央形成不全，唇、腭裂及小眼等畸形，也见有一些四肢轻度异常者。动物实验证实，妊娠动物置于高温下可引起子代异常，最常见的畸形是中枢神经系统，如神经管缺陷（NTD_S）、小头症、面部异常。发育中的脑是对高温最敏感器官，母体体温升高在正常体温 1℃~4℃以上，即可诱发畸形。

生活环境中人体发生高热的情况很多见，如感染引起体温升高；暴露于高温环境，如热水浴、蒸汽浴；还有烈日下中暑；较强的身体锻炼；身体与电热器接触，如电褥、微波、无线电波和超声波等。孕期使用电热毯，因其产生的电场可危害胚胎，从而增加流产或畸形的发生率；此外电热毯温度太高时可使男性阴囊温度上升，损伤精子导致生殖疾病或生殖不良结局。判断人类因高温诱发先天缺陷，须注意其干扰因素，如感染发生高热，须考虑宫内感染、母体代谢异常和药物作用。

妊娠期不宜于热水浴时间过长，热水是指 40℃~45℃的水温。因为在热水中浸泡会引起流产或胎儿畸形，热水浴也会造成男性不育。孕妇体温达 38.9℃，应考虑终止妊娠。热的致畸机理还不甚清楚，目前认为与休克反应和热耐受有关。

热作用影响生理过程：使垂体分泌抗利尿素、促状腺激素、性激素，甲状腺、肾上腺和胰岛素的分泌、血糖水平功能受到影响。Tromp1970 年使用温差电偶测量左手心的温度，受试者左手放在冷水中，手心温度降至 10℃后将左手拿出自然升温，每 15 秒测定左手心温度一次，热调节正常者 6 分钟恢复到原来温度，而热调节差的人，如风湿病、气喘病人，达到原来温度需 20 分钟或更长时间。

（二）低温

据英国媒体 2004 年 2 月 29 日报道，一对 7 岁和 9 岁的奥地利兄弟在维也纳附近的斯奇勒瓦瑟湖上玩耍时，不慎踩破冰层坠入湖底，直到半小时后救援人员才将他们捞出湖面，两人都已停止了心跳和呼吸。在救援人员的抢救下，这对兄弟终于恢复了微弱的心跳。近一个月的昏迷后，如今这对小男孩已经苏醒并渐渐恢复了健康，但哥哥还需要治疗更长时间。专家认为正是湖底的冰冷状态迅速降低了体温，从而减缓新陈代谢，救了他们的命。

四、噪声

（一）噪声的定义与噪声污染

1. 噪声的定义

声音可分为噪声（noise）、语声、乐声。凡是干扰人们休息、学习和工作的声音，即不需要的、使人厌烦的、不欢迎的、讨厌的声音，都称为噪声。噪声根据人们的主观感觉、心理状况和所处的生活环境等因素确定。

2. 噪声污染

声音超过人们生产和生活所能接受的程度，即人们所不能容许的程度，即称为噪声污染。

3. 噪声性烦恼

噪声性烦恼指噪声引起不愉快感觉，烦恼是一种情绪表现，由客观现实引起；在办公室、学校、家庭，啰嗦语言干扰是烦恼的重要原因。噪声越强引起烦恼的可能性越大，高调噪声比响度相等的低调噪声更为恼人。

（二）噪声的产生

生活环境的噪声主要有工业噪声：工业机械设备的运转；交通噪声：交通工具如飞机和机动车辆发动机；家庭噪声：语言干扰、说话音量超标（AI）。

（三）噪声的分级

声音级为30~40分贝的环境是比较安静的、正常的环境。超过50分贝就会影响睡眠和休息，导致休息不足，疲劳不能消除，正常生理功能可受到影响。70分贝以上使精神不集中，影响工作效率，甚至发生事故。人们从事单调的工作，或运动肌进行工作时，受到噪声的影响较少；而进行警戒、收集资料及分析等脑力劳动时，对噪声敏感。

（四）噪声污染对健康的影响

噪声对人体健康影响日益到重视，噪声可引起人体的生理改变和损害，导致心理、生活、工作效率等方面不良影响。

1. 噪声对神经系统的影响

住在飞机场附近的人发生精神病学的问题比较多，进而关注到噪声对妊娠结局的影响，有报告居住在日本大阪机场附近的母亲所生婴儿体重低，推测是母亲受噪声影响精神紧张的缘故。1987年Jones报告，在美国洛杉矶国际机场周围90分贝（A）等响线区内，1970年、1971年、1972年内出生的婴儿中，出生缺陷儿发生率高于其他地区。作者认为除噪声影响外，不能排除飞机排气中的重金属微粒及汽车废气的影响。

反复和长时间的刺激，超过生理的承受剂量，就会对中枢神经系统造成损害，使大脑皮层的兴奋和抑制平衡失调，导致条件反射异常，使脑血管功能紊乱。短时间接触噪声引起的变化可恢复，如果长期接触，将会形成牢固的兴奋灶，累及植物神经系统，导致病理改变，产生神经衰弱症候群，可出现易愤怒、头疼、头昏、易疲倦。噪声的强扰能引起入睡困难和使已入睡的人惊醒。

安藤1981年在大阪国际机场进行的噪声调查表明，妊娠期前五个月内接受噪声的新生儿比五个月后接受噪声的新生儿，对噪声感觉迟钝，初步说明由于噪声的刺激，母体激素或自主神经的变化，可能在某种程度上影响胎儿神经系统发育。Larry等1979年分析了亚特兰大市1970~1972年的出生资料，将亚特兰大机场周围高噪声区与其他区进行比较，分析17种出生缺陷发病率及出生缺陷的总发病率，未发现出生缺陷与噪声强度相关，但未排除噪声对神经系统先天缺陷有轻度影响的可能性。动物实验已证实噪声是先天缺陷的诱发因子，其机制是由于噪声刺激母体的丘脑下部、垂体、卵巢轴，使母体内激素发生变化，导致性周期异常和卵巢成熟过程，进而影响受精卵的发育。

2. 噪声可导致心血管系统功能障碍

噪声使交感神经兴奋、心率加快、心律紊乱、心电图出现缺血性改变、传导阻滞、血管收缩、心脏和血管阻力增加、结构变化、血压波动。Jansson A. 指出，长期暴露于噪声环境是引起血压升高的一个原因。

3. 噪声可导致消化系统功能障碍

噪声导致食欲不振、胃肠消化不良、吸收抑制。内分泌系统障碍（甲亢、肾上腺皮质功能增强）。

4. 噪声可损伤听力

长期生活在90分贝的噪声环境中，会严重损伤听力。

5. 噪声对生殖机能和妊娠的影响

噪声作业的女工多有月经紊乱、卵巢激素分泌失常，排卵障碍可导致不孕。强声刺激可引起子宫内27~28周胎儿脉率变化，新生儿惊跳反射。本溪市1997年报道，导致出生缺陷儿中危险性很强的因素包括孕期职业噪声，RR为2.65，95%可信限为1.76~4.00。孕期置身于100分贝左右噪声环境中的妇女，妊娠合并症和妊娠高血压综合征发病率增加，同时流产、早产、死产和难产的发生率上升；噪声不利于胎儿发育，孕妇常接触高强度噪声，其新生儿体重普遍偏低，胎儿听觉直接受损可造成先天性耳聋，噪声对胎儿有较强的致畸作用。

（五）噪声的控制与对策

合理规划城市的工业区、居住区和道路交通的布局，使用噪声防护设备，以及控制交通噪声等。降低工作环境噪声强度，加强个体防护（戴护耳罩、耳塞等），孕妇尽量不暴露在高强度噪声环境等措施，可减少噪声危害。

五、大气、气压、天气与气候

（一）气象刺激对正常人体功能的影响

下丘脑通过下列途径受气温、气象刺激：下丘脑有丰富的网状毛细血管，血流量大，当环境温度变化时，可使血液的物理化学状态发生变化，通过血液循环，人体皮肤热感受器将环境温度变化的信息通过末梢神经传到下丘脑核。Vogt发现下丘脑含有微量的正肾上腺素、肾上腺素、5-羟色胺（5-HT）和儿茶酚胺，下丘脑可通过这些激素调节人体温度，使血管扩张、收缩、出汗。

（二）大气污染与优生

大气污染可致慢性呼吸道阻塞性疾病、气管炎、肺气肿、支气管哮喘、肺癌。致病机理为对清除机制的危害：使纤毛运动停止，妨碍有害物质从肺内清除，加强污染物的生物学作用，呼吸道分泌物蓄积，阻塞性呼吸障碍。室内空气污染是呼吸道疾病传播的重要原因。室内空气中的微生物主要通过三种不同的方式进行传播：附着于尘埃、飞沫、飞沫核上。宣威（火腿）县为肺癌高发区，室内炉灶烧煤，严重污染居室空气，飘尘、二氧化硫及苯并芘的浓度为对照的4.14~14倍。

（三）气象对下列各种生理功能及疾病的影响

1. 儿童身高、体重

武汉地区，夏天儿童增高快，冬天儿童增高慢。新生儿体重：5~6月最重，12月前持平。出生率：欧洲通常5月、6月受孕最多，1月流产最多，9月新生儿死亡最多。紫外线增加皮肤的维生素D，增加胃酸的分泌，使血液中血红蛋白、钙、镁含量增高。据Pinter报道，生于温暖月份的孩子智力比生于寒冷月份孩子的智力高。

2. 出生月份与易患疾病

在北半球精神分裂症患者出生月份最多是1~4月份，最少6~8月；而在澳大利亚最多在冬季（6~8月）。在北半球癌症患者出生月份最多是12月至次年3月，最少是6~7月。自杀者出生月份最多是2~3月；糖尿病患者出生月份最多是3月；多发性血管硬化患者出生月份最多是2~3月，荷兰气喘病出生月份最多是7~10月。动脉导管未闭：最高5~12月，最低1~4月（伯明翰）。有人综合1950年以来发表的50多篇论文，寒冷冬季髋部畸形最高，苏格兰10月至次年3月出生无脑（缺少颅骨穹窿）畸形儿最多。

3. 性别

寒冷时由于代谢增加，使雄性后代占优势。寒冷天气增加促甲状腺素的分泌和甲状腺的活动。对精细胞的影响：对较长和有较宽的头部移动慢的大个精细胞影响大→雌胚胎，移动快个小的精子受寒冷影响小→雄胚胎。

（四）低气压

海拔3 000米以上地区为高原地区，人在这种地区即可出现缺氧症状。缺氧对胚胎发育影响：引起骨骼、CNS、心血管系统畸形，胎儿生长、发育迟缓。高原地区出生的新生儿，体重低于一般平原地区，死亡率大于一般平原地区。有报道孕妇在妊娠首3月生活在高山气候或缺氧条件下，易使胎儿发生脊柱裂以及晶体或网膜改变，高海拔氧分压降低使脊柱畸形增加。高山气候、缺氧环境、地理环境对优生优育不利。安第斯山高地居民动脉导管闭锁不全为沿海居民的7~8倍。

六、振动

生产中，机械设备的运转和物件加工时会产生振动（vibration）。振动按其作用于人体的方式，有局部振动及全身振动。使用风动工具时工人的手接触到的振动为局部振动，机器设备开动时地面的振动以及交通运输工具行驶过程中的振动作用于人体时是全身振动。生产劳动中有些工种受到的振动以局部振动为主，有的以全身振动为主，有的可同时接受两种振动的作用。生产中振动往往与噪声同时存在。

1. 接触机会

使用风动工具和电动工具如风铲、风钻、电动捣固机等的工作，拖拉机、汽车、电车司机和其他工作人员，机械加工车间的锻工、磨工以及纺纱工、织布工、缝纫工等。

2. 对人体的影响

振动的频率和振幅大小是决定其对人体不良作用的主要条件。引起振动病的频率为在35次/秒（35Hz）以上。频率越高，振幅越大，危害越大。全身症状可出现神经衰弱症状及前庭器官的应激性反应如眩晕、恶心、呕吐、颜面苍白等症状。对妇女影响较大者是全身振动。尤其是非周期性的冲动性振动，可以影响月经机能，主要表现为经期延长，血量多及痛经。同时可促进盆腔炎症恶化及盆腔内器官的移位。

3. 振动对生殖机能及胚胎发育的影响

在全身振动的影响下，月经不调及自然流产率及早产率增高；妊娠高血压综合征、分娩宫缩无力、胎儿宫内窒息的发病率也增高；有人在实验中发现，女驾驶员容易发生盆腔炎、胎儿发育不良。郑青（1991）报道，公共汽车女司机售票员270人的调查结果异常者为30.0%，自然流产率9.5%均显著高于对照组女工，$P<0.05$。

在振动的影响下自然流产率的增加，与振动的性质和强度有一定关系。振动对胚胎发育的影响，可能是由于振动对母体产生影响后的间接作用。于工作日结束时，小骨盆内器官血管紧张度下降，静脉淤血，影响子宫的营养状况及胎盘的血液供给，从而可对胚胎或胎儿的发育产生影响。

对策：采用减振材料降低交通工具、作业平台等振动；穿戴好个人防护服、手套，减少人体接触振动的机会；孕妇应限制作业时间，必要时暂时脱离振动岗位。

4. 预防

目前我国尚无生产性振动的卫生标准，应制订合理的劳动制度，改善作业条件，孕妇不应参加接受强烈振动的作业。

第三节 化学因素对胎、婴儿质量的影响

有害化学物质可在环境和机体内蓄积，铅、汞、砷、镉、镍、硒、锑；汽油、苯类化合物、二硫化碳、农药及麻醉气体，通过食物链浓集放大，造成公害流行病。大气污染、室内装修污染、吸烟，导致室内外空气污染。亚硝酸盐、有机汞、多氯联苯、药物（麻醉剂、抗癌剂、雌激素）、农药、化肥、日用化学品、化妆品、食品添加剂，对人体有害；碘缺乏导致先天性碘缺乏病（克汀病、呆小症）。

妇女对化学性工业毒物的感受性高并不是绝对的，在生产、生活或实验的同样条件下，受毒物的影响或敏感程度并不比男子强。但在妇女特殊的生理条件下，如月经、妊

娠、授乳及更年期，物质代谢与机能变化，感受性增高，妇女皮肤薄而覆毛程度小，皮肤对外界刺激物质的抵抗力低，即使皮肤未受伤，有些毒物也能通过皮肤进入体内。可引起月经过多、闭经，使妇女发生流产、早产、死产、难产及婴儿生活能力低下。

一、无机物重金属的污染及其危害

金属轻重多按比重划分，比重大于4者称重金属，大约有60多种，无机物重金属包括汞、铅、砷、镉、镍、硒，有些是人体必需的，如：铁、铜、锌。

（一）甲基汞

汞是自然界广泛存在的重金属元素，Koas（1976年）总结了各种汞化合物的通透能力，以苯汞通过能力为1，无机汞为2，金属汞为10~20，甲基汞为20。1953年日本水俣市因工厂排出的甲基汞废水污染海湾，即甲基汞污染导致水俣病。当地渔民食用被甲基汞污染的海产品，发生大范围慢性中毒的事件，中毒的病人除了男性外，还有妇女、儿童和新生儿，胎儿的神经系统损伤比儿童甲基汞中毒患者的范围更广。

1. 甲基汞的特性

①脂溶性：甲基汞即使在水中浓度很低，也能被水中浮游动物的体表（皮肤、黏膜、鱼类的鳃等）吸收，或经肠道、呼吸道侵入几乎全部被吸收，因这些部位多含有脂质。

②在体内呈原形长期蓄积，不易被破坏，汞在脐带血内的浓度比母血内的浓度高20%~30%。

③高神经毒性：甲基汞容易通过胎盘屏障，发育机体的中枢神经系统对甲基汞毒性敏感，因脑细胞富含类脂质，甲基汞对类脂质有很强的亲和性，一旦从体内透过血脑屏障侵入成人脑细胞，或透过母体胎盘侵入胎儿，主要侵犯胎儿的脑组织。

甲基汞经胎盘转运到胎儿发生期的器官中妨碍细胞的增生，造成大脑发育不全。之后，甲基汞抑制神经细胞的游走使细胞在异地形成，妨碍细胞分化而残留下未分化的细胞。即可造成不可逆的中枢神经严重损害，引起先天性胎儿中毒或重症智力障碍。在大脑皮质后叶积蓄最高，出现严重的视觉、听觉障碍；有机汞可致胎儿先天性脑病，而甲基汞可导致神经元移行和细胞丧失。

在妊娠的后期，由于细胞发育和排列的障碍使皮质构造未达到成熟，而且又出现大脑形成后的神经细胞脱落等。出生后体格和运动机能发育迟缓，经常出现强直性痉挛发作，甲基汞引起的大脑损害包括从胚胎发生的早期、晚期以及出生后直到成年，因此智力和神经机能的发育明显迟缓。

汞致机体损伤的机制涉及机体代谢的许多环节，汞易与含巯基的蛋白质及酶类结合，导致体内ATP酶、碱性磷酸酶、细胞色素氧化酶、琥珀酸脱氢酶、乳酸脱氢酶等数十种酶的失活或功能紊乱。汞可以通过与DNA、RNA等遗传物质中的氨基、羟基、磷酸基等基团结合，破坏遗传物质结构的完整性，甚至产生DNA断裂和突变。

2. 甲基汞的来源

主要为水体污染，生产过程中的废水，如来源于纸厂废水中的含汞杀菌剂；化肥中的苯基汞农药，医院中消毒剂升汞等。

3. 汞对健康的影响

北京大学生育健康研究所张卫等 2005 年报道，汞对人类胚胎发育的有致畸作用，孕早期汞的环境暴露可能是多指（趾）畸形的危险因素。Muniohba（1980 年）观察了荧光灯制造厂 340 名在工作中接触低浓度汞蒸气的女工，结果妊娠女工中先兆流产和妊娠高血压综合征的人数，随着接触汞浓度的增高而增高，产程延长。汞能从乳汁排出，Baluja 等（1982 年）测定 20 名哺乳妇女，乳汁中汞的总浓度为 0.95mg/人，瑞典：0.8～1.6mg/人，东京：2.2mg/人。伊拉克发生甲基汞中毒时，发现乳汁中汞含量与母血汞含量水平密切相关，其中 40%为无机汞，60%为甲基汞。

4. 对策

由于汞的毒性作用与汞所致的氧化损伤有关，可用维生素 C 等抗氧化物质拮抗汞所致机体损伤。维生素 C 作为一种水溶性的维生素，是一种很好的细胞内外化学反应的还原剂，也是一个良好的电子供体，具有较强的抗氧化作用。它是细胞内重要的活性氧清除剂之一，清除或减少这些自由基以防止细胞发生氧化损伤。维生素 C 可使氧化型谷胱甘肽还原成谷胱甘肽，后者可与汞等重金属离子结合以拮抗汞等重金属对巯基酶的抑制作用，间接地降低重金属的毒性作用。因此孕期应多食富含维生素 C 的食物。

（二）铅

1. 铅来源

采矿企业、汽车废气（作为汽车的抗爆剂的四乙基铅）、取暖和动力燃烧铅管放出的废气为环境铅的来源。而且在汽车众多的现代城市，汽车排出的废气及汽车废气形成的光化学烟雾污染，是大气铅污染的主要来源。

2. 危害

接触铅灰尘和刺激性气体可引起通气功能减退，气道阻力增加，嗅觉敏感度下降，在疾病出现前发生神经行为改变；损害骨骼和造血系统，引起贫血。

贫血的第一个原因：抑制血红素合成过程中酶的催化作用，导致血红素合成障碍。最敏感为氨基乙酰丙酸合成酶（ALA-D），当酶活性被抑制时，合成血红素的前身物质——原卟啉与铁结合过程被阻断，血红素的合成减少，造成低色素性贫血。

贫血的第二个原因：溶血，铅抑制三磷酸腺苷酶，使红细胞内外的钾、钠和水分分布失控，导致红细胞内钾离子和水分脱失而溶血。可在显微镜下看到溶血现象和溶血时易出现的网织、碱粒和点彩等不成熟的幼稚的红细胞。

铅可通过胎盘到达子体，对神经系统造成损害，为神经毒性物质，与胎儿小头畸形有明显的剂量关系。常引起头痛、头晕、疲乏、记忆力减退、失眠、易被噩梦惊醒等症状，常伴有食欲不振、便秘、腹痛等消化道症状。幼儿的大脑损害比成人要敏感，对儿童智力发育、行为产生不良影响，过于淘气（时刻不能安定）儿童体内有铅蓄积，这种不安定，是体内的低剂量的铅对儿童大脑的持续作用，招致脑神经持续处于兴奋状态所致，出现注意力降低，对冲动的耐受降低。孕妇与乳母，应暂改换不接触铅的工作，保护母子健康。

（三）常量元素

1. 镁

镁为冠心病保护因子，缺镁引起高血脂，利尿剂可使镁排除增多。

2. 钙

高钙有降压作用，低钙引起血压升高、急性心肌梗塞、血清钙含量降低。

3. 铝

低剂量无毒，高剂量有蓄积作用，有遗传毒、胚胎毒，对生殖细胞有致畸作用，对神经系统有损害，孕妇要慎用铝制药物及铝制炊具。

（四）其他

1. 石油化工企业常见毒物

如丙烯腈、二甲基酰胺、丁二烯、混苯、汽油对作业女工生殖机能均有危害，均可致畸，乙二醇醚使唇裂等的发生率上升，1968 年日本多联苯中毒事件导致油症儿。

2. 农药

农药具有人类胚胎毒作用，使死胎、死产、围产儿死亡率均增加。

3. 油漆及染发剂

国外报道油漆及染发剂均可导致较高的唇腭裂畸形。

4. 非金属类

合成洗涤剂，有机化学物质：有机溶剂、汽油、苯、二硫化碳、石棉为环境中致癌物，具有强致癌和促癌作用。

二、中毒与毒物

（一）中毒的定义

中毒（poisoning）是指某种物质进入机体后，通过生物化学或生物物理作用，损害机体的组织与器官，使组织细胞的代谢功能遭受损害，引起机体发生变化的现象。

1. 急性中毒

急性烟雾事件（如二氧化硫）、光化学烟雾事件（如氮氧化物、碳氢化合物和二氧化硫在光照下的结合）、其他急性危害事件（如食物中毒）。如 1984 年印度博帕尔（BHOPAL）农药厂 40 吨异氰酸甲酯（MIC）泄漏到大气中，死亡 2 500 人，20 余万人受到伤害（约半数为终身残废）。1995 年 3 月日本东京地铁发生的神经毒气“沙林”（Sarin）中毒事件震惊世界，5 500 人被送往医院抢救、治疗，13 人死亡。我国亚硝酸盐中毒每年都有发生，仅 1999 年 8~9 月，北京、重庆就发生 3 起，造成 47 人中毒、2 人死亡。

2. 慢性中毒

长期少量、潜伏期长、进展慢、容易被忽视。呼吸道慢性炎症发病率增高（如慢性鼻炎、咽炎），“三大危险金属”可至慢性中毒（铅、汞、镉）。

（二）毒物的种类

毒物（toxicant）指在一定剂量内能引起中毒的各种物质，引起人体中毒的物质种类繁多，临床上将之分为六类：①工业性毒物；②农业性毒物（包括灭鼠剂）；③药物性毒物；④植物性毒物；⑤动物性毒物；⑥日常生活性毒物（包括食物中毒）。

（三）毒物引起人体中毒的作用机制

①干扰酶系统。②抑制血红蛋白的携氧功能。③变态反应。④直接化学损伤。⑤麻醉作用。⑥干扰细胞膜细胞器的生理功能。

（四）危险因素

国内外的研究显示，随着工业的发展，CO、有机磷农药、硫化氢、氯气等传统化学物质的使用，一些新的化学物质如工业塑料发泡剂、新除草剂、拟除虫菊酯类杀虫剂、环类抗抑郁药、食物添加剂也广泛浸透到人们的工作和生活，使中毒发生的几率大大增加。有资料显示，美国在1985~1990年间有338 170人因杀菌剂、除草剂、杀虫剂等化学物质造成中毒，其中死亡97人。欧洲经济合作开发组织（OECD）估计，全世界每年因各种事故和职业危害而中毒死亡者数以百万计，经济损失在5 000亿美元以上。我国由于洗洁净、洁厕净、消毒剂和杀虫剂等化学物质的广泛使用，生活性中毒也不断增加。

对引起中毒的物质包括潜在性有毒物质，如药品、洗涤剂、煤油、汽油、杀虫剂、灭鼠剂、有毒植物的根茎和果实等存放、管理的随意性；对毒物防范意识差，不采取防护措施，是导致农民在使用有机磷农药时发生中毒的重要原因。缺乏防护意识，在密闭、不通风的环境中使用直排式燃水器或烧煤取暖等是导致CO中毒的直接原因。儿童对各种毒物的识别能力差，1985年以前，美国儿童中毒死亡中，第一位死因是阿司匹林中毒。其他药物如镇静药、抗精神病药引起的中毒也常常发生。雅典一项研究表明，1~2岁年龄段是儿童中毒发生的高峰。自1996年《中华人民共和国食品卫生法》颁布实施后，我国食物中毒发生率呈下降趋势。但基层、街头摊点食品的基本安全和卫生要求未能得到保证，造成食物中毒事件时有发生，中毒的病源依次为：细菌性食物中毒、生物性食物中毒、化学性食物中毒。中毒食品主要是肉禽类、剩米饭、豆制品、蛋类、海产品、奶类、凉拌菜、扁豆、水果罐头、有毒动植物及亚硝酸盐、化学毒物等。有研究显示，89.3%的亚硝酸盐中毒是由于将亚硝酸盐与食盐、味精、白糖等误用及亚硝酸盐的销售、使用混乱。不良的饮食习惯也是食物中毒的危险因素，食用腌制的“泡菜”，也有硝酸盐中毒的可能。

（五）对策

美国1970年颁布毒物预防包装法，规定药品、日用品的包装和瓶盖，必须使儿童无法开启，限制儿童开启的包装能有效地减少中毒死亡。许多发展中国家药品依然使用纸袋进行分装，盛装液体药物的瓶子没有适当的瓶盖。加强毒物包装立法，使药品、日用品生产厂家生产能减少毒害的安全包装，是强有力的干预措施。Pedtridou曾报道家庭因把潜在有毒物质储藏在冰箱而引起儿童中毒。正确的贮藏方法为毒物及潜在毒物应有明确标签，应放置在橱柜中并加锁，并且放于儿童不能拿到的地方。有资料显示，农村女性自杀中80.40%采用服毒，城市妇女自杀也多选用服毒方式，所服毒物多为有机磷农药，而误服急性剧毒灭鼠药或食用农药喷洒的有毒果蔬致使中毒、死亡也很常见。

应建立中毒控制中心，掌握社区内中毒发生的信息，对中毒者采取第一援助和医疗处理。美国经中毒控制联合会认可的地区性中毒控制中心已有 36 个。发现中毒应立即电话求援，家中多备吐根等催吐剂 ，及早使用以排出毒物。加强对公共食品卫生的监测、监督，确定和控制可能产生危害的环节和过程。

（李增庆）

第四章 生物因素对胎、婴儿质量的影响

第一节 胎儿宫内微生物感染

一、胎儿宫内感染

妊娠期孕妇感染病毒，病毒通过胎盘感染胎儿，严重影响胎儿质量与孕妇健康。TORCH 指病原体通过怀孕妇女的胎盘屏障，经血流、淋巴循环或污染的羊水感染胎儿。

（一）TORCH 综合征（胎儿宫内感染）的定义

20 世纪 70 年代后期，Nahmias 首次把能导致先天性宫内感染及围产期感染，而造成新生儿畸形的孕期感染称为 TORCH 感染。TORCH 一词是弓形虫（Toxoplasma）、风疹病毒（Rubella Virus）、巨细胞病毒（Cytomegalovirus）、单纯疱疹病毒（Herpes Simplex Virus，HSV）和其他病原体（Others）英文名第一个字母组合而成。

弓形虫感染可引起广泛脑钙化、脑积水、脉络膜视网膜炎；胚胎在孕早期感染弓形体常常会出现流产、死胎，以及无脑儿、小头、小眼、先天痴呆、先天性耳聋等多种出生缺陷。

风疹病毒感染可致先天性风疹综合征（CRS），易致心脏畸形、白内障，也可影响神经系统等其他系统。1940 年在澳大利亚发生的风疹大流行及 1964 年美国风疹大流行均导致先天风疹畸形儿出生。

单纯疱疹病毒感染可有皮肤疱疹、眼结膜角膜炎等，严重者出生后 1~4 周发生脑炎。HSV-Ⅱ可造成小头畸形、脉络膜视网膜炎等先天畸形。

人细小病毒 B19、乙肝病毒、人乳头瘤病毒、人免疫缺陷病毒、柯萨基病毒、解脲支原体、梅毒螺旋体等也可致感染。先天性梅毒常有皮肤黏膜受损、骨骼病变、青光眼；柯萨基病毒感染常致心肌炎。解脲支原体感染可造成自然流产、死胎和出生缺陷率的增高。

TORCH 是一系列广泛传播的病原体，能引起人类多种疾病，育龄妇女在妊娠期由于内分泌及免疫状态的改变，感染其中任何一种病原体后，可经胎盘或产道传播不仅危害母体健康，往往可引起胎儿宫内感染而导致流产、早产、死胎，并可使受感染新生儿于几年后发生多系统、多脏器的损伤。

（二）TORCH 感染的发病机理

孕期 TORCH 感染的发病机理表明，母体发生感染后病毒经血行或经上行性传播使胎盘感染引起绒毛膜和毛细血管内皮受损，破坏胎盘屏障，病原体进入胎儿体内。孕早期感染导致流产、胚胎停止发育及胎儿畸形。孕中晚期感染由于胎盘的炎症，血管硬化使胎儿供血不足，器官脏器发育不良，同时病原体在胎儿各脏器或器官中存在，呈持续性感染状态，而发生晚期迟发性疾病，如肝、脑、肾、甲状腺病患。此外感染后孕妇生殖道、唾液、乳汁内均存在病原体，分娩时胎儿通过产道可再次受到感染，产后哺乳，乳母和新生儿密切接触仍使孩子存在感染的机会。

（三）TORCH 筛查

TORCH 感染与优生优育，与提高人口素质的关系十分密切。因此在围产医学中称为“优生四项”。为保证妇婴健康，对孕前、孕期妇女进行 TORCH 系列检查十分重要。一般是取孕妇静脉血，收集血清做 TORCH 系列抗体检测，运用间接 ELISA 的方法，IgM（+）为近期感染，IgG（+）为远期感染，IgG 为保护性抗体。接触过猫狗等宠物或与动物接触密切；有进食半熟或生肉、生鱼生菜经历；曾有输血、进行器官移植；常到人群密集处；有过低烧经历；长期皮肤出现过红斑、皮疹的，孕前应进行四种病原体的检查，确认自己的免疫状态，病原体检查阳性表示体内已经产生抗体，今后怀孕是安全的；病原体检查阴性表明体内没有抗体，应注射疫苗。

（四）TORCH 感染的处理

孕前期感染应待血清特异性抗体 IgM 转阴后再怀孕。孕期若有多种 IgM 抗体阳性，特别是 PCR-DNA-RNA 阳性者，应了解胎儿有否畸形，若有异常应停止妊娠。还可通过胎儿血、羊水等检查，预测宫内胎儿情况及预后。孕早期感染一般不治疗，直接终止妊娠；孕中晚期须治疗，对于垂直传播率的降低、胎儿感染、分娩期胎儿感染及新生儿感染控制有一定意义。

即使在宫内未受感染的婴儿，还可以通过护理人员的手、飞沫、用具、衣物感染，应对医护人员加强管理，一旦发现有病毒携带者，立即调离岗位。输血也可导致感染，输血员应进行 TORCH 感染筛查，杜绝血源感染。

二、先天性宫内感染与出生缺陷

妇女在妊娠期由于内分泌及免疫状态的改变，感染其中任何一种病原体后，虽然绝大多数母体没有明显的症状，但可经胎盘或产道传播，使胎儿感染，导致流产、早产、死胎或使新生儿感染。由于宫内感染发生的时间和病原体不同，出现的症状亦不一致，有的引起先天性缺陷、畸形，严重者可致死亡，并可使受感染新生儿近期、远期发生多系统、多脏器的损伤等严重后果。怀孕次数越多，胎儿遭宫内感染的危险性越大。孕早期感染较中、晚期更易导致出生异常。以上这些病原体可引起一组相似的表现，如婴幼儿期神经系统、智力发育迟缓及听力障碍、宫内生长迟缓（出生时体重明显低于同龄胎儿）、贫血、皮肤出血点、黄疸、小头畸形、脑积水、脉络膜视网膜炎、白内障、小眼球、肝脾肿大、肺炎、先天性心脏病等。

三、宫内感染对胎儿损伤的影响因素

宫内感染直接来自母体感染，宫内病毒感染对胎儿的影响主要取决以下因素：①病毒本身的特性（如毒力、数量等），即感染程度。②母体的免疫状态，人的免疫能力有很大差异，即是否具有健全的免疫能力，从而能有效清除入侵的病毒。③病毒感染发生的孕期，不同孕期胚胎及胎儿的发育不同。这三方面的因素综合起作用，可导致同一病毒感染，在不同的人群、不同的孕期、不同生活环境，妊娠结局各不相同。

四、宫内感染与围产期

1. 孕早期

孕早期（孕 3~8 周），即器官发生期，病毒感染可致胚胎细胞染色体直接受损伤，数目减少或结构异常。由于感染程度不同，轻者胚胎可继续生长或较同孕龄者慢而小，重者生长停滞、死亡、流产；即使存活也由于感染严重可致一个或多个器官畸形。

2. 孕中晚期

孕中晚期（12 周以后）感染，胎儿脏器已基本形成，孕 13~20 周时已能对抗原刺激产生病原体特异性抗体应答，但量极少难以测出。

①发育障碍：病毒感染可使绒毛和胎儿毛细血管及小血管发炎、梗塞、灌注不良、缺血缺氧，导致组织、细胞新陈代谢紊乱、脏器生长发育不良。

②系列畸形：胎儿经宫内慢性感染在生长迟缓的基础上形成发育障碍，引起系列畸形。

③宫内感染的胎儿，病原体在胎儿各脏器或器官中存在，呈持续性感染状态，发生晚期迟发性疾病。出生后检查新生儿并无明显临床表现及症状，往往在数年数月后发生症状，且可表现进行性加剧。

3. 分娩期

孕妇感染后生殖道、唾液、乳汁内均存在病原体，分娩时胎儿通过产道可再次受到感染。

4. 哺乳期

产后哺乳时母亲的乳汁、乳母和新生儿密切接触，仍使孩子存在感染的机会，发现乳母乳汁中含有病毒的，应停止哺乳。

五、巨细胞病毒感染

巨细胞病毒感染可致婴儿中枢神经系统损害、婴儿肝炎综合征、肺炎及耳聋。巨细胞病毒主要侵犯上皮细胞，由于感染该病毒后可出现巨大细胞，故名巨细胞病毒。它可通过性接触传染，在人体内引起多种疾病，并可能与致癌有关。

（一）病原体

巨细胞病毒属疱疹病毒群，具有典型的疱疹病毒样结构，是一种大 DNA 病毒，直径为 80~110nm，病毒壳体为 20 面对称体，含有 162 个壳粒。周围有单层或双层的类脂蛋白套膜。它有1个血清型，可分3个以上亚型。它只能在活细胞中生长，一般用人的成纤维母细胞培养。它在体外生长缓慢，复制周期为36~48小时。被巨细胞病毒感染的细胞在光学显微镜下检查可见到细胞和核变大，有包涵体形成。核内包涵体周围与核膜间有一轮“晕”，因而称为“猫头鹰眼细胞”，这种细胞具有形态学诊断意义。

（二）传染源

传染源是患者和无症状的隐性感染者。他们可长期或间歇地自唾液、精液、尿液、乳液和子宫颈分泌物中排出病毒。如果与有巨细胞病毒感染的异性性交，而恰好此人此时处于排毒期，则可能被感染。如果孕妇在性生活时染上病毒，则可引起胎儿感染和围产期感染。

据统计，由原发性巨细胞病毒感染的孕妇所造成的新生儿的感染率可高达23%，而围产期感染比宫内感染的百分率更高。有人报道约13%的母亲的初乳和乳汁中有病毒排出。此外，输血也常发生巨细胞病毒感染，感染的发生率与输血的数量呈正比，尤其是当血清阳性的供血者给血清阴性的受血者输血时，其感染的危险性最高。

（三）临床表现

因感染途径不同而异。先天性巨细胞病毒感染者有20%在出生时无任何症状，但也有出生后不久出现昏睡、呼吸困难和惊厥等，并于数天或数周内死亡。其他症状有意识和运动障碍、智力迟钝、肝脾肿大、耳聋和中枢神经系统症状等。围产期感染的婴儿绝大多数没有症状，只有少数在出生后3个月发生间歇性发热、肺炎和单核细胞增多症。成人的巨细胞病毒单核细胞增多症比儿童多见，主要表现为发热和疲乏。在发热1~2周后，血液中淋巴细胞绝对值增多，且有异形性变化、脾肿大和淋巴结炎等。因输血所致的巨细胞病毒单核细胞增多症，多发生于输血后3~4周，症状与一般的巨细胞单核细胞增多症相同，偶尔可发生间质性肺炎、肝炎、脑膜炎、心肌炎、溶血性贫血及血小板减少症等。

长期接受免疫抑制剂治疗的肾移植者中，在术后2个月内有90%在尿中可查到巨细胞病毒，或抗体明显增高；50%~60%无症状，40%~50%的病人表现为自限性非特异性综合征。艾滋病患者比正常人更易遭受病毒感染，或使原潜伏在体内的病毒复活，有广泛的内脏损害。

（四）诊断

仅靠临床表现尚不能确诊，需依靠各种实验室手段，如病毒分离、电镜检查、抗体测定、免疫荧光或免疫过氧化物酶染色、瑞特-姬姆萨染色或帕氏染色（检查胞浆或核内有无包涵体）等。

（五）治疗

对巨细胞病毒感染尚无特效疗法。许多抗病毒药物如阿糖胞苷等对巨细胞病毒感染无效。无环鸟苷在试管内对病毒有效，但在人体内无效。白细胞干扰素能延迟病毒的分泌，但未见临床症状的改善。

第二节 人微小病毒 B19 的结构、致病机理与导致疾病

一、人微小病毒 B19 的发现

人微小病毒 B19（Human Parvovirus B19，简称 B19 病毒）是 1975 年英国学者 Cossart 等在筛查献血者乙肝病毒时偶然发现的。由于微小病毒 B19 对人类致病的广泛性和复杂性，国际上对该病毒的研究比较活跃，包括其致病性及相关疾病的研究、临床及实验室诊断、分子及血清流行病学研究、感染的预防和治疗、疫苗的研制等。

二、人微小病毒 B19 结构

人微小病毒 B19 是微小病毒科、微小病毒属中目前已知的、惟一致人类疾病的病毒，也是动物病毒中体积最小、结构最简单的 DNA 病毒。

B19 病毒基因组右边的基因片段主要编码两种结构蛋白：衣壳蛋白 VP1 和 VP2；基因组左边的基因片段编码非结构蛋白 NS1。B19 病毒基因组的一级结构及其基因变异，与 B19 病毒的致病机制、传播途径等关系密切，对 B19 病毒诊断试剂、疫苗制备等具有重要影响。

三、人微小病毒 B19 的致病机理

B19 病毒感染导致胎儿畸形的机理尚不清楚，但许多学者作了合理的推测。①B19 病毒宫内感染机制的研究：对于 B19 病毒在胚胎及胎儿组织中的定位最常用的是原位杂交及原位 PCR。近年来 B19 病毒非结构蛋白致病性是目前研究的热点。②B19 病毒基因变异及基因变异检测方法的研究：B19 病毒流行株存在不同时间及不同地理株的差异。学者们运用限制性核酸内切酶对来自 7 个国家的 48 株 B19 病毒进行分析，将 B19 病毒流行株分为 5 型（其中Ⅲ型又分为Ⅲa 和Ⅲb 两型），欧美等国家的病毒株则大多属于Ⅱ型病毒，1983 年日本流行株属于Ⅳ型，1991 年我国西安的流行株基本上属于Ⅴ型 B19 病毒。

（一）B19 病毒宫内感染的受体细胞

病毒感染的形成是病毒与宿主细胞相互作用的结果，病毒结构蛋白与其受体的特异性结合，是影响病毒宿主特异性和组织嗜性的重要决定因素。1993 年 Brown 等研究证实，红系祖细胞膜上的糖苷脂，即表面的 P 抗原（B19 病毒的细胞受体）为 B19 病毒特异性受体，其广泛存在于人红细胞、血小板、单核巨噬细胞、巨核细胞、粒细胞，心、肺、肝、滑膜液、肾及胎盘内皮、血管内皮等多种细胞和组织中。B19 病毒进入细胞，在细胞核内复制，形成核内包涵体的大细胞，由于病毒的直接感染和所介导的细胞毒作用致使感染细胞溶解、功能障碍。

（二）B19 病毒的特嗜性与 B19 病毒感染的靶细胞

孕妇在孕期的任何阶段均可感染 B19 病毒，B19 病毒对于胎儿分裂活跃的细胞具有

组织特嗜性，感染的靶细胞是易于迅速分裂的人骨髓祖代红细胞，因此 B19 有强的噬人类红系祖细胞特性，胎儿最常见的受损细胞为红系祖细胞及心肌细胞，胎儿时期骨髓及肝脏是主要的造血器官，因此胎儿感染该病毒后，在肝脏、骨髓及心肌中常能检测到 B19 病毒颗粒。

B19 病毒在有红细胞的人体骨髓细胞中生长，P 抗原受体亦存在于巨核细胞、内皮细胞、部分类型的胎盘细胞及细胞转化迅速的胎儿肝脏和心肌细胞上，即 B19 的复制也可发生在上述组织。我国学者陈华等研究发现在围产儿结局不良的尸检脏器中，B19 病毒感染顺位为脾、肝、骨髓、脑、肺、肾。

（三）B19 病毒感染与死胎

妊娠中期胎儿红细胞增长迅速且红细胞寿命较短，B19 病毒感染可使红系祖细胞受累，胎儿易发生造血危象和贫血；此外，P 抗原广泛存在于胎儿肝脏、心脏、血管内皮细胞，这些器官受损，可进一步加重对胎儿的损害，导致胎儿缺氧、心血管系统衰竭而致死胎。

（四）B19 病毒感染与胎儿生长发育迟缓

B19 病毒感染所致的胎盘炎症可影响母体与胎儿之间的能量及物质交换，导致胎儿慢性缺氧及生长发育迟缓。

（五）B19 病毒感染与胎儿水肿

与 B19 病毒感染有关的胎儿水肿的主要病因为红细胞再生障碍，B19 病毒在胎儿红祖细胞中复制，从而阻碍胎儿红细胞生成。胎儿非免疫性水肿的预后机制尚不是很清楚，关于胎儿水肿的严重程度与死胎的发生是否为正相关，文献报道不一致，这可能与胎儿的胎龄有关。

日本学者建立了人微小病毒 NS1 基因诱导的胎儿非免疫性水肿的转基因小鼠模型，发现大部分小鼠死于胚胎期，其中一些发生了严重贫血所致的水肿样改变，组织学检查发现胎肝中红祖细胞显著减少。

（六）B19 病毒感染导致与胎粪腹膜炎

Zerbini 等认为 B19 病毒感染的胎儿出现胎粪腹膜炎，可能是因为血管内皮细胞上存在 B19 病毒受体，病毒感染可导致血管炎，这可能是人微小病毒 B19 致畸的一个机制。大部分先天性大肠梗阻并非由于胚胎发育紊乱，而是因妊娠期胎儿血管受损。

（七）B19 病毒感染与中枢神经系统功能受损

①直接的致畸效应：在大白鼠和小白鼠中，微小病毒是一种潜在的致病源，运动共济失调和小脑发育不全是主要的不良结局。②最近发现在成人中 B19 病毒感染与脉管炎有关，可以假设脑瘫患儿因 B19 病毒感染而导致大脑脉管炎。③严重的贫血或红细胞再障所致的血小板减少症可以引起缺氧或颅内出血而致脑损伤。

（八）B19 病毒感染与先天性心脏病（CHD）的致病机理

B19 感染 CHD 的致病机理与其组织特异性受体有关。Brown 等报道的一项研究成果表明，B19 的嗜红细胞特异性是因其能结合 P 抗原，红细胞缺乏 P 抗原则不能与 B19 结合凝集，而抵抗 B19 的感染。Brown 等研究还表明，P 抗原不仅仅局限于红细胞膜上，在巨核细胞、心肌细胞也可发现，因而导致了贫血、血小板减少、心肌炎的发生。

（九）B19 病毒感染与细胞的凋亡

1999 年孙新等报道，B19 感染可能诱导胎肝造血细胞的凋亡。通过原位末端标记法可以灵敏地检测单个细胞的凋亡，对于早期凋亡亦可准确检出，并发现 bc1-2 是重要的抑凋亡基因，而 bax 为促凋亡蛋白。最近发现 B19 病毒的非结构蛋白，可通过激活促凋亡蛋白的过度表达和/或抑制抑凋亡蛋白的表达，来实现加速胚胎和胎儿细胞的凋亡。

四、人微小病毒 B19 研究状况

国内对 B19 病毒的研究起步较晚，1991 年在西安地区的妇女和儿童中首次证明我国存在 B19 病毒感染，随后在全国部分地区也有 B19 病毒感染的报道。妊娠期 B19 病毒感染的研究主要有：①妊娠期妇女 B19 病毒感染的发生率及对胎婴儿的影响。②B19 病毒检测方法的建立及各种检测方法之间方法学的比较：1995 年王荣平等首先在国内建立了巢式 PCR-EB 染色法，为检测 B19 病毒结构蛋白 DNA 的新技术，其灵敏度是普通 PCR 的 100 倍，特异性也比较好。③B19 病毒宫内感染机制的研究：王晓明等运用原位杂交技术在胎儿组织中对 B19 病毒进行组织定位，为胎儿致病机理的研究提供了一套可靠的实验方法。近年来研究者们运用原位末端标记和免疫组化技术，发现 B19 病毒通过激活促凋亡蛋白的过度表达和/或抑制抑凋亡蛋白的表达来实现胎肝造血细胞的凋亡；在先天性心脏病患者的心肌组织中，发现 B19 病毒定位于心肌细胞核中，病毒基因整合到宿主细胞核内，随细胞核酸的复制而持续存在。④B19 病毒基因变异的检测：曹虹等运用异源双链分析法及聚合酶链式反应-单链构象多态性分析法检测 B19 病毒的基因变异。⑤其他：吴学诗、张碧兰等研究发现在育龄妇女的宫颈分泌物及男性精液中检测出 B19 病毒 DNA；吴小红、史恩祥等发现人微小病毒 B19 与异位妊娠有关。目前，国内对妊娠期 B19 病毒感染的研究主要针对病毒的结构蛋白，而对在病毒致病性中起重要作用的非结构蛋白未见有文献报道。由于 B19 病毒无症状感染率高，而且学术界对妊娠期人微小病毒 B19 感染对胎儿的危害程度尚存在争议，因而 B19 病毒并没有像风疹病毒、巨细胞病毒、单纯疱疹病毒、弓形体那样作为“优生四项”在临床上开展产前检查，也没有引起流行病学者的重视。

第三节　人微小病毒 B19 感染范围与血清流行病学特征

一、人微小病毒 B19 血清流行病学

国外 1984 年首次发现 B19 病毒感染与不良妊娠结局有关，随后欧美及部分国家陆续有 B19 病毒宫内感染的单个零星病例报告。前瞻性研究孕妇 B19 病毒感染的发生率及对胎婴儿的影响，部分学者对妊娠期 B19 病毒感染的影响因素进行了探讨。血清流行病学的调查研究表明，微小病毒 B19 的感染是普遍的，具有广泛的疾病谱，而且感染率高，呈世界范围的分布。美国人微小病毒 B19 感染是一种常见的、地方性病毒感染，常见于学龄前期与学龄期的儿童，15 岁以前的儿童 50%检出了 B19 IgG，而 50%~80%的成年人血清阳性。

欧美及我国近期报道在 B19 感染的流行期，有 3%~19%的孕妇存在急性感染，在非流行期急性感染率约为 3.5%~8%。胎盘垂直传播率 30%~50%，B19 病毒感染所致的严重胎儿发病和死亡率为 4%~16%。B19 感染多发生在秋末、冬春季和夏初，又以冬末、初春季较为严重，常于冬末春初在儿童中发生，散发病例可见于任何季节和任何年龄。

B19 病毒感染的胎盘垂直传播率：B19 在育龄妇女中感染率高，在美国孕前有 50%的妇女 B19 病毒血清阳性。妊娠期 B19 病毒感染的胎盘垂直传播率为 30%~50%，B19 病毒感染所引起的严重胎儿发病和死亡率为 4%~16%。1991 年在西安地区妇女和儿童血清中检出 B19IgG 抗体，首次证明在我国存在 B19 病毒感染。随后，国内部分地区陆续有妊娠期 B19 病毒感染的报道。妊娠头三个月的自然流产的病毒研究显示 B19 感染率为 2%~3%。在 B19 感染的流行期，对孕妇进行的血清学研究显示，有 3%~19%的孕妇将出现 IgM 抗体，有 5%~16%的孕妇则出现了 B19 感染引起的严重胎儿发病率与死亡率；也有报道经 ELISA 检测抗人微小病毒 B19 IgG 抗体的阳性率为 29.26%，估计相关的胎儿死亡率为 2%~10%。英国学者研究发现，HPV-B19 感染占妊娠期宫内感染的 33%，由此导致宫内死胎为 9%。

二、人微小病毒 B19 宫内感染的感染途径

(一) 呼吸道为最主要的传播途径

密切接触是 B19 病毒感染蔓延的主要方式，通过接触有传染性的呼吸道（气雾）分泌物而传播，家庭密切接触的传播率达 50%，密切接触后感染的可能性从 30%到 50%不等，而校内及平日接触的传播率从 10%到 60%，仔细洗手可减少被感染的机会。

(二) 可经输用感染血液或血制品传播

病毒亦可通过输用感染的血液或血制品传播，潜伏期为 6~8 天。在儿童期已感染人微小病毒 B19，成年后则具有免疫力。B19 病毒感染后人群血清抗体阳性率：1~5 岁为 2%~5%；5~19 岁为 15%~60%；成人为 30%~70%；无症状感染率为 20%~26%。

(三) 由妊娠期感染的妇女经胎盘垂直传播给胎儿

孕妇感染 B19 病毒后，可通过如下两条途径垂直传播给胎儿。

1. 病毒经母体循环进入胎盘循环

1984 年 Brown 等首次报道妊娠期 B19 病毒感染，可通过胎盘垂直传播给胎儿，胎盘屏障只能对较大的病毒颗粒有阻挡作用，B19 病毒是已知结构最简单的动物病毒，极易通过胎盘屏障，或使胎盘感染引起绒毛膜和毛细血管内皮受损，破坏胎盘屏障，病毒进入胎儿血循环。由于胎儿的免疫功能尚未健全，可迅速形成病毒血症引起胎儿全身感染，B19 病毒蛋白抗体的存在是病毒穿越胎盘屏障，感染胎儿的标志。或经胎膜污染羊水又被胎儿吞咽而引起胎儿感染。在我们的研究中，证实了 B19 病毒可通过胎盘感染

胎儿，在羊水中亦可检测到B19病毒。

2. B19病毒通过上行性阴道黏膜或子宫内膜感染而直接传染给胎儿

我国有学者在育龄妇女的宫颈分泌物及男性精液中检测出B19病毒，其检测率分别为25.00%和19.50%，这提示胎儿宫内B19病毒感染还有可能通过感染配子而发生。但存在于育龄妇女的宫颈分泌物及男性精液中的B19病毒是否会引起配子的DNA损伤，导致不良妊娠结局有待进一步研究。

三、妊娠期人微小病毒B19感染的危险度

国际上对病毒的研究愈来愈活跃，对母亲病毒感染后胎儿所处危险性的探索，将有助于达到妊娠期母亲安全、胎儿健康的优生目的。目前学术界关于B19病毒感染对胎儿的影响存在两种观点：一种认为B19感染像妊娠期TORCH感染一样威胁着胎儿的生命；另一种观点认为健康孕妇中B19病毒感染常呈自限性，母亲感染并不引起胎儿死亡，感染孕妇大多分娩正常新生儿。虽然胎儿有B19感染的血清学证据，但某些胎儿水肿会自然吸收，不造成胎儿损伤。Rodis等综合分析许多文献资料，提出B19感染所致的不良妊娠结局与3方面因素有关。①整个人群对B19病毒的易感性；②在接触传染性红斑的易感者中实际B19病毒的感染率；③孕妇感染B19病毒后真正由于B19病毒感染所引起的胎儿丢失率。

四、妊娠期B19病毒感染的影响因素

通过血清流行病学收集孕妇的一般人口学、妊娠期健康状况、生活卫生习惯及工作环境等多方面指标，妊娠期B19病毒感染具有明显的孕周分布、城乡分布、职业分布及经济状况分布的特点。农村孕妇的B19病毒检出率高于城镇；职业分布：医务工作者及农民的B19病毒检出率最高；经济状况：经济状况最差者B19病毒检出率最高。

（一）妊娠期B19病毒感染的危险因素

1. 孕妇的职业

妊娠期间不同职业的孕妇B19病毒感染率不同，感染率从高到低依次为：医护人员、农民、个体（商业）、家庭妇女、教师、干部、技术人员及工人。大量研究报道职业暴露于学龄前儿童的医务工作者、幼儿园及小学教师、幼儿看护者、家中有儿童的妇女是B19病毒感染的高危人群。生活在农村的孕妇B19病毒感染率为16.13%，“农民”、“农村”、“家庭卫生条件差”、“不经常洗手”这四个变量在因子分析中组成了新的公因子1，反映农村孕妇及不良卫生习惯的公因子1（F1）在对妊娠期B19病毒感染发生中起首要作用。农村妇女B19病毒感染发生的可能性大，与该群体的卫生习惯及家庭卫生条件较差有关。同时由于其经济状况及当地医疗机构医技较差，当其到医院就诊时，常常病情已比较危急，肌体的免疫能力也很低下，是各种病原微生物的侵袭对象。证实农村孕妇是B19病毒感染的高危人群，是进行健康保护的重点对象，要加强对她们的孕期卫生宣传，改变不良的卫生习惯。而且要降低基层医院的医疗费用，加强基层医院的医疗技术力量，使得农村孕妇能在疾病的早期阶段早诊断、早治疗。

孕妇为医务工作者，B19 病毒感染率为 21.05%，OR 值为 5.967，医护人员感染 B19 病毒的可能性是参照对象工人的 5.967 倍。这与医护人员的工作环境有关，在因子分析中“医护人员”及“不良工作环境”这两个变量构成了新的公因子 3，对 B19 病毒感染发生的贡献为 8.92%，排列第三位。医护人员对自身工作环境比较敏感，大部分人认为医院工作的环境较差及工作压力较大，医护人员及临床检验工作人员接触 B19 病毒传染源的机会远高于其他群体，而且 B19 病毒是一种呼吸道传播病毒，感染源不易隔离。而在职业暴露的研究中，B19 病毒检出率最低的工人大多数时间呆在工厂和车间，与人群接触得少，经呼吸道及密切接触方式传播的疾病发病率较低。因此医务人员要注意培养自我保健意识，上级主管部门应制定相关的健康防护政策。

家庭妇女的 B19 病毒感染率为 7.89%，低于人群总的感染率，与国外报道不一致，这主要与我国和西方国家的国情不同及本次的研究人群有关。在我国家庭妇女主要是居住在城市的下岗或无业妇女，在我国的计划生育国情下，城市家庭绝大多数为独生子女，除因计划外妊娠的妇女需要住院终止妊娠外，其余均为第一次分娩者。而首次分娩的妇女家庭中一般没有长期居住的学龄前儿童，故其感染率反而较低；由于常年的家居生活，与外界的接触较少，这也在很大程度上减少了病毒感染的危险。

2. 妊娠期家庭关系及不良精神刺激

妊娠是人类繁衍后代的生理现象，是妇女一生中重要的生命事件，妊娠本身会对孕妇产生一些不良的情绪反应如紧张、焦虑、烦躁不安、抑郁等。孕妇在妊娠期遭遇不良心理刺激时，由于植物神经系统的应激反应，会加重情绪的强烈反应和心理的剧烈波动，同时肌体的内分泌和免疫机能也发生相应的改变，从而影响胎儿生活的内环境和胎儿的正常发育导致不良妊娠结局。已有文献报道负性情绪与心理状态，可能成为流产、早产的触发因素；过分的精神压力与情绪紧张，使肾上腺分泌增加，促使血管收缩、痉挛，可诱发妊娠高血压综合征；孕期受到的不良精神刺激对先天性畸形也有一定的影响。

妊娠期有不良精神刺激的孕妇 B19 病毒感染率为 21.43%，不良精神刺激及家庭关系的 OR 值分别为 4.1 及 1.8，说明妊娠期有不良精神刺激的孕妇，感染 B19 病毒的风险是精神状态良好孕妇的 4 倍。家庭关系分为“和睦、一般、不和睦”，每下降一个等级，B19 病毒感染的风险是原来的 1.8 倍。反映孕妇精神因素的公因子 2 在对 B19 病毒感染发生的作用中居第二位。因此，妊娠期家庭成员的关系往往支配着孕妇的心理状态，家庭支持对维持孕妇愉悦的精神状态非常重要，家庭关系不和睦的孕妇更易产生不良的精神刺激，要通过加强孕妇的精神心理指导来增强其肌体的免疫能力，从而减少疾病的发生。

3. 孕妇的健康状况及妊娠合并疾病

人微小病毒 B19 感染与肌体自身的免疫状态密切相关，免疫机能良好的孕妇感染 B19 病毒后，能产生保护性抗体有效清除病毒，感染呈自限性，并不引起胎儿疾病，出生健康婴儿的可能性存在。许多研究证实胎儿 B19 病毒感染可自发性缓解，大部分感染孕妇妊娠结局良好。

但免疫缺陷患者由于不能产生保护性抗体清除病毒，B19 病毒的持续性感染可引起严重的血液系统疾病，甚至危及胎儿生命。妊娠期孕妇体内的内分泌环境及免疫机能发生了很大的变化,使孕妇持续感染 B19 病毒的可能性增大。孕妇的健康状况由好到差每下降一个等级,B19 病毒感染的风险是原来的 2 倍；妊娠期合并疾病者感染 B19 病毒的风险是无病者的 2 倍；孕期用药治疗者感染 B19 病毒的风险是未用药者的 2. 9 倍。

健康状况较差的孕妇出现妊娠合并症并需要进行药物治疗时，其感染 B19 病毒的风险大大增加。如 Jensen 等人的研究，他们在对 3 596 例孕妇 B19 病毒感染的社会及临床危险因素的研究中，发现合并有严重的内科疾病如糖尿病、高血压或肾脏疾病的孕妇，B19 病毒感染的危险是无内科疾病孕妇的 3. 0 倍。

妊娠合并血液系统疾病的患者 B19 病毒感染率高达 14. 40%，与无妊娠合并症者感染率差异具有显著性。血液系统疾病与 B19 病毒感染的因果关系，具有血液系统疾病的患者本身免疫机能低下，易受到病毒侵袭。由于 B19 病毒对红系造血细胞的特嗜性，又会进一步促使疾病的恶化，使患者成为 B19 病毒的持续感染者，无疑会增加病毒通过胎盘到达宫内感染胎儿的机会。

4. 妊娠期不良行为及健康教育

吸烟及被动吸烟的孕妇 B19 病毒感染的 OR 值分别为 88. 128 及 5. 864，表明妊娠期吸烟及被动吸烟会大大促进 B19 病毒感染的发生。因为 B19 病毒主要经呼吸道黏膜入侵宿主，吸烟可导致呼吸道的防御机能减退，更易受到 B19 病毒的侵袭。妊娠期接受过健康教育的孕妇 B19 病毒感染的可能性较未接受过健康教育者减少了 83. 40%，具有不良行为习惯的孕妇孕期常常没有接受健康教育。因此，各级妇幼保健机构在最初的婚检时就要强化新婚夫妇接受健康教育的意识，在孕期保健时加强孕妇学校的教育及管理。

5. 孕妇血型

B19 病毒感染的患者中，有 70. 28%的孕妇血型为 A 型血或 AB 型血，OR 值分别为 2. 475 及 1. 775，表明 A 型或 AB 型的孕妇 B19 病毒感染的风险分别是 O 型血孕妇的 2. 5 及 1. 8 倍，血型与其他影响因素高度独立。这与王锐等的报道一致，他们发现含 A 抗原的 A 型血或 AB 型血的献血者 B19 病毒感染率较高，具体机理尚不清楚，可能是与 B19 病毒受体的分布及病毒嗜性或与 O 型和 B 型血清中所含抗 A 抗体对 B19 有天然拮抗作用有关，有待于进一步扩大样本量来证实它们之间的关系。

6. 妊娠期间的工作性质及强度

Jensen 等人将妊娠期妇女工作紧张程度分为四个等级（轻松、一般、比较紧张、很紧张）进行研究，发现妊娠期继续工作的孕妇及工作程度紧张的孕妇 B19 病毒感染率比较高，前者感染的危险为无业者的 1. 6 倍，工作强度每上升一个等级感染发生的危险是原来的 1. 8 倍。随着社会的发展和女性受教育程度的上升，女性职业者已越来越多，尤其是接受过高等教育的白领女性，她们在事业与家庭的双重角色下，要付出比男性更多的努力。国内由于多种经济成分的存在，对女工的工作保护贯彻得并不是很好，孕妇在妊娠期间也不敢放弃目前的工作岗位，从而使得许多女性职业者在妊娠期仍必须从事紧张程度较高的工作，并没有享受到妊娠期保健的合法权利，这样既不利于妇女的健康，也不利于后代的健康，妊娠期间孕妇仍应避免高强度工作所带来的妊娠合并症及并发症。

（二）妊娠期 B19 病毒感染的保护因素

有良好卫生及生活习惯的孕妇 B19 病毒感染率较低，包括经常洗手、经常洗外阴、营养状况较好、生活有规律及夫妇独居者。由于密切接触是 B19 病毒传播蔓延的最可能方式，国外的一些学者已提出注意卫生，经常洗手可减少 B19 病毒感染的发生。国内张碧兰等运用 PCR 技术，对 300 例妇科患者宫颈分泌物中人微小病毒 B19 感染的检测，发现 B19 病毒检出率为 25.0%。妊娠期由于雌孕激素分泌的改变，阴道内糖原增多，酸度增高，会促使如念珠菌性阴道炎及其他一些阴道炎的发生。每周清洗外阴 2 次以上者比 1 次及 1 次以下者 B19 病毒感染率低。因此，孕妇注意个人卫生可减少多种病原微生物的感染。

孕妇营养状况由差到好 B19 病毒感染率分别为 17.78%、10.15%及 6.07%，三者差异具有统计学意义。孕妇的营养状况与肌体抵抗力息息相关，营养状况好者，免疫能力强，清除病毒的能力亦强。由于人微小病毒 B19 是一种呼吸道传播病毒，住房拥挤、空气不流通、与人群密切接触的孕妇易于感染。住房类型为“夫妻独居”的孕妇较住房类型为“与父母同住”及“团结户（集体宿舍）”者，B19 病毒感染率低。“夫妻独居”者常常经济状况较好，居室的卫生条件及通风条件都较好，这些都可以减少病毒感染的发生。

五、高危人群

保护高危人群不受感染是目前控制 B19 病毒感染的重要手段，学龄前儿童、孕妇、无免疫保护的成人是 B19 病毒感染的高危人群。其中职业暴露于学龄前儿童的医务工作者、幼儿园及小学教师、幼儿看护者、家中有儿童的妇女是妊娠期 B19 病毒感染的高危人群。

第四节　孕期 B19 病毒宫内感染不良妊娠结局与临床表现

一、不良妊娠结局的定义

不良妊娠结局者包括先兆流产、保胎治疗者、自然流产（含难免流产、不全流产、过期流产）；死胎（≥20 孕周）；畸胎；早期新生儿死亡；B 超监测发现胎儿水肿。

妊娠初期妇女感染 B19 病毒，可引起自然流产、胎儿贫血，妊娠中期可导致胎儿非免疫性水肿和死胎，妊娠晚期可导致胎死宫内、早产、死产及畸胎等不良妊娠结局及围生期新生儿疾病，新生儿预后不良。

二、不良妊娠结局孕妇的 B19DNA 检测状况

①B19 病毒 DNA 检出率：2003 年“同济医学院妇产科学与妇幼保健学 B19 病毒研究组”报道（以下同），检测孕妇血清标本 248 份，检出阳性标本 32 例，检出率为 12.90%。其中检测时妊娠良好的 172 例孕妇中，B19 病毒的检出率为 6.98%；在已出现不良妊娠结局的 76 例孕妇中，B19 病毒的检出率为 26.32%，妊娠早期 B19DNA 检出率最高。

②B19 病毒 DNA 检出率高的原因：同济医院已出现不良妊娠结局的孕妇 B19DNA 检出率较高，与疾病较轻及病因诊断明确者，留当地医院进行治疗处理，而到同济医院妇产科就诊者多为不明原因及病情严重者有关，医院的选择偏倚导致了较高的检出率。

③B19 病毒无症状感染率：在 32 例 B19 病毒感染孕妇中，有 16 例孕妇无明显的临床症状，无症状感染率为 50%，有 9 例孕妇于孕期出现一次或一次以上反复的“流感样症状”及咽喉炎，3 例孕妇的面部及躯体出现丘疹样红斑，少数孕妇出现关节病变，平素健康状况较差及贫血孕妇更易于感染 B19 病毒。在 B19 病毒感染的人群中，由于 B19 病毒无症状感染率为 20%~60%，因而常被忽视，那些妊娠期无症状感染者，其所致的胎儿不良结局比有临床症状者潜在性危险更大，因此要引起重视，对不明原因出现不良妊娠结局的孕妇应开展 B19 病毒检测。

三、B19 病毒宫内感染引起自然流产、胎儿水肿或死产

（一）B19 病毒感染与早期流产

B19 可抑制胎儿红细胞成熟系统，从而引起胎儿的再生障碍性贫血、缺氧、充血性心力衰竭，最终导致胚胎自然流产、非免疫性积水型死胎或死产，是妊娠期自发流产的原因之一。自然流产的发生率占全部妊娠的 15%左右，多数为早期流产（孕周≤12 周）。导致早期流产的病因很多，微生物的多重感染常是早期流产的主要病因。已有大量研究报道孕早期人微小病毒感染可以导致自然流产，在自然流产组织中 B19 病毒 DNA 检出率为 17.44%~35.7%。英国的一项前瞻性研究资料表明，孕 20 周前 B19 导致流产比孕 20 周后高，特别是小于 12 孕周者。本研究在已发生自然流产及先兆流产保胎的 50 名孕妇中，孕母血清 B19DNA 阳性检出率为 24.00%，显著高于对照组，其中在 2 例早期自然流产组织中检测到 B19DNA。

（二）B19 病毒感染与习惯性流产

早期习惯性流产可能与 B19 病毒的持续性感染有关，一些免疫抑制及免疫妥协的孕妇由于不能有效清除 B19 病毒，B19 的持续感染可导致习惯性流产；许东亮等的研究发现有 2 例标本为同一患者不同时期的标本，其 B19DNA 均为阳性。

（三）B19 病毒感染与胎死宫内

妊娠中、晚期 B19 病毒感染所致的胎死宫内也日益受到人们的重视，因为妊娠晚期胎儿猝死常给孕妇及家庭带来沉重的经济负担和精神压力。Skjoldebrand 等研究发现，在 93 例妊娠晚期胎死宫内的胎盘组织中，7 例检测到 B19DNA。孕母排除了其他可能致

死胎的原因后，推测 B19 病毒感染是死胎的惟一可能原因。孕妇 B19 病毒感染引起死胎的发生率约为 4%~16%，胎儿死亡和孕妇发生 B19 宫内感染的时间有关。Woernle 等统计了文献报道的 22 例近期有 B19 病毒感染血清学证据的孕妇，有 14 例于孕 20 周前感染，其中 7 例发生胎儿死亡；4 例于孕 20~39 周感染，1 例发生胎儿死亡。发生死胎的高峰期为妊娠中期的早期，多数学者认为孕 20 周前感染 B19 病毒对胎儿影响最大，并发现在死胎胎肝组织和骨髓中 B19DNA 含量最高。小胎龄的妊娠中期胎儿易于发生死胎是由于 B19 病毒对红系祖细胞具有特殊嗜性，而且该时期的胎儿红细胞增长速度快，而血红蛋白储量却较低，对贫血的耐受性较差。

Tolfvenstam 等在 1 例妊娠晚期胎死宫内的孕妇分娩时，在其血清中检测到 B19DNA，而分娩后 8 个月其血清中尚未有保护性抗体。本研究亦发现 B19DNA 血清检测阳性者，多有过不良妊娠史，至于本次妊娠的 B19 病毒感染是否会影响下一次妊娠，有待进一步的随访及血清抗体检测。

妊娠 3~6 月是胎儿死亡的高危期，妊娠 3~9 月，胎儿水肿是胎儿感染的主要形式，非免疫性水肿胎儿在出生时表现为重度贫血、高排出性心力衰竭及髓外造血，导致液体积聚、腹水。从母体感染到出现胎儿水肿，大约需要 3~5 周时间，死胎通常发生在母亲感染 B19 病毒后的 3~6 周，此时期后母亲方能产生保护性抗体，以清除 B19 病毒。自 1990 年证实我国存在 B19 病毒感染后，第四军医大学西京医院小儿科主任张国成副教授等报道，孕晚期死胎标本中 B19DNA 阳性率为 26.7%，提示与 B19 感染有关。

四、B19 病毒感染与胎儿非免疫性水肿

胎儿水肿是一种潜在的致死病变，可以导致胎儿心脏功能衰竭和死亡，它可由免疫因素或非免疫因素引起。已有大量文献证明人微小病毒 B19 是胎儿非免疫性水肿的重要病因。胎儿水肿是妊娠中期 B19 病毒感染胎儿的特异性表现，90%以上 B19 病毒宫内感染所致的胎儿非免疫性水肿，在妊娠中期大约孕 15~17 周出现明显的临床症状。在妊娠晚期，由于大龄胎儿具有更多的血红蛋白储备及建立了更加完善的免疫体系，使得妊娠晚期感染的胎儿较少出现水肿，但可能会发生胎死宫内。

有研究在 5 例不明原因的胎儿水肿孕妇血清中检测到 B19 DNA，其中 3 例为腹腔积液，1 例为脑积水。其中 1 例于孕 29^{+3} 周因 B 超发现“胎儿水肿、腹水”而引产者，娩出 1 男婴腹胀如鼓，在胎儿肝脏及腹腔积液中检出 B19DNA。由此可证实该例胎儿的水肿与 B19 病毒感染有关。另 1 例于孕 28 周 B 超发现“胎儿轻度脑积水”，孕 36^{+2} 周孕母血清中检测到 B19DNA，B 超监测脑积水逐渐吸收，足月分娩 1 男活婴，胎盘组织中检测到 B19DNA。

五、B19 病毒感染致畸作用与先天性缺陷

有胎儿畸形的报道，如：眼畸形、胎儿的复合性结构畸形、新生儿心肌梗死、脾钙化和中枢神经系统疤痕化的中度脑积水。出生后的新生儿也有输血依赖性贫血、新生儿

肝炎、中枢神经系统异常、发育迟缓以及脑瘫等报道。

我国学者李冰琳、王晓明等人在无脑儿、先天畸形心脏的相关组织中检测到B19DNA，并运用B19DNA探针对病毒颗粒进行定位，证实胎儿畸形与B19病毒感染有关。本研究在3例先天性胎儿畸形的孕妇血清中检测到B19DNA，1例先天性神经管开裂胎儿的肝脏中检测到B19DNA。宫内B19病毒感染已经有散在的、引起先天性缺陷的病例报道，在“尿激酶研究会”——出生缺陷的人类基因图谱工程中可查到B19病毒。B19是致先天性心脏病（CHD）的重要因子，心肌细胞P抗原的存在可能是B19病毒引起心脏疾患的生物学基础，组织细胞化学和病理生理资料，也支持B19的感染与胎儿心脏疾病有关。B19对CHD是直接侵袭整合到细胞内影响基因表达，还是影响神经嵴的发育异常，有待于进一步研究。

先天性心脏病心脏组织中B19DNA的检测研究病种有房间隔缺损（简称房缺）、室间隔缺损（简称室缺）、法乐四联症、法乐五联症、动脉导管未闭、右心室双出口、肺动脉狭窄并房缺、室缺并主动脉关闭不全。对照组为同期非先天畸形患儿的心脏组织，死亡年龄最小1天，最大14岁，平均1.2岁。病种有新生儿窒息、新生儿硬肿症、呼吸窘迫综合征、肺炎合并心力衰竭、风湿性心脏病。从CHD组织中检测到B19病毒DNA，检出率为17%，经同期非畸形死亡患儿心脏组织对照，B19病毒对CHD患儿感染明显高于对照组（P=0.0237），先天性感染的可能性较大，B19与CHD的发病有着密切的相关性。巨细胞病毒（CMV）在病例组、对照组检出率均（3/10）较高，且CHD组中2例是CMV与B19混合感染，提示CMV与B19混合感染增加了病毒致畸的危险度。

六、B19病毒感染（B19DNA阳性）导致的疾病和临床表现

人微小病毒B19具有极其广泛的疾病谱，与多种疾病密切相关，可引起许多临床表现，因感染个体的年龄和免疫状态而不同，从无症状感染到严重者可危及生命。B19病毒所致的疾病主要有：儿童传染性红斑、关节病、血液系统疾病、心血管系统疾病、神经系统疾病、自身免疫性疾病、非特异性热性病、呼吸衰竭性肺炎、肝功能衰竭及川崎病等。

在32例B19病毒阳性的感染孕妇中，有16例（50%）孕妇无明显的临床症状。孕妇感染B19病毒后，临床表现可仅为身体不适、恶心、全身疼痛而无皮疹出现；也可表现为持续数周的皮疹和手、膝关节疼痛；或出现“流感样”症状及咽喉炎；或低热等非特异性病毒感染的表现。而孕妇的临床表现与胎儿是否感染，以及胎儿感染的严重程度一致性较差。由于B19病毒感染无症状感染率高，症状也多非特异，孕妇就诊的主要原因是胎动消失、血清AFP增高、B超检查发现胎儿水肿和胎盘水肿等。B19可引起许多临床表现，因感染个体的年龄和免疫状态而不同，从无症状感染到严重者可危及生命。无症状感染或隐性感染：约32% B19血清阳性者没有可回忆的症状。

（一）B19感染的典型过程

一期：①传染期。②缓和的前驱期疾病。③病毒血症期。④红系祖细胞减少。⑤特异性抗体 IgM 产生。

二期：①面部皮疹或“刮耳”状表现。②病毒血症消失。③特异性 IgG 抗体产生。

三期：①躯干及四肢的花边样、红斑丘疹性皮疹。②1 到 3 周的皮疹消退期。③关节病。④传染性红斑（EI）。

（二）传染性红斑

传染性红斑（EI）是1989年首次由临床记载的、小儿期轻微性皮疹，也叫第五病及“刮耳”状病，是4到10岁儿童易患的疾病，常发生于学校的学龄儿童中。B19是传染性红斑的惟一致病因子。传染性红斑的典型过程如下：

第一期，发生在4天到14天潜伏期之后，包括缓和的前驱期疾病，表现为低热、头痛、胃肠道症状，但人们不易觉察；此期为病毒血症期，易于发生接触传染。

第二期，发生在前驱期之后的3~7天，表现为鲜艳的红色面部皮疹。由于这些皮疹经常出现在颊部的隆起部、鼻梁部及口周围，几天后消退为紫色，因此特征性的“刮耳”状表现就具有代表性。与成人相比，这一期更常见于儿童，皮疹在阳光下变得更加明显。

第三期，发生在面部皮疹出现后的1~4天，花边样、红斑丘疹性皮疹出现于躯干及四肢是特征性的表现。持续几天到一星期躯干部疹子先消退，而四肢的疹子持续不退，并且在某些非特定刺激因素作用下，如：温度变化、接触阳光、洗澡、运动或情绪变化，疹子可能复发并持续几周。

其他症状如头痛、咽喉炎、肌痛、关节痛、腹痛、腹泻、呕吐等症状，在成人则更加严重。皮疹的出现可伴瘙痒，常常易于消退，但可反复发生，持续1~3周。在EI爆发流行时，开始出疹时，患者还显得相当健康，但经常经历早期1~4天的轻微症状期后，瘙痒已成为复发的共同临床特征，第三期疾病可以是非常微弱的皮疹，但也可以是非常鲜明的皮疹。因皮疹的出现为B19病毒IgG抗体沉积在皮肤内皮细胞所致，IgG抗体的产生，皮疹的出现，表明传染性红斑的患者就不再具有传染性。

（三）急性关节炎及类风湿性关节炎

感染B19病毒是引起关节类病的原因之一，有报道关节病患者，B19病毒IgG抗体阳性高达45.45%。成年妇女感染B19病毒后，60%有明显症状的人出现了关节病，可引起急性的短暂的多关节炎或关节疼痛、颈椎病和腰腿疼一类疾病（因B19病毒IgG抗体沉积在关节所致），经常发生在手部、腕部、膝部和脚踝部。女性患者抗体阳性率高于男性，老年患者居多；通常持续3周，但有20%的妇女关节痛反复发生，持续几个月到几年。由于疼痛致使行动困难，生活不能自理，临床此类疾病引起的病因较多或不明，治疗效果较差。

与成年人相比，儿童的关节炎发病率要低一些，但女孩比男孩更易出现关节症状。与成年人不同，儿童期关节炎常影响大关节，为非对称性。如果没有做出人微小病毒B19感染的诊断，他们的疾病将与幼年期风湿性关节炎的诊断标准相符合。有50%的关节病患者出现广泛性皮疹，有15%的患者出现典型的面部皮疹。

（四）红细胞再生障碍

1. 短暂性再生障碍性贫血危象（TAC）

由于B19病毒影响骨髓中的红系祖细胞，并使红细胞再生停止，可能产生短暂性再障危象，如潜在红细胞缺陷如镰刀型细胞贫血病人，B19可引起严重的再生障碍危象。患TAC的病人典型表现为苍白、虚弱、嗜睡。急性期患者经常会出现由于缺少网织红细胞而引起的轻度到重度的贫血。患TAC时，需要输血并住院，如果没有及时处理，则可能有生命危险。

2. 再生障碍性贫血（AA）

血液免疫状态紊乱者易于发生，出现在患慢性溶血性贫血、急性出血、缺铁性贫血的患者，使他们处于危险期。

3. 慢性贫血

持续人微小病毒感染可导致慢性骨髓障碍，在免疫缺陷病人导致慢性贫血，其血红蛋白浓度低于5g/dl，且网状细胞增多。虽然有些人经常可自发性恢复，且不再发，但也有可能出现心衰及死亡等严重后果。AIDS病人的B19病毒的持续感染：1986年报道免疫缺陷患者，由于感染了B19病毒而引起慢性溶血性贫血。所以这些患者应在医院监护，以防止充血性心力衰竭的发生。这些患者在疾病的急性期具有接触传染性，需要进行呼吸的隔离，以防止院内传染。

（五）特发性血小板减少性紫癜（ITP）

特发性血小板减少性紫癜（ITP）是儿科常见的出血性疾病，其病因目前尚未完全明了。已知与ITP病因相关的病毒有十余种，其中以人微小病毒B19（HPV B19）尤为重要，临床上较大部分ITP患儿的发病可能与HPV B19感染有关，HPV B19是导致该病的主要病原之一。

有资料表明，约80%的ITP患儿在发病前3周有上呼吸道病毒感染史。但究竟ITP与何种病毒有较为密切的关系尚不能确定。有学者认为与EB病毒、CMV及HPV B19等10余种DNA和/或RNA病毒有关。随着对HPV B19的深入研究，有关HPV B19感染与ITP并存的平行关系已有报道。1994年Murray等对HPV B19与ITP相关性作了最新的前瞻性研究：35例以往健康的ITP患儿，提示国内有相当一部分ITP患儿发病可能与HPV B19感染有关。故认为急性型ITP的发生与HPV B19感染的关系可能更为密切，急性型HPV B19DNA检出率高。它的发现揭示了一些过去不明原因疾病的病原，包括妊娠期的不明原因流产。

（六）非特异性热性病、呼吸衰竭性肺炎

（七）在化疗后出现持续性的或严重贫血

诊断时应考虑到B19病毒感染的可能性。

（八）神经性疾病

急性多神经炎（GBS）、神经性肌萎缩。

（九）急性肝炎

最近还报道B19感染与急性肝炎有关。

（十）脉管炎

第五节　孕期B19病毒宫内感染的诊断

一、B19病毒感染的诊断标准

1. B19病毒宫内感染的诊断依据

B19病毒宫内感染的诊断依据为从胎儿、胚胎或其附属物（绒毛、胎盘、羊水、脐血等）组织中检测出B19DNA。

2. 诊断标准

B19病毒感染由于缺乏普遍适用的特异的病理学诊断作为诊断的金标准，可采用公认的、以国内常用的结构蛋白巢式PCR检测方法并结合孕妇的典型临床表现和症状作为诊断标准，运用巢式聚合酶链式反应（Nested-PCR）技术检测B19病毒非结构蛋白DNA，并对其进行评价。

3. 人微小病毒B19非结构蛋白巢式PCR

非结构蛋白巢式PCR在质粒的阳性模板中，B19DNA的最小检出量为0.005fg，该方法所用的引物与人类基因组及国内常筛查的病毒（人巨细胞病毒、乙肝病毒、丙肝病毒、腺病毒、单纯疱疹病毒、风疹病毒）无同源性。

大量研究证实B19病毒非结构蛋白NS1具有细胞毒性，在病毒的致病性中具有非常重要的作用，近年来国际上对B19病毒非结构蛋白致病性的研究非常活跃。已建立一种新的B19病毒检测方法，为进一步研究非结构蛋白的致病机制及临床筛查B19病毒感染进行血清流行病学研究提供新的诊断技术。

二、B19感染临床诊断

①病毒血症发生在感染后的第一周，伴有发热、不适及骨髓中红系祖细胞缺失。②病毒血症高峰，出现网织红细胞计数急剧下降、贫血，偶尔还伴有白细胞及血小板减少。③“刮耳”状皮疹出现时，病毒血症消失。④IgM在接种后第10~14天出现，与病毒血症消失有关，IgM可能会保存几个月。⑤IgG在接种后第三周出现，保留终生，同时出现传染性红斑及关节病。传染性红斑的诊断主要根据临床表现，由于皮疹出现与IgG抗体有关，并出现在病毒血症消失后，因此传染性红斑的出现说明病毒不再具有传染性。

短暂性再障危象或关节炎的诊断主要依据血清学试验。B19特异性抗体IgG或B19特异性抗体IgM滴度上升，则表明存在急性期或近期感染。慢性贫血患者进行骨髓测试，找到原始红细胞，则表明存在B19感染。用PCR方法检测母体血清中的B19DNA，阳性者为感染标志。

三、人微小病毒B19的实验室检测

诊断为B19病毒感染者必须同时具备以下两个条件：①运用结构蛋白巢式PCR在

孕妇血清及胎盘或绒毛组织中均检测出 B19 病毒结构蛋白 DNA；②孕妇出现了 B19 病毒近期感染的临床症状如关节痛、发热、传染性红斑、流感样症状等。

非 B19 病毒感染的诊断必须同时具备以下两个条件：①运用结构蛋白巢式 PCR 在孕妇血清及胎盘或绒毛组织中均未检测出 B19 病毒结构蛋白 DNA；②患者身体健康，既往无不良妊娠史，近期无任何 B19 病毒感染的临床症状，无 B19 病毒暴露史，妊娠过程顺利。

B19 病毒检测方法的建立及各种检测方法之间方法学的比较：在血清学抗体检测中目前最常用的方法为 ELISA。在抗原 B19 病毒 DNA 检测中最为常用的病原检测方法是巢式 PCR，它能快速诊断病毒感染。联合应用 PCR 及 ELISA 技术对病毒的抗原及抗体进行检测是病毒感染诊断最为可靠的方法。最近新发展起来的实时荧光定量 PCR，在实验中设立了内对照，更好地控制了假阳性及假阴性结果，对监测严重和慢性 B19 病毒感染的治疗效果，十分有意义，但由于其价格昂贵，目前只应用于科研。

由于人微小病毒 B19 的组织特异性，不能在传统的培养细胞上增殖，长期以来病毒血症的献血员和病人是 B19 病毒的惟一来源。尽管已有研究报道可应用基因工程技术合成重组的空衣壳蛋白供临床实验，国外已研制出针对 B19 病毒结构蛋白及非结构蛋白的 ELISA 检测方法，在我国，由于没有自主知识产权的基因工程抗原 ELISA 诊断试剂盒，进口试剂盒价格昂贵，并且来源有限，很难作为常规检测方法。目前国内基因检测是诊断 B19 病毒感染的主要方法。1989 年 Salimans 等建立了 PCR 检测 B19DNA 的新技术，特异性、灵敏性得到很大的提高；1991 年 Patou 等又发明了巢式 PCR 检测技术，较前有了进一步的发展，成为目前国内外诊断 B19 病毒感染的经典方法。巢式 PCR 先对一段较长片段 DNA 扩增后，特异地对其中一部分片段进行第二次扩增，不仅灵敏性提高 10~100 倍，特异性也得到了很大的提高。巢式 PCR 的第二对引物相当于一对探针，只有当第一次 PCR 循环产物中有大片段 DNA 时，第二次 PCR 循环才有可能阳性，因而巢式 PCR 产物不需要核酸探针检测。而且本实验还取第一次 PCR 循环产物作为模板，再设立两个半巢式 PCR 反应体系，结果巢式 PCR 的外反应、内反应及两次半巢式 PCR 反应出现了与理论相符的 4 条目的条带，相当于对外引物产物 284bp 进行酶切图谱分析，结果完全符合基因序列扩增理论，进一步证实了本检测方法所用引物的特异性。

将非结构蛋白巢式 PCR 检测方法及国内传统的结构蛋白巢式 PCR 检测方法，作为平行试验，检测孕妇血清及部分胎儿组织或胎儿附属物中的人微小病毒 B19DNA，以探讨武汉地区孕妇人微小病毒 B19 的感染状况、临床表现及母婴垂直传播途径，进一步证实人微小病毒 B19 与不良妊娠结局之间的关系，并探讨人微小病毒 B19 宫内感染的致病机制。

四、非结构蛋白巢式 PCR 检测技术的评价

探索新的人微小病毒 B19 非结构蛋白巢式聚合酶链式反应检测方法运用于临床筛查 B19 病毒感染的可行性，运用国内常用的结构蛋白巢式 PCR 检测方法并结合孕妇的

典型临床表现作为诊断标准，将其中30例孕妇分为B19病毒感染组及非感染组。然后评价新建立的非结构蛋白巢式PCR的效度及效率，结果发现仅检测血清标本的灵敏度高于仅检测胎盘或绒毛组织，可能是因为血清标本采集及检测过程均较简单，而且在病毒DNA的提取过程中，血清标本使用PCR抑制剂较少，避免了病毒DNA片段的降解和对PCR检测的抑制。因此，临床上检测B19病毒DNA，母血清标本优于组织标本，而且前者更易于采集、储存，标本中病毒DNA的提取也较简单，可以节约人力、物力及财力。采用两份标本的联合试验有利于提高检测的灵敏度及特异度。本研究中，平行试验的灵敏度和阴性预测值均达到了100%，而系列试验的特异度和阳性预测值达到了100%。

在研究中，非结构蛋白巢式PCR在非感染组中的2份孕妇血清及另外1份绒毛组织中检测到B19病毒DNA，在感染组的1份绒毛组织中没有检测到目的基因片段。不能简单地将前3例病例判断为误诊病例，而后者判断为漏诊病例，因为：

①B19病毒的无症状感染率高，为20%~60%。②在病毒感染的潜伏期和恢复期，患者体内病毒数目较少，单一的抗原检测结果难以说明问题，而且在慢性持续性感染患者体中，B19病毒常常在非允许细胞中复制并转录出大量非结构蛋白，此时，对非结构蛋白DNA或mRNA的检测更有意义。③在标本的保存及DNA提取过程中，可能会发生病毒DNA的降解，可能该3份标本中结构蛋白引物扩增的DNA片段被破坏，而非结构蛋白引物扩增的DNA片段仍保持完好。对非结构蛋白巢式PCR检测结果阴性的1份标本，同样要考虑标本中病毒DNA的降解。因而，可对这样的患者再次进行抗体检测，以进一步明确诊断。但在我国，进口的B19病毒结构蛋白及非结构蛋白ELISA检测试剂盒非常昂贵，对孕妇进行常规B19病毒抗体检测，目前并不现实。为了减少检测结果的假阴性率，可将结构蛋白与非结构蛋白基因片段的巢式PCR作为平行试验。平行试验的效应由于放宽了阳性而严格了阴性，对阴性结果作出无病的诊断更有把握；而系列试验则放宽了阴性而严格了阳性，往往易于导致病人的漏诊。对于检测出来的感染孕妇，可通过B超监测胎儿的生长发育，出现严重的胎儿水肿者可宫内输血治疗，或孕妇静脉注射丙种球蛋白来中和体内病毒，因此为了达到优生的目的，对可疑病例可采用平行试验，对病毒的两段基因均进行检测，只要其中之一者阳性，即可诊断为阳性。

五、非结构蛋白巢式PCR检测技术的质量控制

在研究的开始阶段，对于用诊断标准判定为B19病毒感染组及非感染组的研究对象，在盲法的前提下对病毒的非结构蛋白DNA进行检测。在将同一批样品在同一实验室由不同实验操作者运用相同条件的非结构蛋白巢式PCR进行重复检测时，亦要遵循盲法的原则，由此可减少由于操作者的主观判断对试验结果产生影响。结果发现两次测定高度相关，两次检测率差异无统计学意义，观察一致性及Kappa值均较高，说明该检测方法的稳定性好。

由于巢式PCR检测技术的敏感性很高，如实验中出现交叉污染，容易产生假阳性，

因而对待测样品做结构蛋白和非结构蛋白两次基因片段的巢式 PCR 检测，更易出现假阳性结果。因此，本研究要特别防止样品的污染，对实验中所有的试剂都进行分装，使用经过高压消毒的一次性吸头及 Eppendorf 管。样品制备时严格遵守无菌操作原则，避免样品间的互相污染。样品制备、PCR 操作及 PCR 产物的分析尽可能在专门的操作台进行。试验过程中经常更换手套。为了避免假阳性结果是来源于非特异产物，本研究摸索了合适的退火温度、延伸时间和引物浓度。为避免假阴性结果，在样品处理过程中，尽量减少使用 PCR 抑制剂，每一次试验都设立了阳性对照和空白对照。

六、妊娠期人微小病毒 B19 非结构蛋白 DNA 的检测意义

B19 病毒的非结构蛋白已被证实具有细胞毒性，而且可引起细胞凋亡，最后导致细胞裂解和 NS1 抗原的释放。研究表明 NS1 蛋白可能具有以下功能：在病毒复制过程中作为解旋酶和位点特异的核酸酶而起重要作用；对于人微小病毒结构基因启动子及其自身基因的启动子，NS1 起类似增强子元件的作用；从质粒甚至是从染色体整合位点中切除微小病毒基因组都需要非结构蛋白的帮助；NS1 能引导 DNA 进入空的衣壳，组装成新的病毒颗粒；NS1 能抑制异种启动子的功能，它是人微小病毒在多种细胞培养体系中引起宿主死亡的重要介质；可诱导细胞凋亡；是炎症因子白细胞介素 6（IL-6）的转录启动子。

近年来 B19 病毒非结构蛋白的致病性引起了学者们的普遍关注，对 B19 病毒非结构蛋白的特异性抗体的研究发现，在免疫缺陷的慢性持续性 B19 病毒感染患者或孕妇血清中能检测到 NS1 抗体。研究发现，在 B19 病毒感染的孕妇中有 61%出现了 NS1 特异性免疫反应，在胎儿非免疫性水肿的孕妇中有 78%检测出抗 NS1 的特异性抗体 IgG。这是因为妊娠引起母体免疫机制低下，不能有效清除病毒，病毒的持续存在可导致非允许细胞的感染，使得 B19 病毒基因表达优先转录 NS1 基因，产生大量具有细胞毒作用的非结构蛋白，最终导致胚胎及胎儿的疾病。因此，非结构蛋白基因片断的浓度及抗体可以作为反映妊娠期 B19 病毒感染持续存在和增加胎儿感染危险性的指标，妊娠期检测非结构蛋白对指导临床上采取干预措施非常必要。本研究建立的 B19 病毒非结构蛋白巢式 PCR，将为进一步研究非结构蛋白的致病机制及临床筛查 B19 病毒感染奠定实验室诊断基础。

七、人微小病毒 B19 非结构蛋白 ELISA 试剂盒的研制

周铁群、于红等通过 DNA 重组技术，构建了 B19 病毒 VP1 独特区和 VP1 和 VP2 共同区主要抗原片段基因高效表达菌株，为研制和开发具有我国独立知识产权的 B19 病毒基因工程抗原 ELISA 诊断试剂盒提供了有价值的资料。B19 病毒的结构蛋白抗原表位区集中在 VP1 独特区和 VP1 -VP2 连接区，非结构蛋白最具抗原性的部分位于蛋白的羧基末端，这些区域能刺激肌体产生相应的抗体。B19 病毒基因变异可以导致 ELISA 反应出现假阴性结果，因此，研究基因变异在制备诊断试剂及基因工程疫苗等方面有很大的实际意义。Erdman 等的研究给中国学者敲响了警钟，他们发现来自我国西安的 3 株

B19病毒在核苷酸及氨基酸水平上均与其他国家的病毒株有着显著的差异。我国学者采华等对中国人感染的B19病毒DNA的VP1独特区基因序列进行分析，结果发现与国外报道的B19病毒Wi株基因序列相比较，有2处碱基不同，这会导致所编码氨基酸的改变，从而影响VP1蛋白免疫抗原表位，因此我国应针对本国的病毒株研制ELISA试剂盒。国内学者周铁群、于红等通过DNA重组技术，构建了B19病毒VP1独特区和VP1/VP2共同区主要抗原片段基因高效表达菌株，为研制和开发具有我国独立知识产权的B19病毒基因工程抗原ELISA诊断试剂盒提供了有价值的资料；但国内对非结构蛋白的检测及其致病性研究少有报道。已证实NS1蛋白最具抗原性的部分位于蛋白的羧基末端，它能刺激机体产生相应的抗体，本研究建立的B19非结构蛋白DNA巢式PCR检测方法，所用引物即来自该区域，这将为我国研制非结构蛋白的ELISA检测试剂盒提供新的思路。

八、抗原抗体检测

（一）抗体检测

诊断B19近期感染最敏感的试验是IgM抗体检测，PCR试剂盒系华美生物公司产品，大约90%的病人在症状出现后3天即可通过酶免疫试验检测到B19的IgM抗体，抗体的阳性率和滴度在发病后30~60天后开始下降。B19 IgG抗体通常在发病后7天出现，持续数年。

为改善B19感染的诊断并鉴别原发和继发感染，Soderlund等建立了以不同重组抗原为基础的蛋白-变性IgG亲和力EIAs。结果显示，以VP1蛋白抗原为基础的IgG亲和力测定试验高度特异敏感，适于B19近期和原发感染的鉴别。

急性期感染以低亲和力抗体为主，随感染后时间的推移，抗体成熟，亲和力增高。对于近期B19感染，抗体亲和力试验比IgM检测更敏感、更方便。IgM通常持续2~3个月，低亲和力IgG抗体持续1~2个月。IgG亲和试验与传统的血清学诊断方法一起使用，将改善B19再次感染的诊断并能监测在高危情况下如溶血性疾病或孕期时的感染情况。进而，在有症状病人或有与B19病因学诊断一致发现时（如DNA或IgM阳性），该试验能鉴别急性和慢性感染。蛋白-变性免疫试验是一个新技术，测定IgG抗体的抗原亲和力（功能亲和力），以逐渐增加的IgG结合力作为抗体反应成熟的指标，可区分近期原发感染和既往感染，包括再次感染、内源再次激活或外源再次感染。

（二）抗原和DNA检测

采用巢式聚合酶链反应（PCR）技术进行病例对照研究，儿童中对B19的IgM免疫应答有个很特别的现象。在有出疹（传染性红斑）的成人中B19-IgM反应非常强，但在有同样临床症状的儿童（<13岁）中却很弱。然而当患有溶血性贫血的该年龄组儿童感染B19病毒并发生再生障碍危象时，IgM反应特强。因此，尽管在成人依靠IgM诊断是可靠的，但在儿童中，只有在特殊情况下才可依靠IgM反应进行诊断，这些IgM反应不同的原因可能与B19病毒血症的强度有关。因此，IgM检测对于儿童急性感染的诊断可能并不是一个可靠的手段。此外，免疫抑制也可使B19抗体丢失，以及再次出

现病毒血症。因此在免疫缺陷病人的慢性 B19 感染诊断，可能检测不到 B19 抗体，需进行 B19DNA 或病毒抗原的检测。

检测病毒最敏感的手段是核酸杂交。该试验被用于鉴别血清、白细胞、呼吸道分泌物、尿和组织标本中的 B19DNA。由于在检测不出病毒血症的情况下，B19 可在骨髓细胞中长期存在，原位杂交对于特定病毒核酸在细胞中的定位很有意义。Musiani 等建立了原位杂交化学发光法，通过免疫酶反应检测骨髓细胞中的 B19 病毒 DNA，结果特异、敏感性高于比色法原位杂交。该法仅需少量细胞即可诊断 B19 感染，而不必抽提病毒核酸，不需要 B19 感染的分子方面的资料，在研究和诊断上具有广泛的应用价值，对于监测慢性感染中 B19 在骨髓细胞中的持续复制很有意义。Gentilomi 等建立了一个简便、快速的免疫过氧化物酶斑点试验，直接检测人血清中的 B19 衣壳抗原。只需将血清标本点到尼龙膜上，再用抗 B19 衣壳蛋白 VP1 和 VP2 的单抗，通过免疫过氧化物酶染色复合物，即可检测出该二抗原。试验可在 4 小时内完成。作者检测了 541 份血清标本，结果与斑点杂交和巢式聚合酶链反应（PCR）可比。其敏感性较斑点杂交法高，但较巢式 PCR 法稍低。由于该方法的敏感性水平适合急性 B19 感染的检测，以及从试验花费、时间和试验实用性考虑，作者认为该法特别适用于样品的大规模筛选，并可替代常规实验室评价 B19 感染时的 DNA 检测方法。

以往在献血员筛选中主要采用 PCR 方法，但该法检测出的阳性不能区分样本中的病毒体是否具有感染性，它可以检测出灭活的或变性的病毒。Sato 等基于 B19 受体是红细胞 P 抗原的特性，建立了快速敏感的用于大规模筛选献血员 B19 的功能性的方法——B19 病毒受体介导的血凝试验（RHA），该法与 PCR 相比，简便、快速且经济实惠，其最高敏感度约为每毫升 105~106 个拷贝病毒基因组，按半定量 PCR 计算，比双向免疫扩散（DID）要敏感 10 000 到 100 000 倍，敏感性比 PCR 小 100 到 1 000 倍。但与 PCR 不同的是，RHA 检测出的只是那些能与受体分子结合的（功能性的）病毒粒子。在检测献血员标本时，未发现任何 PCR 阳性而 RHA 阴性的样本。研究表明 RHA 对于检测有病毒血症的献血员，其敏感性和特异性是足够的。

第六节　妊娠期 B19 病毒感染的治疗及处理

一、B19 病毒感染的治疗

妊娠期 B19 病毒感染尚无特异的药物进行治疗，宫内输血治疗方案尚有争议，预防 B19 病毒感染的疫苗还在研制中，其运用于临床还有一段时间。①B19 感染的治疗与处理必须考虑到感染的严重性及患者的状态。②健康儿童和成年人的感染是自限性的，不需要特殊的治疗。③关节病患者，可用非类固醇类抗炎药物进行治疗，以缓解症状。④患短暂性再障危象的患者可以输血，以防止充血性心力衰竭的发生。⑤短暂性再障危象与慢性贫血静脉滴注高剂量的免疫球蛋白制剂（IVIG）是有效而安全的。亦有报道人类重组促红细胞生成素（rHu-EpO）使病人恢复健康。⑥宫内输血（IBT）是治疗先天性B19感染的主要方法。宫内输血能够促进胎儿非免疫性水肿的自然消退，以防止再次发生胎儿水肿。

二、感染的控制和预防

从流行病学的角度，预防B19病毒感染，社会因素会比特异的生物医学方法更起作用。短暂性再障危象和慢性贫血的患者为传播者，应进行唾沫隔离。孕妇要特别注意避免与危险人群接触，孕妇如接触了处于传染性红斑潜伏期的儿童，就应当明确是否将B19病毒传染给胎儿。给予B19疫苗后抗体产生，可提供终生免疫。B19病毒的特性使其很难被某些理化方法破坏，输注经某些灭活病毒方法处理的血制品后，仍可发生B19感染，至今尚无有效的去除和/或灭活该病毒的办法。本次部分研究的主要目的就是如何通过加强健康教育和改变危险行为的预防措施，保护高危人群不受感染。

（一）建立B19病毒流行的监测系统及常规检测B19病毒IgG抗体

B19病毒感染是一种呼吸道传染病，广泛存在于世界各地，常于冬末春初在儿童中发生，散发病例可见于任何季节和任何年龄。人群血清B19病毒IgG抗体阳性率随年龄增长而上升：1~5岁为2%~15%，5~19岁为15%~60%，成人为30%~70%。血清中缺乏IgG抗体者为易感人群，欧美及我国近期报道有25%~50%的育龄妇女对B19病毒易感。由于B19病毒经呼吸道传播，易在人群中播散，当人群中存在足够多的易感者时，一旦出现B19病毒感染便会形成大流行，B19病毒感染的流行周期大约为3~5年。妊娠期妇女感染人微小病毒B19后，可导致自然流产、非免疫性胎儿水肿、死胎、早产、死产及新生儿预后不良等结局。因此，对于公共卫生工作者，预防孕妇感染人微小病毒B19，提高出生人口质量，是一项非常重要的任务。建立监测B19病毒流行的系统及常规检测B19病毒IgG抗体，可以确定传染源，切断传播途径，保护易感者。

国内尚未有报道存在对B19病毒感染的监测，理论上有必要建立B19病毒感染的监测系统，并对准备怀孕的育龄妇女常规检测B19病毒IgG抗体，在妊娠前就确定病毒的易感人群。在随后的妊娠期应将这些易感者作为一级预防的重点保护人群，以减少妊娠期B19病毒感染的发生率。实际上只有预防B19病毒感染的疫苗问世，并运用到临床，才能真正解决B19病毒感染所带来的危害。因此，有的学者认为在B19病毒疫苗运用于临床之前，不提倡在所有非妊娠妇女和计划妊娠的妇女中筛查B19病毒，这样会导致卫生资源的浪费。但对于那些处于B19病毒感染高风险的易感人群，在妊娠期要监测B19病毒抗体滴度的转变或检测B19病毒DNA，必要时使用B超监测胎儿的生长发育。

（二）对于B19病毒感染的高危人群实施健康教育及健康保护

在疾病的三级预防中，健康教育及健康保护属于一级预防又称病因预防，是在疾病尚未发生时针对病因采取的措施，也是预防、控制和消灭疾病的根本措施。

1. 加强孕前及孕期的健康教育，减少危险因素的暴露，促进健康的生理、心理及行为

减少B19病毒感染的保护性因素有良好的卫生习惯如经常洗手、清洗外阴、孕期

营养好、生活有规律、居室卫生及通风条件好等；B19 病毒感染的危险因素有孕妇健康状况较差、妊娠合并疾病、不良精神刺激、家庭关系不和睦、工作环境差、暴露于感染源、吸烟与被动吸烟等。各级妇幼保健机构可在婚前检查和孕妇学校中，通过开展孕期健康教育，增加育龄妇女的健康保健知识，促使妇女在身心各方面条件最成熟的时候准备妊娠，在妊娠全过程中均能养成良好的卫生和生活习惯，培养积极乐观的人生态度，从而增强机体对疾病的抵抗力。对于医疗保健条件较差的农村地区，应加强卫生知识宣传的下乡活动，通过改变不良卫生行为是实现疾病预防的最佳措施。

2. 高危人群的健康保护

包括隔离传染源，切断病毒的传播途径，保护易感孕妇脱离流行区域。B19 病毒是一种呼吸道传播病毒，密切接触是感染蔓延的主要方式，主要是在儿童中传播，引起传染性红斑（EI）及暂时性再生障碍性贫血（TAC）。家庭内接触以上患者的易感人群，约 50%感染发病，在学校传染性红斑流行时期可有 10%～60%的学生患病。因此，B19 病毒流行期，无免疫能力的易感孕妇如托儿所、幼儿园及小学教师应脱离发生流行的场所，按照病毒感染的最短潜伏期，合理的隔离时间应为至少 1 周，如果病毒感染继续流行，隔离时间应该延长。

医院内 B19 病毒感染患者的隔离期长短视其体内是否存在 B19DNA 而定。文献报道，传染性红斑患者和志愿感染者在皮疹出现 1～5 天内，呼吸道分泌物和血中不能检测出 B19DNA，表明传染期已过，不必进行隔离。大量资料证实，95%以上的暂时性再生障碍性贫血（TAC）是由 B19 病毒感染所致，TAC 患者整个病程中血清 B19DNA 常为阳性，具有传染性。TAC 患者和免疫缺陷的 B19 病毒慢性感染者是医院内传播的危险因素，因而在患者排毒期间应给予单间隔离；接触时需戴口罩；处理患者呼吸道分泌物、血标本和排泄物或可疑污染物品时应穿隔离衣和戴手套。处于妊娠期的医务人员应调离病人污染区，或注射高剂量免疫球蛋白预防感染。注意卫生、勤洗手是减少 B19 病毒传播的一种实际而有效的措施。

（三）大力开展 B19 病毒疫苗的研制工作

研制 B19 病毒疫苗：棒状病毒系统内产生的 B19 病毒空的衣壳蛋白基因在动物体内产生中和抗体得以表达，重组衣壳疫苗目前已进入了 I 期药物毒力实验阶段，但尚未应用于临床。

B19 病毒结构蛋白在细胞中缺乏非结构蛋白的情况下仍可表达，在没有 DNA 复制的条件下可自我装配成衣壳，这种特性为研制免疫疫苗的抗原提供了新的方法。国外已有报道，棒状病毒系统内表达的 B19 病毒空的衣壳蛋白在动物体内能产生中和性抗体，重组衣壳疫苗目前已进入了 I 期药物毒力实验阶段。而 Erdman 等的研究给中国学者敲响了警钟，他们发现来自我国西安的 3 株 B19 病毒在核苷酸及氨基酸水平上均与其他国家的病毒株有着显著的差异，而且我国学者采华等也进一步证实了对中国人感染的 B19 病毒 DNA 的 VP1 独特区基因序列与国外报道的 B19 病毒 Wi 株基因序列有差异。B19 病毒的变异可以导致使用国外的重组衣壳疫苗并不能产生有效的保护性抗体，因此，我国要大力开展符合本国的 B19 病毒疫苗的研制，只有预防 B19 病毒感染的疫苗问世并运用到临床，才能真正解决 B19 病毒感染所带来的危害。

新的非结构蛋白巢式 PCR 检测方法的实验室灵敏度为 0.005fg，目的基因片段特异性强，在诊断实验的流行病学评价中该检测方法的效度及可靠性较好，是一种特异、敏感、简便、快速诊断 B19 病毒感染的新方法。

（李增庆　黄咏梅）

第五章 社会因素对胎、婴儿质量的影响

第一节 人类室内环境与优生

一、室内办公环境、居室环境卫生特征

室内环境是人为创造的、优化的次生环境之一，人的一生中在室内的时间约占整个生命过程的90%左右。由于城市畸形发展、人口密度过大，大大降低了环境质量。造成城市大气污染严重，光化学烟雾、酸雨形成，噪声污染严重。长期住在潮湿寒冷的环境中，易患感冒、风湿病和心血管病。紫外线照射不足，影响儿童发育，使佝偻病增多。通风不良，居室空气有大量微生物、烟尘的污染，可使肺癌增多。住宅面积狭窄，居住拥挤，可致呼吸道疾病传播机会增加。住宅卫生条件差、居住条件恶化，使居民健康水平下降、发病率、死亡率增加。

良好的住宅与生活居住环境为：能利用一切有利的外界因素（阳光、新鲜空气、绿化、优美安静的环境、清洁的水源、干燥的土壤），能防止一切不良的外界环境因素（如严寒、酷暑、强风暴雨、潮湿、噪声等），从而对机体产生有利影响。符合卫生条件的住宅：①具有适宜的微小气候；②日照良好；③空气清洁；④安静、整洁、生活方便。与室外环境相比，室内办公、居室环境具有以下卫生特征。

（一）居室环境

1. 居室环境是人类逗留时间最多的室内环境

居室环境是供人类居住的室内环境，是人类逗留时间最多的室内环境。一天24小时，在居室内的时间约占2/3；其余的1/3时间分别在办公室、学校、生产车间以及公共场所等从事工作、学习、购物、文体、社交等活动。居室内的生活设施日趋完备，如给排水、采暖制冷、供电供气、垃圾清除等都有很方便的室内设施，使得很多原先只能在室外从事的日常生活活动都可在室内进行，人们在居室内的时间就更多。居室的功能还在日益扩展，例如家庭病床、家庭办公室、网上购物等，从而更增加了人们在居室内的时间。

2. 居室环境给予人们众多的舒适和方便

人们劳累一天以后，需要放松、进餐、清洗等种种休闲活动，居室为人们提供了安全、舒适的室内生活环境。居室较室外安静，有较适宜的自然照明和人工照明，有利于

人们休息、睡眠。居室的小气候基本上波动在舒适范围内，年温差和昼夜温差变化均小于室外的变化。居室阻挡了室外的寒冷、炎热气候和污染空气进入，从而保持了居室内小气候的舒适和空气的质量。室外的有害生物也难以入内危害人体健康，如鼠类、蚊蝇以及很多致病微生物等均可被阻挡在室外。

3. 居室环境的质量与人体健康的关系密切

居室的地基、墙壁、屋顶等围护结构日趋严实，门窗关闭也紧密，室内空气中的有害因素往往是来源多、种类多，大量化工建筑材料和家用物件进入居室，使居室内的空气质量受到严重影响。居室环境一旦受到污染，有害因素也不易很快排出室外，造成居室环境的污染，对人体健康产生直接的影响。由于人们在居室内的时间日趋延长，居室环境的质量与人体健康的关系极为密切。

（二）办公环境

办公环境与居室环境有类似之处，人们在办公环境内的时间约占1/3。

二、办公区与居室的室内污染

（一）建筑装修材料与室内装饰引起的污染

1. 建筑材料

（1）如果制造砖、瓦、水泥等的原材料取自铀的高本底地区，则生产出来的建筑材料就具有一定的放射性，这类建筑材料建成的房屋内，氡的浓度就很高。有些工业废渣和矿渣含有放射性，利用这些下脚料制成的砖，很可能释放多量的氡。

（2）现代的新型建筑材料中，增加了很多新的化学物质，其中有些物质具有挥发性，对室内空气造成污染。例如为了提高水泥的抗冻能力，加入了一定量的氨水，以至室内氨气很浓。如很多有机板材中加入甲醛以改良其性能，有些板材使用脲醛树脂制成，能挥发出大量甲醛，有很多隔音、隔热的板材中含有石棉，有些塑料中还含有氯乙烯、酚类等。

2. 涂料

涂料是涂刷于物体表面起美观和保护作用的化学物质。其中有很多有机成分和无机成分。最常见的有苯、甲苯、乙苯、二甲苯等挥发性有机物，以及铅、锰、五氯酚钠等有害物质。这些污染物有的可以气态形式通过呼吸进入体内，有的可随着材料磨损，以颗粒物的形式进入呼吸道，甚至可被儿童食入消化道。

3. 粘合剂

现代大量建筑材料的制造、建筑结构的粘合、家具的制作等都需要使用大量粘合剂，而且大多使用合成粘合剂。各种粘合剂的挥发性成分有一些差别，主要有甲醛、酚类、苯类、丙酮、二异氰酸盐、环氧氯丙烷等。这些挥发性有机物都具有一定毒性。

4. 人造板家具和围板

人造板主要包括纤维板、胶合板、刨花板、颗粒板等。这些板材在生产过程中都需要使用大量粘合剂。因此，使用这类板材制得的家具、围板及其他用品中就可能含有大量甲醛。这类物品在使用过程中会有大量的挥发性有机物释放到室内空气中。其中，一部分来自物体表面的涂料，另一部分则是板材制作过程中使用的化学物质。其中以甲醛最为常见。

5. 塑料壁纸、地板革、化纤地毯等

这类装饰材料均由化学合成材料加工制成。原材料中含有氯乙烯、甲醛、苯、甲苯、乙苯等有毒物质。在室内铺设这类装饰材料的过程中，还需使用大量粘合剂。所以，甲醛的释放量是很大的。其他有害物质也有不同程度的释放。

北京市疾病预防控制中心的万人大调查发现，室内污染包括化学、物理、生物、放射性物质四大类的50余种，其中甲醛、苯和有机性挥发物超标20至30倍，最高竟达到了40倍。全国每年由室内空气污染引起的死亡人数已达11.1万人，每天大约是304人，恰好相当于全国每天因车祸死亡的人数。北京市化学物质毒性鉴定检测中心，在北京各区住户采样结果显示，甲醛浓度平均超过国家标准6.7倍，苯超标2.6倍，甲苯超标2.7倍，二甲苯超标2.3倍，TVOC（有机挥发物）超标3.4倍，氨浓度超标4.37倍。许多居室虽然已经装修了好几年，但居室内甲醛浓度仍超标8倍。如建筑材料中加入的防冻剂会渗出有毒气体氨；油漆、胶合板等装修材料可能含有甲醛、甲苯、乙醇、氯仿等；激光打印机会产生臭氧，喷墨打印机则会带来可吸入颗粒物；涂改液等也含有对呼吸系统、神经系统有刺激的一氧化碳、二氯甲烷等物质。涂料、油漆、地毯、壁纸，以及家具中都含有苯、甲醛等污染物；从大楼建筑到室内装修，再到家具布置、办公设备布置，甚至包括办公用品的使用过程，每一个环节都有可能带来污染。

有些治污产品可能引起二次污染，如光触媒、空气触媒、生物触媒的产品。光触媒是用紫外线做催化剂，与甲醛发生反应，可分解掉甲醛。而生物触媒就是让某些微生物吃掉甲醛。但是，分解掉甲醛之后产生的新物质，以及能吃甲醛的微生物可能有害。

办公室里的各类污染物还存在累积效应，即使在装修、布置的过程中使用的每一种材料或设备都符合国家环保标准，办公室里总的污染仍有可能超过检测标准。

解决这一问题的最好办法是控制办公室中办公设备和家具的密度，不要让过多的设备集中在一个较小的区域，在可能的条件下，办公室环境需要经常保持通风。比较干燥的季节，可以利用加湿器使室内保持一定的湿度，起到净化空气的作用。

（二）中毒症状

“一进办公室就闻到异常的香味，可是时间长了就感到头晕、恶心、失眠。”头痛、头晕、乏力、睡眠不好的占30%；有皮肤性黏膜刺激症状的占30%~40%；有胸闷、喉部问题的占30%~40%；鼻炎占40%左右。刺激呼吸道：支气管扩张、半夜大咯血，氮氧化物中毒。氡、苯、甲醛、甲醇、氨、三氯乙烯、对二氯苯，导致人体35.7%的呼吸道疾病，22%的慢性肺病和15%的气管炎、支气管炎和肺癌。导致多系统、多器官、多组织、多细胞、多基因的损害，如咽喉乳头状瘤。氨气：眼睛充血、头痛心烦、无法呆在卧室入睡。

（三）主要的化学污染物

1. 氡

氡是一种放射性的惰性气体，无色无味，感觉不到。氡在建筑材料和室内装饰材料矿渣砖、炉渣，花岗岩、瓷砖、洁具等中存在，氡气在水泥、砂石、砖块中形成以后，一部分会释放到空气中，吸入人体后形成照射，破坏细胞结构分子。氡是室内污染物，为 WHO 认定的 19 种主要的环境致癌物质之一，氡的 α 射线会致癌，仅次于吸烟，会使患肺癌的几率增加，在肺癌的各种诱因中，氡只逊色于吸烟。较低浓度的氡也可能增加肺癌发病率。著名辐射防护与核安全专家王作元教授历时 9 年，进行涉及 400 万人口的流行病学调查，最终做出了肯定的回答。在美国每天有约 60 人被氡杀死，超过了艾滋病每天死亡的人数。

2. 甲醛

(1) 甲醛的性质：甲醛是无色、具有强烈气味的刺激性气体。甲醛对人体的危害：甲醛是原浆毒物，能与蛋白质结合，吸入高浓度甲醛后，会出现呼吸道的严重刺激和水肿、眼刺痛、头痛，也可发生支气管哮喘。皮肤直接接触甲醛，可引起皮炎、色斑、坏死。经常吸入少量甲醛，能引起慢性中毒，出现黏膜充血、皮肤刺激症、过敏性皮炎、指甲角化和脆弱、甲床指端疼痛等。全身症状有头痛、乏力、胃纳差、心悸、失眠、体重减轻以及植物神经紊乱等。长期接触可能引起鼻腔、口腔、咽喉、皮肤和消化道癌症。

(2) 甲醛的来源：住宅内的甲醛主要来源于各种人造板材（刨花板、纤维板、胶合板等）、家具以及油漆等装饰材料，由于使用了粘合剂，因而可含有甲醛。新式家具的制作，墙面、地面的装饰铺设，都要使用粘合剂。凡是大量使用粘合剂的地方，总会有甲醛释放。此外，某些化纤地毯、油漆涂料也含有一定量的甲醛。甲醛还可来自化妆品、清洁剂、杀虫剂、消毒剂、防腐剂、印刷油墨、纸张、纺织纤维等多种化工轻工产品。

(3) 甲醛的标准：根据国家强制性标准，关闭门窗 1 小时后，每立方米室内空气中，甲醛释放量不得大于 0. 08 毫克；如达到 0. 1~2. 0 毫克，50%的正常人能闻到臭气；达到 2. 0~5. 0 毫克，眼睛、气管将受到强烈刺激，出现打喷嚏、咳嗽等症状；达到 10 毫克以上，呼吸困难；达到 50 毫克以上，会引发肺炎等危重疾病，甚至导致死亡。如果装修是合理的、环保的，并在常通风换气的条件下，室内甲醛一般能在 20 天左右下降至正常水平。

来自建筑材料及家用化工产品，由于甲醛是化学工业上广泛应用的原料之一，因此，很多民用化工产品中都有甲醛释放。脲醛树脂制成的脲醛泡沫树脂隔热材料（UFFI）常用于活动房子的板材及其室内用的围板。由脲醛树脂制成的粘合剂广泛用于制造人造板和家具，酚醛树脂、三聚氰胺树脂等也都是制造粘合剂的原料，大量用于制造各种人造板和家具、围板等。很多塑料壁纸、塑料地板革、化纤地毯、化纤挂毯、涂料等制品中也都含有甲醛。居室内使用了此类制品，甲醛即可从物件中释放出来进入空气中，使居室内甲醛浓度升高。

甲醛从物体中释放出来的数量除了与甲醛的使用量有关以外，主要是与气温有关。气温越高，促使物体中甲醛往外释放的量越大，气温越低，甲醛越不易释放而滞留于物体中。大致上，室温达 19℃以上，甲醛即可释放。释放出来的甲醛向室外排放速度取决于室内空气的湿度和风速。由于甲醛的水溶性很强，如果室内湿度大，则甲醛易溶于水雾中，易滞留室内不易排出室外。如果室内湿度小，空气比较干燥，甲醛则容易向室外排放。居室内新装修后，空气中甲醛浓度可达 0.3mg/m^3 以上，然后逐渐下降。其下降的速度与气温、湿度、风速有关。甲醛还可来自化妆品、防腐剂、清洁剂、杀虫剂、印刷油墨、纸张、纺织纤维等多种化工轻工产品。

（4）甲醛对人体健康的影响

①急性中毒：在居室环境中，甲醛引起的急性中毒主要是由于某些建筑材料或装修材料中甲醛的含量过高。在投入市场前，厂家未能采取措施释放掉部分游离甲醛，以致在使用后大量甲醛挥发到室内，引起急性中毒。急性中毒的表现有多种：主要可引起呼吸道强烈刺激、咽喉烧灼痛、呼吸困难、肺水肿；有的人可出现肝脏中毒性病变、肝细胞损伤、肝功能异常，黄疸，尿呈棕色。有的人可出现过敏性紫癜。据国外报道，使用 UFFI 的室内，甲醛浓度一般可达 3.35mg/m^3 以上，有的可达 24mg/m^3，易出现急性中毒。

②慢性危害：接触低浓度的甲醛，就能嗅到特殊气味。人对甲醛的嗅觉阈通常是 0.06~0.07mg/m^3，但个体差异很大，有的人嗅觉阈可达 2.66mg/m^3。甲醛对眼睛、呼吸道、皮肤等部位都有刺激作用，主要表现为眼红、流泪、眼痒、嗓子干燥发痒、咳嗽、喷嚏、气喘、声音嘶哑、胸闷、皮肤瘙痒等。长期接触低剂量甲醛，可降低机体免疫水平，引起神经衰弱，出现嗜睡、记忆力减退等症状。严重者可出现精神抑郁症。呼吸道由于长期刺激后，可引起呼气性肺功能下降。甲醛是变态原，有些人接触甲醛后能产生过敏性皮炎、哮喘等。甲醛与苯并（a）芘联合作用能使 DNA 的单链断裂出现增强效应。但是，甲醛能否引起人体致癌，至今仍缺乏流行病学调查资料。

（5）预防措施：加强室内通风换气。

3. 氨

氨气极易溶于水。对眼、喉、上呼吸道刺激性强，轻者引起充血和分泌物增多，进而可引起肺水肿；长时间接触低浓度氨，可引起喉炎、声音嘶哑。写字楼和家庭室内空气中的氨，主要来自建筑施工中使用的混凝土外加剂。混凝土外加剂的使用有利于提高混凝土的强度和施工速度，但是却会留下氨污染隐患。室内空气中的氨还可来自室内装饰材料，如家具涂饰时用的添加剂和增白剂大部分都用氨水。氨污染释放期比较短，不会在空气中长期积存，对人体的危害相对小一些。

4. 苯

苯的性质、对人体的危害及其来源：苯是一种无色、具有特殊芳香气味的液体，能与醇、醚、丙酮和四氯化碳互溶，微溶于水。苯具有易挥发、易燃的特点，其蒸气有爆炸性。经常接触苯，皮肤可因脱脂而变干燥、脱屑，有的出现过敏性湿疹。长期吸入苯能导致再生障碍性贫血。苯主要来自建筑装饰中大量使用的化工原料，如涂料，在涂料的成膜和固化过程中，甲醛、氨、苯等装修污染具有持续发散特性，可挥发成分会从涂料中释放，造成污染。近年来北京市儿童医院白血病儿童中，十之有九的患者家庭在半年之内曾经装修过。

5. 挥发性有机化合物

①主要理化特性：室内挥发性有机化合物（volatile organig compounds，VOCs）是指在常温常压下，能从室内各种物体中挥发出来后进入空气中的有机化合物的总称。这类化合物的种类很多，目前已鉴定出有 307 种之多。最常见的有：苯、甲苯、二甲苯、苯乙烯、三氯乙烯、三氯乙烷、四氯乙烯、二异氰酸甲苯酯（TDl）等。甲醛也是其中之一，但由于甲醛易溶于水，与其他 VOCs 不同。而且甲醛在室内的来源最广，浓度也高，因此，在许多著作中，甲醛与其他 VOCs 经常是分别阐述的。除甲醛以外，绝大多数 VOCs 是不溶于水而易溶于有机溶剂。由于 VOCs 的种类很多，而且单个 VOCs 的浓度往往又都很低，所以，室内 VOCs 的浓度一般采用 VOCs 的总量来表示（TVOC)。

②污染来源：室内 VOCs 的来源很多，建筑材料、化纤地毯、地板革、塑料壁纸、新家具、粘合剂、涂料、溶剂、地板蜡、干洗剂、杀虫剂、防霉剂、防蛀剂、清洁剂、洗涤剂等几乎所有的家用有机化工产品中，都可能有 VOCs 释放出来。

③对健康的影响：当大量使用含 VOCs 的化工产品且室内通风极差的情况下，很容易引起急性中毒。例如进行室内装修、打蜡、喷漆、擦洗等活动的时候，大量 VOCs 就挥发到空气中，如果此时门窗紧闭，轻者会感到头晕、头痛、咳嗽、恶心、呕吐，或有酩醉状；重者会出现肝中毒，甚至很快昏迷，有时还会有生命危险。

案例 5-1。住进刚装修的家半年，男主人便头昏、脱发增多、颈部淋巴开始肿大，被确诊患“急性淋巴细胞白血病”，一年后去世。身体历来健康的男主人遭此厄运，家属经室内空气检测，装修一年后的主卧室及储藏室之中甲醛浓度仍然严重超标。

6. 总挥发性有机化合物（TVOC)

总挥发性有机化合物（TVOC）的组成极其复杂，其中除醛类外，常见的还有苯、甲苯、二甲苯、三氯乙烯、三氯甲烷、萘、二异氰酸酯类等，主要来源于各种涂料、粘合剂及各种人造材料等。TVOC 可有臭味，表现出毒性、刺激性，而且有些化合物有基因毒性。TVOC 能引起机体免疫水平失调，影响中枢神经系统功能，出现头晕、头痛、嗜睡、无力、胸闷等自觉症状，还可能影响消化系统，出现食欲不振、恶心等，严重时甚至可损伤肝脏和造血系统，出现变态反应等。

（四）室外的污染物通过多种渠道进入居室内

①大气中污染物通过门窗及缝隙进入室内。②污染物可随着生活用水进入居室内。③房基地中的挥发性有害物质可通过地面缝隙进入居室内。有些地区的地层中含有高本底的铀，则该地区的室内就可有铀系的裂变产物——氡的污染。房屋建成后，地基内的挥发性物质就能通过缝隙进入室内污染空气。其他有毒物质也可随人为活动从缝隙溢至地面。④周围环境的干扰。厨房烟道通气不良，邻居油烟倒灌入内；邻居装修使用的油漆等挥发性有机物可从厕所或厨房通过气道溢入。⑤人为带入污染物可随工作服、鞋底等带入家中，也可随蔬菜的根叶带入室内。⑥有堵塞物的下水道，可有硫化氢等臭气冒出。

（五）室内人为活动产生的污染

人体的呼出气是人体代谢产生的气态废弃物，主要含有 CO_2，还含有少量 CO、甲醛、乙醇、苯、二甲胺、砷化氢等多种有害气态物质。这些成分大部分是人体生理代谢的产物，另一部分是人体暴露的有害物质在体内的转化产物。随着人的呼吸、咳嗽、喷嚏、谈话等动作，能将呼吸道的传染病病原体带入空气，例如流感病毒、结核杆菌、链球菌等。办公室和居室应整洁、安静、有良好的通风，以保持空气的新鲜。

（六）室内生物性污染

很多居室的气温和湿度都比较适宜，风速很小，是人体温热感的舒适范围，但也是很多有害生物孳生和繁殖的适宜条件，如尘螨、霉菌、结核杆菌、链球菌、流感病毒、肺炎双球菌等均能孳生繁殖，引起各种危害。

第二节 生活方式与优生

社会经济状况、生活行为方式：饮食卫生、消费方式、风俗习惯、文化教育水平、精神过度紧张、压力大。社会心理问题与高危行为：性紊乱、毒品、药物、赌博、营养缺乏或过剩等。慢性疲劳综合征、贫血、缺铁、月经过多等与优生有关。

一、电磁辐射

美国科学家认为电磁波干扰、电磁泄漏、电磁波污染、电磁波危害已成为当今社会的一大公害，人们生活在电磁污染中。随着计算机通讯网络、移动电话、视听设备、空调器、微波炉等大量电子产品的日益普及，新型污染源电磁辐射正悄然袭来。美国国会技术评价局（OTA）在1989年的年度报告中强调指出：输电线路、配电及家电制品都能释放数量很大的电磁波。电磁波辐射剂量达2毫高斯以上时，婴幼儿白血病发病率增加1.5~2.1倍。OTA报告中附录的常用家电产品的电磁波辐射数据分别为：电视机20~40毫高斯（1m）、电热毯20~100毫高斯（10cm）、电吹风100~1000毫高斯（10cm）、微波炉（背面）2000毫高斯（10cm）、电子剃须刀200~1000毫高斯（10cm）。

目前电磁辐射污染对人体的危害与影响已经客观地展现在人们面前，主要是引起神经衰弱症候群和心血管系统的植物神经功能失调，尤其是对女性及胎婴儿危害最大，防止电磁辐射已是不容迟疑。世界卫生组织认为，计算机主机及显示器、打印机、电视机、移动电话、微波炉等导致的电磁辐射污染，为“隐形杀手”，对人类尤其是孕妇及胎儿，产生极为有害的影响。孕妇在怀孕的前三个月尤其要避免接触电磁辐射，否则正处于器官形成期的胎儿可能会产生畸形，也可能损伤中枢神经系统，导致胎儿智力低下，并可能导致流产。

二、电视机

根据有关卫生部门对各种型号的电视机进行检测，在距荧光屏表面5厘米处的辐射水平，低于国际防护机构推荐值的1%，大约仅为天然本底的1/5，这个辐射量是很小的，对人类不会构成辐射危害。根据有关对高本底地区的人群进行系统的调查结果，也没有发现有关生育及其后代方面的变化。但长期接触电视机终端显示器，其电磁波辐射会引起眼睛疼痛、疲劳等症状，导致流产以及死胎、畸形胎儿的出生。

三、微波炉

微波炉是利用微波具有热效应这一特征，达到加热、煮食目的。因此它产生强电磁波，研究结果表明，距微波炉 15cm 处磁场强度为 100 毫高斯，最高达 300 毫高斯。微波炉所产生的电磁波会诱发白内障，导致大脑异常，降低生殖能力。

四、电话与移动电话

（一）电话

电话是最容易传播疾病的办公用品，电话听筒上 2/3 的细菌可以传给下一个拿电话的人，是办公室里传播感冒和腹泻的主要途径。所以孕妇最好减少在办公室打电话的次数，或者用酒精对电话听筒及键盘进行消毒，最理想的就是能有一个自己的电话机。

（二）移动电话

我国现有移动电话近 15 亿。前几年人口普查，全国人口 14 亿，但现在好多人有两部手机、两张电话卡，这样加起来接近 15 亿。移动电话电磁辐射的健康危害已成为世界卫生组织和各国政府关注的热点。

1. 移动电话使患脑癌机会增加

目前有关移动电话电磁辐射对脑电活动、中枢神经系统和肿瘤发生发展等方面影响的研究较多。华盛顿的卡洛博士花了 6 年时间研究使用移动电话对健康构成的影响，结果对外界公布后，发现移动电话使用者死于脑癌的机会较高，患脑肿瘤的机会增加两倍。

2. 手机辐射损害男性生育能力

据英国《泰晤士报》报道，匈牙利塞格德大学妇产科系的费耶什医生研究报告："持续使用手机可能对精子的制造和男性生育能力造成不良影响，降低精子的浓度和游动能力。"经常携带和使用手机的男性，精子数目减少多达 3 成，余下的精子出现不正常的活动，令生育能力下降。研究显示，那些把手机系在腰带或放在裤袋内的男性面对最大的危险，研究对 221 名男性进行了 13 个月的调查，对比经常使用手机的男子与非经常使用者的精子数量。手机在待机状态也可造成损害，虽然手机不使用，但也会不断发射讯号，跟最近的无线电基站保持联络。英国诺丁汉大学的物理教授查利斯说："并无手机对健康造成损害的确凿证据，手机已存在约 15 年。但许多严重疾病需更长时间才会出现病症。"将进行有关手机对健康的影响的全球最大型研究，希望追踪 25 万人的生活至少 15 年。

武汉大学中南医院张元珍教授主持的一项科研表明：移动电话电磁辐射可以引起睾丸生殖细胞的损伤。张教授通过建立在电磁辐射作用下的雄性小鼠模型，发现在移动电话脉冲辐射 $600\sim2100\mu W\cdot cm^{-2}$ 功率密度范围和 $800\sim1900MHz$ 特定频段内，$1400\mu W\cdot cm^{-2}$ 电磁辐射组的乳酸脱氢酶同工酶（LDH-X）活性显著降低，并且在超微结构中观察到精子尾部线粒体明显异常，表现为形态大小不一、分布不均，部分还出现肿胀、密度较正常情况下减低等，而低于 $600\mu W \cdot cm^{-2}$ 电磁辐射功率密度的 $570\mu W \cdot cm^{-2}$ 辐射组的精子没有出现异常。

乳酸脱氢酶同工酶作为睾丸组织的特异酶，与雄性生殖功能密切相关，是医学上反映生殖能力的一个可靠指标。实验说明移动电话的电磁辐射是通过作用于线粒体，阻碍生精细胞（尤其是精子）的能量代谢而产生生殖毒性，但对妊娠和胚胎发育的影响还有待进一步研究。

五、空调

在炎热的夏季，空调带给大家一种清凉的感觉，但在开着空调的房间里呆久了，会感到身子发冷、头昏、心情烦躁，容易感冒。空调设计更多考虑的是人们对温度和湿度的要求，并未在意室内空气质量对人体健康的影响。为了节能，空调的使用普遍要求建筑结构有良好的密封性能，封闭空间使污染和空调系统成为造成“致病建筑物综合征”的主要因素。空调使室内空气流通不畅，负氧离子减少，孕期妇女要定时开窗通风，并且每隔几个小时就到室外呼吸新鲜空气。中央空调可使污染循环，人在室内的各种活动，如采暖、烹饪、室内消毒、抽烟、干洗后带回家的衣服、排出二氧化碳等，都会造成污染。城市工业区工业废气、汽车尾气，这些室外污染物都可以成为室内污染的帮凶。

六、光电反应产物

居室内的家用电器种类日益增多，有些家用电器在使用过程中由于电的作用，能产生光电反应产物。例如紫外灯、臭氧消毒柜等物在使用过程中能产生臭氧。复印机由于静电作用，空气中会产生臭氧，使人头晕目眩。启动时，还释放一些有毒的气体，令体质弱的人患上呼吸道疾病。因此，最好把复印机放在空气流通的地方，孕妇尽量少使用，并适当吃含维生素 E 的食物。对于和复印机共用的机房，在工作条件下会产生一些臭氧等有害气体和粉尘，操作人员长年累月在此环境中工作，也可能会影响健康。

七、家具

TVOC 主要来自地毯、皮质沙发等高档办公家具，同等装修条件下，高级管理人员的办公室 TVOC 指标普遍超出员工办公环境的 1 倍。独立办公室由于装潢复杂、家具电器多，密闭、空气流通差，污染物质散不出去，污染最严重。室内设计应尽量减少能源、资源的消耗，不搞过度装饰，尽量多地利用自然元素和天然材质，创造自然、质朴的生活和工作环境。

八、烹调高温油烟与燃烧产物产生的有毒烟雾污染，使局部环境恶化

1. 烹调的燃料

厨房做饭的燃料可产生燃烧产物，各种燃料的化学成分虽有不同，但燃烧后都能产

生 CO_2、水蒸气和 CO。各种燃料还能产生不同比例的其他燃烧产物，如煤的燃烧能产生大量颗粒物和硫氧化物；煤气中虽然颗粒物极少，但如果脱硫不彻底，燃烧后也能产生不同数量的硫氧化物。液化石油气和天然气在燃烧后还能产生大量氮化物和一部分甲醛，并根据燃烧不完全的程度，可产生一定量的颗粒物。这类颗粒物的产量虽比燃煤颗粒物的产量要少得多，但毒性却比燃煤颗粒物大。

2. 烹调高温油烟为有毒烟雾

采用食用油进行煎、炒、炸、烤等方式烹饪菜肴时，往往会产生大量油烟。这些油烟是食用油和菜肴中的水分和其他成分在高温作用下分解合成的多种成分混合物。很多是在高温下重新合成的化合物，其中有一部分多环芳烃化合物具有致突变作用和致癌作用。肺癌是与不良生活习惯有关的危害人类健康严重的疾病。上海市肿瘤研究所公布的恶性肿瘤发病率调查数据显示，肺癌已成为人群发病率和死亡率均占第一位的恶性肿瘤，女性肿瘤患者中肺癌发病率仅次于乳腺癌占第二位，死亡率占第一位。上海最新公布的一项长达5年的肺癌流行病学调查发现，近几年上海女性肺癌的发病率上升很快，尤其是40~50岁女性患肺癌人数已接近男性，男女之比达到1∶1，与过度吸入具有致癌作用的油烟不无关系。

3. 女性患肺癌与长期吸入具有致癌作用的油烟有关

在非吸烟女性肺癌危险因素中，超过60%的女性长期接触厨房油烟，在厨房做饭时喜欢用高温油煎炸食物，厨房门窗关闭，厨房小环境油烟污染严重；大量有害气体和油烟滞留在楼房之间的空气当中，污染了小区的室外空气，部分有害气体会随气流和风从窗户倒灌进来造成室内空气污染。还有25%的女性家中厨房连着卧室，冬天很少打开窗户烧菜，高温油烟久久不散，甚至睡觉也在吸入。中老年女性肺癌患者中，高温有毒油烟长期刺激眼和咽喉，损伤呼吸系统细胞组织，使其患肺癌的危险性增加2~3倍。

占13.4%的非吸烟青年女性肺癌危险因素中，常在路边吃煎炸食物的占有很大比例。调查发现，路边煎炸食物常常使用劣质油，而且反复高温加热，受到这类高温油烟有毒有害气体侵袭，易患肺癌的危险性是常人的3倍。女性患肺癌同家属恶性肿瘤史，已患心、肺、内分泌等合并症，饮食不正常史以及免疫功能低下等密切相关。

对策：安装脱排油烟装置（机）可以显著降低厨房空气中油烟浓度，应加强自然与机械通气。远离空气污染、高温油烟、电离辐射、病毒感染，避免吸烟与被动吸烟，注意饮食营养，经常饮茶、补充维生素C十分有效。

九、生活用品

美国哈佛大学一个研究小组以168名成年男子为对象进行了相关的研究。研究结果显示，被调查者精子DNA的损伤和体内“酞酸二乙酯”的含量存在“相互关联性”。香水中含有的酞酸二乙酯能够损害成年男性精子的DNA。香皂和女性使用的香水等化妆品或者其他一些芳香类制品中通常含有这种物质。

十、环境有害化学因素的影响

某些职业性有害化学因素（如苯、汞、铅、氯、二硫化碳等）可影响受精卵发育，尤其是妊娠3~8周是胎儿主要器官的形成期，为致畸敏感期。应尽可能避免频繁光顾可能存在有害化学因素的环境，如避免接触有毒的作业环境和减少接触有害物质，拒绝入住刚装修过的房间，拒绝吸入大量的汽车尾气，奔驰的汽车排出大量有害废气，带起的各种浮尘，各工厂排出的含有各种有害物质的气体等，都影响着大气的洁净。

第三节 婚姻与优生

一、婚姻质量与优生优育密切相关

成功、稳定的婚姻，有利于男女双方的身心健康及孕育健康的后代，婚姻质量与优生优育密切相关，提高婚姻质量有利于优生。影响婚姻质量的诸多因素中，订婚期与婚姻稳定性有关；订婚期长者，其婚姻稳定性大于订婚期短者。婚前性行为、未婚人流、婚前提前受孕等，加重女方身体及心理负担，影响夫妻感情、家庭关系，对优生优育不利。研究影响男女婚配方式、订婚期及婚前性行为的社会因素，为更好地开展婚姻保健、进一步搞好围产保健及优生优育奠定基础。

二、婚姻与生育密切相关

婚前选择对象时，就不能单纯地以貌取人，而应挑选身体健康并具有美好心灵的人做配偶，这是保证后代健康的最基本条件。婚前应该进行必要的体格检查，了解双方家族中有无患遗传病和遗传缺陷的人。婚前保健与一般体检不同，可以通过问询和体检防止新婚夫妇遗传性疾病延续，还可通过性病、HIV筛查和生殖器检查防止传染病传播；孕前检查可筛除遗传病，确定女性是否适合怀孕；产前筛查诊断，是在妇女怀孕早期、中期通过B超、生化免疫检验和染色体检查，避免婴儿神经管缺陷、严重心脏缺陷和先天愚型。

三、新婚不宜受孕

新婚阶段男女双方都比较疲乏，而且接触烟酒机会较多，如婚后随即受孕，常会影响孕妇的健康和胎儿的发育。一般认为，结婚3~6个月后再受孕比较适当，这时，新婚阶段的体力疲劳应已恢复，工作和家务也已安排就绪，性生活也有了规律，夫妻双方在各方面已能互相适应。在健康良好的状态下，就可以考虑计划受孕。

四、婚前医学检查

（一）婚姻期（period of marriage）保健相关法律规定

《中华人民共和国母婴保健法》于1994年10月27日第八届全国人民代表大会常务委员会通过，中华人民共和国主席令第33号发布，1995年6月1日起施行。其中第二章婚前保健，第七条：医疗保健机构应当为公民提供婚前保健服务，提高我国出生人口素质。出生人口素质涉及婚前、孕期、产时、产后等时期的工作。禁止痴呆傻人、遗传病患者、畸形者等结婚或生育，以及对不宜生育者施行绝育、人工流产等技术防御性工作。

婚前服务包括下列内容：①婚前卫生指导：关于性卫生知识、生育知识和遗传病知识的教育。②婚前卫生咨询：对有关婚配、生育保健等问题提供医学意见；本人或对方家属中有某种遗传病能否结婚，后代健康估测。③婚前医学检查：对准备结婚的男女双方可能患影响结婚和生育的疾病进行医学检查。

（二）婚前医学检查内容

婚前医学检查（pre-marital physical check-up）主要是对准备结婚的男女双方可能患影响结婚和生育的疾病进行医学检查。但现在检查者可以从整套婚检项目中，根据自己情况，有针对性地选择一些内容进行检查。

《中华人民共和国母婴保健法实施办法》规定：开展婚前医学检查的医疗保健机构应具备下列条件：①分别设置专用的男、女婚前医学检查室，配备常规检查和专科检查设备。②设置婚前健康教育宣教室。③有合格的专职男、女婚前医学检查医师。依法向男、女性提供医疗保健服务、提供生殖保健服务，对不宜结婚，不宜生育或暂时不宜结婚的疾病给予指导和矫治。同时也规定了开展婚检机构的条件，以保证婚前医学检查的质量。

婚前医学检查内容包括：①病史询问；②体格检查；③第二性征及生殖器官检查；④实验室及其他辅助检查：血常规、尿常规、白带常规、悬滴法查霉菌、滴虫；肝功能及乙肝表面抗原、聚合酶联免疫反应（PCR）筛查淋病；不加热血清反应素（VSR）查梅毒。

五、禁止近亲结婚与优生

（一）近亲结婚的定义

近亲结婚（consanguinity inbreeding）：直系血亲或三代以内旁系血亲个体间的婚姻，表兄妹间的通婚为常见的近亲婚配。亲缘相近的个体具有相同基因的概率在堂兄妹间为12.5%，近亲结婚一个明显的效应就是使纯合体的比例增加，特别是有害基因的纯合体增加，使隐性遗传病的发病率升高，影响人口质量，因此禁止近亲婚配。近亲结婚所生的子女发生遗传性疾病的机会，比非近亲结婚的机会要多得多。

近距婚配：婚配距离越远所生后代越健康，在农村中由于居住地世代长期固定，婚配距离过近，有亲缘关系的可能性越大，对优生的不利影响较大。

（二）暂缓结婚的对象

1. 患严重的先天性或遗传性疾病

严重遗传性疾病指双方患重度智力低下，生活不能自理者；双方患常染色体隐性遗传病如先天聋哑、白化病、先天畸形肝豆状核病变者均禁止结婚。双方先天性聋哑，则17%子女为先天性聋哑。患其他在医学上认为不应当结婚的疾病：遗传性进行性肌营养不良症、遗传性舞蹈病、遗传性小脑运动失调症，可以结婚但不能生育；精神分裂症、原发性癫痫、先天性痴呆、先天性肌强直、先天性眼球震颤、聋哑、白化病、色盲、血友病等遗传病患者。

2. 指定传染病及性传播疾病

艾滋病、淋病、梅毒、麻风病、传染期肝炎、肺结核各种法定传染病的隔离期暂缓结婚。

3. 有关精神病

凡患有精神分裂症或抑郁、躁狂性精神病在发病期内暂缓结婚。

4. 影响结婚和生育的疾病

心脏病、肝炎、肾炎、糖尿病、血液病、甲状腺机能亢进等疾病的活动期以及心、肝、肾、脑等重要器官疾病的代偿不全期、恶性肿瘤、风疹、巨细胞病毒感染、腮腺炎以及腹腔中有肿物，均应暂缓结婚，须经治疗，疾病痊愈或缓解后再结婚，否则婚后会使病情加重。

5. 任何一方患有严重而又无法矫治的生殖器发育障碍或畸形

可矫治的生殖器畸形如尿道下裂、先天性无阴道或先天性阴道横隔在未矫治前。对不宜结婚，不宜生育或暂时不宜结婚的疾病给予指导和矫治。了解男女双方有无生理缺陷、遗传性疾病、急慢性传染病，对一些明显影响下一代智力发育或生命健康的遗传病患者或携带者应劝阻结婚或指导婚后不宜生育。如检出携带者可采取相应的措施，怀孕后进行产前诊断。

六、可以结婚但不能生育

男女双方均为白化病、婚配的任何一方患有精神分裂症、遗传性进行性肌营养不良症、遗传性小脑运动失调症、原发性癫痫、先天性痴呆、先天性肌强直、先天性眼球震颤、聋哑、遗传性舞蹈病、遗传性致盲眼病等遗传病患者，可以结婚但不能生育。血友病应作产前诊断以指导生育。患了对婚后生活有影响的疾病，应当坦率地告诉对方，不要隐瞒；听取医务人员指导和劝告，不能结婚就不要勉强，否则会在精神上和夫妇生活中造成许多痛苦。通过婚前健康检查，对未发生异常情况者，发给婚前健康检查证明。

七、婚前保健（pre-marital health care）

2003 年 10 月 1 日开始，根据国务院新颁布的体现人性化、保护隐私的新《婚姻登记条例》实施后，新人可以自主选择是否做婚检，婚检的人数锐减。自强制婚检变为自愿婚检后，某省婚前医学检查已逼近零水平，预防出生缺陷的第一道防线处于崩溃状态，同时新生儿缺陷发生率呈上升趋势；2005 年监测结果表明，新生儿出生时肉眼可见的畸形为万分之 138.96，城市为万分之 139.27，农村为万分之 137.53。不进行婚检还可能导致艾滋病母婴传播等严重危害妇女健康的问题。2005 年 9 月至 12 月在某市区对 3210 名孕产妇和婚检人员的艾滋病检测中，确诊 20 人感染艾滋病。因此，应积极倡导婚检，同时要规范婚检市场，对经济困难者婚检政府应给予资助，特别是贫困地区、传染病高发区参加婚检者应给予免费或补贴。

八、家庭暴力对妇女和子女身心健康的影响

家庭暴力对妇女健康的影响很大，据估计，美国每年约有160万至1200万妇女受到家庭暴力的袭击，并且25%～30%的美国已婚妇女曾经至少有一次被丈夫打过。对2676名来急诊室就诊的妇女的回顾性调查发现，21%可能是家庭暴力造成。研究家庭暴力对母婴身心健康及对社会的影响，由此造成的慢性疼痛、抑郁、药品滥用、自杀、胎儿发育异常、无家可归以及贫穷等。中国尚无有关家庭暴力对妇女身心健康的研究报道，现存的上海的资料显示由于家庭暴力而导致的死亡占整个严重损伤和死亡妇女的6%。中国根深蒂固的传统的重男轻女的封建意识，使得妇女家庭暴力的问题可能更为严重。因此，我们迫切需要回答以下问题：家庭暴力的发生率、严重性，以及家庭暴力的主要形式是什么？哪些人群易受损害？家庭暴力的发生原因、影响因素以及对母婴健康的影响等。

第四节　职业与优生

一、医务人员

护士及其他医务人员，接触麻醉剂、消毒剂、抗癌化疗剂；接触X线、镭疗机；接触各种病毒、病人，针刺、手术损伤。麻醉剂（乙醚，氯仿，氯烷）有致畸作用；俄、美、英、丹麦报道：手术室女工作人员及麻醉师妻子中不育症、自发流产、先天畸形、低体重儿的发生率高于非手术室工作人员。

二、飞行服务人员（女乘务员）

飞行服务人员高空缺氧、噪声、时差改变、工作和生活不规律、睡眠减少，导致月经异常、自然流产、胎儿生长障碍。

三、职业性舞蹈家

职业性舞蹈家特别是芭蕾舞演员，体重减轻、神经性厌食；由于强制性的肌肉收缩、股关节的外展旋转，导致骨盆发育异常（横径小于前后径，类人猿骨盆），分娩过程中易出现难产。

四、农业人员

美国得克萨斯州大学医学院的专家们发现，男性在接触某些农药后，可使精子细胞内的脱氧核糖核酸（DNA）发生变化，其妻子怀孕后的流产现象比一般人多，并有可能造成后代的精神行为异常。科学实验证明，受损害的精子需要70天左右才能排除干净。从事喷洒农药、除草剂等工作的已婚男子，至少在70天时间内，应避免妻子怀孕。

五、列车员

女列车员的主要工作是安排旅客乘坐，清扫车厢卫生等，每年有近一半的时间工作、生活在运行的列车上，工作环境呈动态、接触噪声、全身振动，劳动环境特殊，休息时不能脱离劳动环境；家庭夫妻团聚时间短，节育措施执行不好，易发生计划外怀孕，致使人工流产率较高。出乘期间月经期的卫生保健得不到保障，已婚女列车员的痛经率、人工流产率明显高于对照组。应加强计划生育知识的卫生宣传，加强避孕、节育措施与加强女列车员出乘期间的月经期卫生保健。

第五节 男性生殖健康与优生

一、生殖健康的概念

生殖健康（Reproductive Health）是 20 世纪 80 年代国际上出现的一个新概念，随着社会、经济、文化的进步，以及女权运动的兴起而逐渐发展形成的。1988 年，世界卫生组织人类生殖研究特别规划署（WHO/HRP）原主任巴塞拉多提出生殖健康名称，主要涉及了四个部分：计划生育、孕产妇保健、婴幼儿保健及性传播疾病的控制等。同年，法塞拉博士提出生殖健康的定义是“在世界卫生组织有关健康定义的框架内，生殖健康应包括下列基本元素，即人们有能力生殖并调节生育，妇女能安全妊娠并分娩；妊娠得到母婴存活和健康成功的结局；夫妇有和谐的性关系而不必担心意外妊娠和患病”。这就将性健康明确地包含在生殖健康的定义中。这是当时 WHO 提出的非正式的生殖健康的定义。

1994 年世界卫生组织全球政策委员会通过了生殖健康的正式定义，当年 9 月在开罗举行的由 184 个国家和地区参加的联合国国际人口与发展大会（ICPD）所采用并纳入了大会通过的《世界人口与发展行动纲领》中，它具体被表述为：“根据世界卫生组织的将健康系指身体、精神和社会的完好状态而不仅仅没有疾病和不适这一概念，生殖健康涉及生命各阶段的生殖过程、功能及系统。生殖健康意味着人们能够进行负责、满意和安全的性生活，具有生殖能力和决定是否、何时和经常进行生育的自由。它要求人们能够知道、获得和选择安全、有效、价廉和可接受的生育调节方法，并拥有获得适当的保健服务，使他们能够安全地进行怀孕、分娩和得到一个健康婴儿的权利。”我国政府也参加了此次会议并对《行动纲领》的实施做了承诺。

二、男性异常精子造成不育及婴儿出生缺陷

专门从事精子缺陷研究的科学家们认为，将不育、流产和婴儿先天性缺陷的责任主要归咎于母亲，是一种过于简单的错误想法。美国加州某实验室的勃莱的夫博士认为，在无遗传性疾病的正常人的精子中，不正常精子占相当比例，平均 8%~10%。通过对 59 例健康人精子的研究调查表明，主要有两种类型的缺陷，一种是染色体数目异常，

占研究对象的0.45%~12%；另一种是染色体结构异常，主要是移位或缺失，占1.7%~13%。以往的研究曾证明，在自发性流产中常见到的各种染色三体和第21号染色三体是由男方遗传的。勃莱的夫博士认为，一些男方遗传的三体造成出生婴儿缺陷，而另一些则无疑可以引起流产。50%的自发性流产均有染色体异常，而其中95%是三体。马丁博士认为，如果自发性流产或出生婴儿先天性缺陷，已知是男方精子缺陷所造成，则女方就可以避免腹腔镜等检查了。

近50年来，全球范围内男性生殖能力已呈明显下降趋势，精子的平均计数在半个世纪内下降了近1/2。这与社会的进步所带来的工业污染有关，同时各种通讯设备、家用电器设备频繁的使用、不良生活方式（吸烟、酗酒、吸毒、性乱）等造成了男性生殖器官的功能降低。重金属铅、镉等可以破坏男子的血睾障，进而影响精子的生成过程；氨甲嘌呤、氯丙烷、氯乙烯等工业化学品，可以影响精原细胞。在妻子受孕前，丈夫应尽可能少接触这类化学品。不少化学药品，如雌激素、利血平、氯丙嗪等均会影响精子的生存能力和使畸形精子的数目大量增加。精子的生存需要优质蛋白质、钙、锌等矿物质和微量元素、精氨酸及多种维生素等，如果偏食，饮食中缺少这些营养素，精子的生成会受到影响，或许会产生“低质”精子。

另一方面，由于社会上对男人的期望过高，赋予男性的责任和任务重，使男性的社会、心理压力增大，加上男性耻于表白和不主动寻求生殖保健服务，进一步影响了生活质量。据报道，40岁以上的男性中有52%的人受到勃起功能障碍（ED）的困扰，80%以上由心理因素引起，而仅有10%的患者求助于医生。妻子怀孕前，丈夫应在“样样食物我都吃”前提下，适当多吃富含锌、精氨酸等利于优质精子形成的食物，如牡蛎、甲鱼、鳝鱼、河鳗、墨鱼等。

三、男性生殖健康

从法律上规定为男性在婚前提供婚育知识的咨询和医学检查等服务，与女性一起接受新婚学校的宣教，既提高了男性的卫生保健水平，也强调了他们在优生优育、提高出生人口质量方面的责任，促进生殖健康。检查出的疾病包括指定传染病、严重遗传病、精神病、生殖系统疾病以及内科系统等疾病的总人数为33万人，检出率为7.80%。

四、不良生活习惯严重损害男性生殖健康——活性氧对男性生殖健康的影响

南京军区南京总医院全军临床医学检验中心的一项最新研究表明，近50年间，随着人们生活水平大幅度提高，男性精液质量却明显降低——精子密度减少为原来的一半，不育男性人数已高达15%，50岁以下男性睾丸癌的发病率以每年2%~4%的比例增长。通过大量的实验室研究工作，发现活性氧是损害男性生殖健康的主要“杀手”之一，有吸烟、酗酒、熬夜等不良生活习惯，以及频繁接触酚类、铅等化学物质的男性，生殖系统内活性氧产生过多，严重损害生殖健康。

1. 损害成年男性的生育能力

少量适当浓度的活性氧在精子发生、成熟，以及与卵子的识别、融合方面具有重要

的生理作用。正常情况下，在男性生殖系统和精子自身及射出体外的精液中，含有丰富的抗氧化物和抗氧化酶类物质，它们可清除多余的活性氧，保护精子的功能。但当生殖道感染等情况使活性氧水平超出正常时，活性氧会攻击精子，使精子膜发生氧化损害，精子受到损伤甚至死亡，精子活力不足，造成男性生育能力下降。

2. 影响男性性功能

实验证明，睾丸中过高的活性氧能损伤睾丸细胞，使睾酮的合成与分泌减少，对正常阴茎勃起及性行为的作用减弱。

3. 引起男性睾丸癌发生率升高

长期吸烟或酗酒，以及两者并存的男性，生殖系统内抗氧化物含量和抗氧化酶活性降低，机体清除活性氧能力减弱，致使活性氧水平升高。活性氧可穿透并扩散进入睾丸细胞核，直接攻击细胞遗传物质——脱氧核糖核酸，引起其突变，改变遗传信息，使睾丸细胞癌变的可能性增大。

4. 对策

应养成良好的生活习惯，戒除吸烟、酗酒等不良生活习性，避免接触含有酚类、铅等化学物质，如汽油等。维生素 C、E、A 是在体内发挥重要作用的必需维生素，同时也是清除体内活性氧的有效物质，因此，多吃含有维生素 C、E、A 的蔬菜、水果，有利于清除体内过多的活性氧。此外，谷胱甘肽、乙酰半胱氨酸及部分中草药如黄芪、桃仁、生姜、人参等，也是清除体内活性氧的有效物质。

五、男性自身的生殖健康状况

虽然女性比男性患生殖系统疾患的危险高，但男性也同样遭受包括艾滋病在内的 STDs 以及诸如阳痿和不育之类的生殖系统疾病的影响。1999 年的全国统计资料表明：男性婚前保健的覆盖率为 64.66%，检查出疾病的男性占检查总人数 7.80%。

男性本身的生殖健康状况呈现降低趋势，对已婚的男性，尤其是 30~50 岁之间的男性的生殖健康关注力度较小，对他们的生殖健康状况和保健需求的信息缺少可靠的依据，也缺少提供服务的渠道。而这一人群，多数在社会地位、经济状况都较为稳定，在家庭中承担重要责任和任务。了解我国城市中 30~50 岁已婚男性生殖健康的状况和需求，有助于提高全社会的生殖健康意识和扩大寻求生殖保健服务的人群范围，推动全社会对男性生殖健康的关注。生殖健康是指男性和女性的共同需要和权利，特别是夫妻双方调节生育的权利、知情选择的权利和获得完好妊娠结局和性健康的权利。由于妇女是生育后代的直接承担者，生殖功能较为复杂，在生殖健康方面所承担的负担、风险和责任比男性大，且受社会、文化诸多因素的影响，妇女为弱势人群，形成以母亲安全为生殖健康的中心，以生育调节为生殖健康的重要环节，防治性传播疾病为辅助措施的生殖保健服务。我国孕产妇及婴儿死亡率到 2000 年已分别降低到 53.0/10 万和 33.2‰，人口增长控制在 13 亿以内，性传播疾病蔓延的势头也得到有效遏制。

第六节　人工流产与优生

人工流产是传统的终止非意愿妊娠的常用方法，随着社会文化的变迁，人工流产行为已十分普遍，1998 年 WHO 提出了生殖健康研究的优先领域，人工流产就是其中一项。

一、人工流产率

人工流产作为一种终止妊娠的方法、节育失败的补救措施，具有相对安全、简便的特点。然而据不完全统计，全世界约有 4000~6000 万妇女做过人工流产手术，流产率为 37/1000~55/1000 育龄妇女，流产比率为 24/1000~32/1000 孕妇。我国的人工流产率约为 62/1000 育龄妇女，流产比率为 43/1000 孕妇。据上海一项研究报道，平均人工流产率为 7.56%，已婚妇女人工流产率为 6.80%，而未婚妇女人工流产率则高达 10.90%。这就提示，未婚妇女的人工流产率的上升势必对妇女的身心健康和未来生育情况及产科条件带来更严重的影响。武汉有 1 次以上人流史的占 49.30%，与广州 (48.86%)、上海（53.60%)、北京（46.78%）基本一致，人工流产率呈上升趋势。

二、人工流产模式变化

大多数人了解人工流产的知识较少，认识不足，缺乏严谨的态度，认为人工流产无所谓，没有意识到人工流产后带来的严重后果。由于无所谓的态度，所以人们很自然地淡漠了所需要采取的各种避孕方法和紧急避孕措施，导致非意愿妊娠情况的发生。人工流产的构成如年龄、职业、文化程度等分布发生变化，农民人工流产率相对较低，因为农民采取节育措施多。不少文献报道，在人工流产率日见上升的同时，年龄趋向年轻化。国外报道，全球估计每年有 2.0~4.4 百万青少年人工流产。上海报道 20 岁以下的人工流产比例占 7.20%，最小年龄为 15 岁。95%的年龄集中在 21.75~34.84 岁之间，最小为 16.55 岁。产生该现象的主要原因是未婚先孕，而这类人群单纯幼稚，易冲动，没有意识到未婚先孕产生的后果，同时对生殖健康知识也了解甚少，应引起医疗卫生工作者和社会的高度重视。

三、人工流产导致的不良后果

未生育前人工流产或反复人工流产，其危害越来越明显、严重。据世界卫生组织报道，全球每年几乎有 2000 万例不安全流产，约有 8 万名妇女死于不安全流产，这意味着 13%的与妊娠有关的死亡是由于不安全流产所致。全球育龄妇女中，人工流产率为 13%。最高为东非和南美洲，达 36.00%，次为非洲为 31.00%。人工流产对妇女的身心健康有极大的危害，人工流产者有 10.12%出现术后感染、大出血、人工流产不全等近期并发症，18.92%出现月经异常、附件炎、宫腔粘连等远期并发症，并对再次怀孕产生极其不利的产科环境和条件，甚至还会产生远期的心理影响，直接对其身心健康会产生不同程度的负性作用。据国外文献报道，人工流产还与乳腺癌存在一定的关系。

第七节 妊娠期吸烟对母婴健康的影响

一、父母亲嗜烟对胎婴儿质量的影响

吸烟行为危害人类健康，可诱发或导致多种疾病的发生，室内吸烟可产生烟叶的燃烧产物 CO_2、甲醛等化合物，其中侧流烟气中的有害物质高于主流烟气，侧流烟气中的焦油、烟碱、氨、苯并（a）芘、CO 等都高出主流烟气的几倍至几十倍。被动吸烟者基本是吸入侧流烟气，受害比吸烟者大。70%的男性肺癌患者死于吸烟，只有 18%的女性患者因吸烟或长期被动吸烟（丈夫吸烟、工作在吸烟环境）致肺癌。女性吸烟危害性大，不仅使生殖能力降低，生育期缩短，在妊娠期吸烟，可影响新生儿的生长和发育。

二、吸烟与流产

吸烟引起流产的发病机理可能是多层次的、呈累积效应。烟草中含有多种毒素，如尼古丁、一氧化碳和多环芳香烃、苯并芘等，能影响成熟卵细胞的质量、受精卵的卵裂、滋养细胞层的形成及着床过程等。父亲长期重度吸烟使孕母处于烟雾环境中造成人体生殖细胞遗传物质 DNA 的损伤，胚胎发育受影响而发生致畸、致癌和致死性突变。

母亲吸烟致使流产的危险度（RR）上升，每天抽烟 10~19 支危险度为 1.22，95%可信区间（confidetial interval，CI）为 1.13~1.32；≥20 支/天 RR 为 1.68，95%CI 为 1.57~1.79，而且 11%的自然流产被认为是由于吸烟造成的。吸烟增加早期自然流产的危险性不明显（RR=0.01，95% CI 为 0.53~2.11），但可使晚期流产的危险性增加 2 倍（RR=2.02，95%CI 为 1.01~4.01）。这提示了早期的自然流产可能更多地受遗传因素的影响，而晚期流产与吸烟有关。

三、吸烟与宫外孕

Bouyer 等综合三项研究资料认为，吸烟和宫外孕之间存在因果关系，吸烟也能促使宫外孕的发生。根据动物实验的结果推测：吸烟导致宫外孕与多种发病机制有关，如排卵延迟、输卵管及子宫的活动性改变或免疫功能降低等，但具体的、特异的发病机理尚待进一步研究。

①吸烟者患宫外孕的危险度增加：1~9 支/日者，调整危险度为 1.5；10~19 支/日者为 2.0；而≥20 支/日者升至 2.5，且吸烟的归因危险率为 17%~32%；②吸烟者复发宫外孕的危险也增加，根据每日吸烟量的不同，危险度在 1.3~1.7 之间；③吸烟量与宫外孕的发生部位有相关性。育龄期妇女特别是低生殖力的妇女，有妊娠愿望时应戒烟或减少吸烟。此外，Saraiya 等在内陆城市中的病例对照研究也得出，吸烟是一个独立的、有剂量相关性的发生宫外孕的危险因子，围孕期吸烟 1~5 支/日，其危险度为 1.6

(95%CI 0.9~2.9)，而吸烟>20 支/日时，危险增至 3.5（95%CI 为 1.4~8.6）。

四、吸烟与妊娠并发症

吸烟的行为持续到妊娠期，增加病理性妊娠的发生率，可使流产、宫外孕、胎盘早剥、胎盘前置等疾病发生的危险性增加。表现为产前出血，导致早产、死产、新生儿死亡及产褥病率升高等，严重威胁着母儿生命安全。

1. 发病机制

吸烟致使体内慢性缺氧，血管僵硬，从而血流量灌注低、胎盘交换减少，加之胎盘边缘滋养层细胞坏死，易使胎盘过早从子宫壁剥离，形成胎盘早期剥离；而作为对缺氧的代偿，胎盘增大，当达到甚至覆盖子宫颈内口时，即形成前置胎盘。

2. 吸烟发病危险度

Voiget 等研究得出，吸烟者发生胎盘早剥的危险度升高（RR=1.6，95%CI 为 1.3~1.8），且 38%的吸烟者发生胎盘早剥是由于妊娠期吸烟引起的。Ananth 等前瞻性调查发现，妊娠期吸烟的孕妇发生胎盘早剥的危险度增加 2 倍（RR=2.05，95%CI 为 1.75~2.40），且随吸烟量的增加危险度也略有增高。

吸烟同时也能增加胎盘前置的危险度（RR=2.3，95%CI 为 1.5~3.5），而且是一个独立的危险因子。同样的原因，吸烟对妊高征、早产、胎膜早破等疾病的发生也存在一定的影响。

五、吸烟与小于胎龄儿、低出生体重儿

小于胎龄儿、低出生体重儿是不良妊娠的结局，这些婴儿易患多种新生儿疾病。烟碱引起血管痉挛，子宫血流量减少，造成胎盘的血流障碍、胎盘损害，导致胎儿缺氧、畸形；使出生小于胎龄儿、低体重儿、婴儿猝死综合征、患先天性心脏病的危险度增加；所生小儿身材矮小，体弱多病，甚至导致儿童心理、行为障碍等远期的不良反应。妊娠期戒烟或减少吸烟，都能不同程度地降低其所带来的危险性。

1. 发病机制

流行病学研究表明，妊娠期吸烟是产生低体重儿的危险因素之一，有吸烟习惯的产妇的胎盘合体滋养细胞层细胞内的载脂蛋白指数降低，从而使胎盘合成功能降低，胎盘交换减少，胎儿营养供应不足，使低出生体重儿发生的危险性增加。

2. 吸烟发病危险度

研究表明，妊娠晚期吸烟量≥10 支/日的孕妇，娩出小于胎龄儿的危险度明显增加（RR=3.1，95% CI 为 1.0~9.9）。Nafstad 进一步证实，头发中尼古丁含量高的孕妇娩出低体重儿的危险性大（RR=4.2，95% CI 为 1.5~11.5），即使将主动吸烟者的孕妇排除后分析，其危险度仍为 2.1（95%CI 为 0.4~10.1），这说明被动吸烟也可增加小于胎龄儿的发生率。因此，围孕期妇女不但要戒除吸烟，还要远离吸烟环境，减少被动吸烟带来的损害。

六、吸烟与婴儿猝死综合征

婴儿猝死综合征（Sudden Infant Death Syndrome，SIDS）是西方国家婴儿死亡的重要死因之一。许多研究结果提示吸烟是 SIDS 发生的独立危险因子，而这种作用主要是通过妊娠期吸烟介导的（RR=4.0，95%CI 为 2.9~5.6），并有明显的剂量依赖效应。

1. 发病机制

吸烟导致 SIDS 的机理还不清楚，但已经有研究证实，SIDS 危险度与多种可致胎儿慢性缺氧的因素有关，且妊娠期吸烟与贫血有交互作用，可以推测，烟草中的尼古丁的缩血管作用以及一氧化碳在血液中浓度增加，致使胎儿在子宫内慢性缺氧，出生后脑和肺发育障碍，引起 SIDS。

2. 吸烟发病危险度

妊娠期吸烟使 SIDS 发生危险度增加 2 倍多（RR=2.4，95%CI 为 1.71~3.36），这种危险与平均每日吸烟量呈正相关。妊娠期停止或者是减少吸烟都可减小 SIDS 发生的危险度，而妊娠前戒烟能够降低 30%SIDS 的发生。Kohlendorfer 认为：SIDS 的病因是多源性的，其中妊娠期吸烟所致危险度为 2.2（95%CI 为 1.0~4.5）。

七、吸烟与其他远期效应

妇女妊娠期吸烟所生的婴儿还有很多不良的远期效应，一方面，妊娠期吸烟导致的胎儿缺氧、早产、宫内生长迟缓所致小于胎龄儿均使婴儿一出生即面临不利环境，易患各种呼吸道感染、过敏性疾病，使婴儿期患病率、死亡率升高，甚至发生 SIDS，从而影响或延缓了其正常的生长和发育。另一方面，动物模型证实，尼古丁本身就是一种神经致畸物，可发作性地对胎儿脑组织产生缺氧、缺血损害，严重者出生后即有先天畸形或缺陷，或有肿瘤、白血病的发生，轻者可持续影响神经元的发育和神经突触的形成，造成日后的学习障碍和其他难以纠正的心理、行为等障碍。由于烟草的成分极其复杂，其对生殖健康的影响是多方面的。虽然目前大多数研究还仅是流行病学的研究结果，缺乏生物学依据，故难以制定出有效的治疗措施，但吸烟作为可以修正的个体行为，可以通过避免和戒除达到防治之目的。所以，全社会应该普及烟草危害性知识，加强禁烟宣传，加大控烟力度。不仅要使妊娠期妇女禁烟、戒烟，还要提倡孕妇远离吸烟环境，这样才能促进其生殖健康，降低吸烟对母婴健康影响的危险性，以提高出生人口素质。烈性药物如可卡因、海洛因和吗啡都能损伤精子和卵子的染色体而产生畸变。

第八节 母亲嗜好饮酒与胎儿酒精综合征

一、母亲嗜好饮酒

乙醇是一种典型的致畸药物，孕期酗酒的妇女，其胎儿 35%~40%将发生胎儿酒精综合征，致慢性酒精中毒，增加死产的可能性。自从 20 世纪 70 年代国外学者琼斯首先提出“胎儿酒精综合征”以来，国内外许多研究者通过大量实验和调查，都充分证实了这一点。胎儿酒精综合征是一种包括胎儿智能发展障碍、身体发育障碍及先天性畸形发生率增加为特征的综合征。其临床特征有：①脑和中枢神经系统功能障碍：如小头畸形，儿童行为异常及智力迟钝、低下，精神、生长发育缓慢，运动不协调——多动症。②发育障碍：身材短，体重轻。③特异性丑陋面容：前额突起、小眼球、眼睑裂短小、眼睑下垂、小下颚、颚裂、斜视、短鼻梁、朝天鼻孔、兔唇等。④心脏内膜异常间隔缺损，脊柱及四肢畸形。⑤先天性免疫功能缺陷，抗病能力差。

据国外专家报道，妊娠妇女如每天饮酒150克，可导致约三分之一的婴儿发生酒精性综合征，另三分之一婴儿有不同程度的精神障碍。本病的发病率和严重性与孕妇的饮酒量、持续时间及妊娠月份大小均有密切相关。在胚胎发育早期（妊娠10周内）各器官的形成阶段，饮酒易引起器官畸形，妊娠10周以后饮酒易致胎儿营养不良，发育缓慢。德国有人对嗜酒成癖的妇女所生子女进行调查，结果证明60%患有酒精毒害综合征；一般酒癖的孕妇所生的子女患酒精综合征者占20%。

孕妇饮酒引起胎儿酒精综合征的机理可能是，酒精是一种低分子物质，当孕妇饮酒后酒精会比较容易通过胎盘屏障进入胎儿组织内，作用于胎儿的脑神经细胞。其次，酒精的代谢产物亦可干扰脑细胞和肝细胞的生长发育，从而引起胎儿酒精综合征。在西方由于孕妇疯狂饮酒，致使新生儿生下不久就夭折者屡见不鲜。对这类死婴解剖结果表明，孩子大脑不仅比正常婴儿小，而且脑回发育不全或呈明显畸形状态。据法国调查有轻微饮酒嗜好的孕妇，其婴儿死亡率为千分之九点九；饮酒成癖的孕妇，其婴儿死亡率为千分之三十五点五，而酒癖、烟瘾并重的孕妇，其婴儿死亡率为千分之五十点五，因此孕妇应绝对戒酒。

二、其他成瘾物——咖啡因

孕妇孕期过多饮用咖啡因，可导致小儿体质虚弱，动作发育迟缓。

（李增庆　姚飞雁）

第六章　孕前期保健与优生

第一节　孕前优生咨询

孕前优生咨询的目的是安排理想的受孕时间，包括以下几个方面。

一、夫妻双方身体保持最佳状态

胎儿是从一颗小小的受精卵开始发育并慢慢成长的，优良的受精卵分别来自优良的精子和卵子，应从择偶阶段便考虑后代优生的问题，要尽量避开影响受精卵质量的两类男女婚配，即近亲血缘的男女和带有同型致病基因的异性。同时孕前夫妻双方应有良好的生活习惯，生活应有规律、劳逸结合，每天至少保持 8 小时充足的睡眠，要戒掉抽烟、酗酒、熬夜、偏食等不良习惯，使夫妻双方健康保持最佳状态，才能产生高质量的精子与卵子，精卵结合产生高质量的受精卵，为优生优育打下坚实的基础。烈性药物如可卡因、海洛因和吗啡都能损伤精子和卵子的染色体而产生畸变，应绝对避免。

二、最佳生育年龄

最佳结婚和生育年龄从社会角度考虑，男为 27～32 岁，女为 25～29 岁。女性低于 18 岁或超过 35 岁，生殖细胞在减数分裂时染色体畸变几率增加，早期有丝分裂时交叉频率降低，易出现染色体不分离现象，而导致三体或单体畸形，婴儿遗传病、先天性缺陷疾病发生率相对增加。同时，18 岁以下的孕妇出现死胎或新生儿体重过轻的可能性大。女性 24 岁以前怀孕，因生殖器官和骨盆肌肉没有完全发育成熟，妊娠、分娩的额外负担对母亲及婴儿的健康不利，生育时容易发生难产，甚至导致产道损伤并发症和后遗症，影响婴儿的健康和智力，对婴儿的生长发育不利。女性超过 35 岁生育，卵巢功能在 35 岁以后逐渐趋向衰退，卵子中的染色体畸变的机会增多，容易造成流产、死胎或畸胎。妊娠、分娩中发生并发症的机会增多，高龄孕妇生的孩子出现唐氏综合征的可能性较大（又称蒙古痴呆症），难产率也会增高。同时阴道和子宫颈弹性减弱，使产程延长，可引起一系列并发症，或心理紧张致子宫收缩功能异常、胎位不正等，难产率升高。女性 25 岁到 29 岁结婚分娩，此时身体发育成熟，血液循环系统调节灵敏，生育一个遗传异常的婴儿可能性小。父亲在 30～40 岁、母亲在 24～29 岁时生下的孩子易成才。

但也有不同的观点，爱因斯坦医学院的一名产科主任默卡茨博士说：“在 35 岁甚至年龄更大的妇女中，几乎所有的妊娠都是成功的。3/4 的遗传畸形婴儿生在较年轻的妇女当中，因为这些妇女大多数骨骼未完全钙化，尚未发育成熟。”有调查显示，儿童中智力和体质最好者，其父亲的生育年龄为 28 岁左右，母亲的生育年龄为 25 岁左右。可以说，生育年龄选择在 25~28 岁是符合优生观点的。

三、选择最佳受孕日期

目前医学科学的发展完全可以由人类自己决定受孕和分娩的时间，最佳受孕日期应考虑社会经济条件、医疗因素和生活方式。受孕日期应选择在男女双方健康最佳的状态，双方心理状态良好、心情轻松愉快时受孕，此时精卵细胞在神经体液的调节下发育正常，精卵结合产生的受精卵亦获得良好的发育条件，很可能生一个健康而聪明的孩子。

相反如双方或一方受到较强的劣性精神刺激，心绪不佳、忧郁、苦闷或夫妻之间关系紧张、闹矛盾，刚刚结婚欠下外债，经济状况较差；或工作或生活环境过度紧张，如紧张地准备考试、参加函授学习等；以及受孕日期处于疲劳、患病等情况，最好还是延缓怀孕。因为情绪紧张能阻断胎盘和子宫的供血，对优生、后代健康不利，严重者还可产生先天性畸形。

四、选择最佳受孕季节

受孕季节的选择因人、因地区而异，最佳受孕季节以有利于胎儿的生长、出生后体质健壮、智力好为原则。如在我国大多数地区夏末秋初时受孕，11 月初为妊娠第三月，秋高气爽、气候宜人使孕妇感到舒适，早孕反应阶段正值秋季，避开了盛夏对食欲的影响；秋季蔬菜、瓜果供应齐全，容易调节食欲、增加营养，有利于胎儿的发育。患脊柱裂、无脑儿畸形的机会明显少于冬春受孕者。当进入易感风疹、流感等疾病的冬季时，妊娠已达中期，对胎儿的器官发育的影响已大大减少，足月分娩时，正是气候宜人的春末夏初，这样的季节有利于新生儿对外界环境的适应，从而能更好地生长发育。

五、选择最佳受孕环境

中医强调性交受孕时要有一个安静、清洁、舒畅的环境，受孕时间尽量避开在寒冬或盛夏分娩。《妇人在全良方》说：“若欲求子，交会之时，必天日晴朗，神思清爽，气血谐和。则子女寿而贤”。交会当忌“大风雨雾、寒暑雷电霹雳、天地昏冥、日月无光、虹霓地动、日月薄蚀及日月火光、星辰神庙、井灶圊厕、冢墓死柩之傍。否则多损父母，生子残疾夭之，愚顽不聪。如父母如法，则生子福德智慧，验如影响，可不慎哉！”

雷雨闪电能产生穿透力很强的 X 线，可使人体生殖器细胞染色体发生畸变；日月食时容易使人的情绪发生波动，干扰内分泌功能，影响人的生殖细胞。太阳磁暴、地震、月圆之夜使人的情绪发生变化、精卵细胞质量下降；太阳黑子周发生太阳耀斑，对生殖细胞和胚胎有伤害，导致出生后智力不良。受孕的良宵佳境：空气新鲜、周围环境相对封闭，不受外界干扰，心理上有安全感；卧室、床褥洁净卫生，以免性交后感染。避免在露天荒野、阴寒潮湿、肮脏污秽、淫乱混浊、胁迫强奸的情况下受孕，这样有损母体健康，不能达到优生的目的。

六、注意饮食营养调理

受孕前的营养状态对胎儿可产生重要影响，孕前营养状况好的孕妇，所生育新生儿的健康状况，明显优于孕前营养状况差者。丈夫在妻子受孕前的营养状况与精子的质量有关。因此，孕前准备阶段夫妻双方应注意加强营养，多吃含优质蛋白、富于维生素和必需微量元素的食品，使生殖细胞发育良好。同时应多接触新鲜空气、阳光和多饮水，水是占人体重量60%的各种液体的主要成分，调节体内各组织的功能、保持机体的稳定性，能很好地运送各种营养物质和电解质。

七、孕前必须注意的事项

孕妇与其丈夫应当共同承担生育的责任，下列情况应注意避免受孕。

①女性受过放射线、特别是 X 射线照射过腹腔以后，必须过四周才能受孕。若男性接触放射线、化学物质、农药或高温作业，可能影响生殖细胞时应做精液检查。其他如环境污染，放射性危害或长期接触对胎儿有毒性的物质铅、汞、苯、镉时都要避免受孕。如果已受孕，应脱离或避免接触有害物质，发现异常及时治疗。

②避免接触传染病病人：接触某些急性传染病人有可能传染。

③男女双方患病时不宜怀孕：夫妇双方的任何一方患病，如急性传染病、发热性疾病、肝炎、结核病、高血压、心脏病、甲状腺机能亢进、肾炎、某些良性肿瘤等疾病或感染风疹时不宜妊娠。这些疾病会影响生殖细胞的质量，造成胎儿发育迟缓、低体重、早产或死胎。重要脏器有严重疾病的妇女受孕后，妊娠和分娩的风险极大，容易导致心肾功能衰竭。

④有异常孕产史者：有习惯性流产、死胎、死产史、胎儿畸形分娩史，应进行产前遗传咨询。早产、流产后，要过半年至一年后再受孕。

⑤戒烟禁酒：烟酒对于生殖细胞或受精卵的毒害作用是很大的，在受孕阶段以及在宫内生长发育阶段经常接触烟酒，胎儿出生后会体重不足、发育迟缓、智力低下。吸烟和饮酒者必须戒烟、戒酒二至三个月后才能受孕。

⑥停止避孕后不宜马上怀孕：长期服用避孕药，要停药两个月以后才能受孕。因疾病长期服药，也应在停药后再受孕比较合宜。上宫内节育器应在取出节育器，来过2~3次正常月经后再受孕。

⑦孕前先查体：孕前双方进行健康检查，应进行血、尿常规，乙肝表面抗原和一些特殊病原体的检测。

⑧最佳心理状态：具有宽松稳定的经济条件、夫妇之间感情和睦、性生活和谐满足，使胎儿在一个和谐美满的氛围中发育。夫妻关系不和谐、心理不平衡、精神上遭受重大刺激或经济困难、生活不安定不宜受孕，易导致妻子在怀孕期间情绪不佳，从而影

响胎儿质量。产前应加强孕期身心保健知识的健康教育，并给予适当心理咨询，为孕妇提供合乎心理卫生的良好环境。

⑨加强免疫力，预防细菌和病毒感染：在准备怀孕阶段，夫妻双方都要注意加强自身免疫力，保持良好的卫生习惯，预防细菌和病毒感染。多种病毒能通过胎盘危害胎儿，可以引起死胎、早产、胎儿宫内生长发育迟缓、智力障碍或畸形。而这些病毒常可通过猫、狗等家畜传播，因此准备怀孕的夫妻就应停止接触猫、狗及其他家畜。

⑩孕早期部分微量元素缺乏，特别是碘与叶酸缺乏者。

第二节 电脑（计算机）与妊娠

一、视屏作业

视屏作业即指操纵电子计算机视屏显示终端（Video Display Terminal，VDT）人员的工作而言，简称 VDT 作业。VDT 的主要职业危害因素有电离辐射（X 射线）、可见光、紫外线、红外线、射频辐射（高频、甚高频、中频、低频、甚低频、极低频等）及空气离子化以及视力紧张、工作姿势等工效学因素问题。

（一）对人体的影响

长期从事 VDT 作业的人员，视觉疲劳极为多见，VDT 操作人员的眼睛要不断地在荧屏、文件、键盘上频繁移动，一个工作日中移动的次数可达 1～3 万次，很容易造成视力疲劳，同时有眼酸、眼痛、流泪及发痒、视物模糊等。由于长时间维持坐姿的工作姿势并伴有手指的频繁动作故出现指关节、腕、肩、颈、背部的疼痛，称之为“颈肩腕综合征”。由于高度的精神紧张还可出现神经衰弱综合征。有报道，接触 VDT 时间长的人面部出现皮疹。

（二）对生殖机能及胚胎发育的影响

20 世纪 70 年代末至 80 年代初期，在操作 VDT 的女工作人员中，曾有多起自然流产及出生缺陷增多的事件发生。例如在亚特兰大，在一组 VDT 女工作人员中，15 例妊娠中出现了 7 例自然流产，3 例先天性缺陷。伦敦泰晤士报也报道一起事件，VDT 作业女工作人员中异常妊娠结局达 36%，而非 VDT 作业的人群中仅为 16%。因此引起了人们对 VDT 作业对胎儿发育是否有影响这一问题的关注。各国学者先后开展了流行病学研究。

案例 6-1：一女职员是银行电脑操作员，从孕期开始直到临产，从未离开过电脑操作岗位。产后发现婴儿左手四指都只有半截，做 CT 检查，又发现婴儿大脑沟回不清，心脏的一只瓣膜没有闭合功能，胃部幽门痉挛。该婴儿的畸形很可能与孕妇长期在电磁辐射下工作有某种直接关系。

Kuppa（1984，1985）随访了 1475 例畸形儿的母亲，就其在孕期曾否暴露于 VDT 与对照母亲进行比较，结果 OR：1.0；不支持 VDT 会影响出生缺陷增加的看法。而 Ericson（1986）的研究结果，则认为不能排除 VDT 作业与出生缺陷发生之间有关，且与孕期暴露于VDT时间的长短有关。当VDT作业时间每周>10小时时，OR=2.0，95%CI为1.2~3.2；每周VDT作业时间>20小时时，OR=2.3，95%CI为1.4~3.9，呈剂量反应关系。Brandt（1990）的调查结果，未发现孕期使用VDT可使出生缺陷的危险增加，但意外地发现，孕期暴露于VDT与特殊的先天畸形之间有关联，脑水肿的相对危险度OR=12，95%CI为1.38~104。Goldhaber等（1988）的研究则认为孕期VDT作业与出生缺陷无明显关联，但大量接触可以使自然流产的危险增加。在孕期每周接触VDT时间>20小时的妇女中，自然流产OR=1.8，95%CI为1.2~2.8。Windham（1990）对628例流产病例与1308例对照，按孕期接触VDT与否进行比较，未发现自然流产与使用VDT有关联。但当将自然流产分为早期自然流产（妊娠≤12周）及晚期自然流产分别进行统计分析时，则发现早期自然流产与使用VDT有关联。当每周使用VDT时间<20小时时，OR为1.4，95%CI为1.0~2.0，每周使用VDT时间≥20小时时，ORl.3，95%CI 0.9~1 8。而Nielson（1990）对2248例流产病例与2252例对照组进行研究的结果，却未发现孕期VDT作业能增加自然流产的危险。

二、电脑对胎儿的影响

随着社会的发展，计算机的普及，越来越多的职业须使用电脑。年轻的孕妇在10月怀胎的过程中，不能完全脱离有电脑的工作环境，“电脑会不会对胎儿有害”也受到人们的关注。国家课题组实验证实，电脑操作时其周围存在电磁辐射，包括X射线、紫外线、可见光、红外线和特高频、高频、中频及极低频电磁场，也有静电场。但它们发射的强度都很微弱，远低于我国及国际现行卫生标准要求的数值。但国内外的研究表明，电脑在开机时，显示器会散发电磁波辐射，对人的细胞分裂有破坏作用。电脑以及电视机中的显像管，由于高电压的电子轰击荧光屏而产生X射线。20世纪80年代以来，由于采用厚壳的显像管，高压整流和调制采用了不会产生X线的硅堆和晶体管，同时增加了限制高压线路，才使整机的X线没有明显的泄漏。

20世纪六七十年代，发达国家的电脑操作人员以女性为主，约一半为育龄妇女，人们特别重视电脑操作对怀孕妇女生殖结局的影响。1979年，美国和加拿大的新闻媒介报道了女性电脑操作员有流产增加和畸形胎儿出现的消息，顿时引起电脑厂商的惊恐和医学卫生界的重视。尽管这些发现是偶然的，因为当时电脑应用正值兴旺初期，医学卫生专家随即进行调查研究。在妊娠期头3个月操作电脑每周超过20小时，流产的危险度明显高于非电脑操作妇女。也可能会损伤未成形的胎儿，造成肢体缺损或畸形、智能低下、痴呆；怀孕后期使胎儿机能低下，出生后体质与抵抗力较差。

世界卫生组织的专家们认为，影响电脑操作妇女妊娠结局的原因很多，主要因素是工作疲劳和过度紧张，其次才是来自电脑的极低频电磁场。在早孕期（妊娠头三个月），胎儿最容易发生畸形，最好少使用电脑，特别是要和电脑屏幕保持距离。除了视屏的电磁辐射外，由于屏幕的反光、闪烁，眼睛不停地在荧屏、文件、键盘上频繁移动，非常容易引起视觉疲劳；长时间在电脑屏幕前工作，容易引起精神紧张。很难在怀孕10个月里扔下一切需要在电脑前完成的工作，但一定要限制时间，每周在显示屏前的时间不能超过15~20小时。

台湾“劳委会”的一项统计结果表明：女性如果长期使用电脑，会增加患乳癌的机会，而停经前的电脑工作者，又比停经后的电脑工作者患乳癌的几率高。长期从事与电脑工作有关的女性，如电脑分析员、电机工程师等，比一般非电脑工作从业人员患乳癌危险性要高出4.3%。

三、电脑操作危害因素的防护措施

1. 控制电脑操作时间

电脑操作是否影响女性的不良妊娠结局和出生的胎儿，现在还不能有完全肯定的结论。但我们认为，为了安全起见，从保障优生优育的观点出发，妇女在怀孕期间，不宜长时间、连续不断地进行紧张的电脑操作。

2. 作业姿势不能固定不变

长时间固定坐位、静力作业对高龄孕妇不利，有碍胎儿生长发育。电脑操作女工的月经不调和不良的生殖结局，与长时间坐位、静力作业关系密切。坐的时间不宜过长，以半小时为宜，适当休息、轻便活动十分重要。

3. 电脑操作室环境

操作室多数装有空调设备，缺少空气的自由交换。室内CO_2浓度往往偏高，空气中细菌总数超过国家卫生标准的机会多，空气中负离子浓度低，正离子浓度相对增高，臭氧浓度极低，室内外温差大等因素，是引起电脑操作人员容易患感冒的主要原因，因此应注意。电脑操作室环境，应有适当的活动空间，定时换气、通风，保持空气新鲜，室内空气温度，夏季28℃为宜，不能过低；冬季气温以摄氏19~22℃即可，不能过高。从射线的卫生防护原则来说，在条件许可的情况下，应尽可能减少除天然本底以外的额外的人为照射。有条件时可以在微机的荧光屏上附加一安全防护网或防护屏，以进一步吸收可能泄漏的X射线。这可以增加画面的清晰度，保持眼睛的舒适，并且能消除100%的静电和绝大部分的辐射。孕妇中的微机操作者，要消除不必要的忧虑和担心，保持乐观的情绪，按时产检，有问题可及时对症治疗。

第三节　孕前期营养与优生

一、孕前期营养对胎儿的影响

受孕前营养状况对胎儿可产生重要影响，孕前营养状况好的孕妇，所生的新生儿的健康与营养状况明显优于孕前营养差者；丈夫在妻子受孕前的营养状况与精子的质量有关。如锌缺乏导致男性睾丸萎缩、女性青春期无月经、面黄肌瘦、头发干枯、毛皮脱落、味觉消失、伤口长期不愈合、易感染、智力迟钝、精神懒散等。有学者发现经济落后，以谷类为主要食物的地区普遍缺锌，世界缺锌地区有伊朗、埃及。受孕前应适当地加强营养，多吃含优质蛋白，富含维生素和必需微量元素的食品。

表 6-1 营养物质、生理作用及含量多的食物

营养物	主要生理作用	含量多的果蔬
钙	强壮骨骼	豆腐
铁	预防贫血	蛋黄、动物蛋白质
叶酸	预防先天畸形	肝、肾、新鲜水果
维生素 A	增加抵抗力	红色果蔬
维生素 B	稳定情绪	花生、葵花子和瓜子类
维生素 C	增加抵抗力	水果、蔬菜

二、健康食品

世界卫生组织经过 3 年的研究和“评选”发布了一张榜单，揭示出的六种最健康食品和十大垃圾食品。世界卫生组织对人们日常饮食中涉及的各种食品进行了分析和研究，评选出了最佳蔬菜、最佳水果、最佳肉食、最佳食油、最佳汤食、最佳护脑食品等 6 种健康食品。

蔬菜十三鲜：“最佳蔬菜”13 种，红薯含有丰富的纤维、钾、铁和维生素 B_6，能防止衰老、预防动脉硬化、抗癌。日常饮食讲究酸碱搭配，健康人 pH 值要达到 7.3 左右，我们平日吃的肉类是酸性食品，应和碱性食物搭配吃，卷心菜、芹菜、胡萝卜、芦笋、花椰菜、茄子、甜菜、荠菜、苤蓝菜、金针菇、雪里红、大白菜等就是碱性食品。

九种水果：头号为木瓜，木瓜维生素 C 远远多于橘子，有助于消化体内难以吸收的肉类，防止胃溃疡。草莓让肤色红润，减轻腹泻、固齿龈、清新口气、滋润咽喉。草莓叶片和根还可用来泡茶。此外还有橘子、柑子、猕猴桃、芒果、杏、柿子、西瓜。

荤菜虽然脂肪含量比较大，却是日常饮食中不可或缺的食物，能给身体均衡营养。最佳肉食为鹅肉、鸭肉和鸡肉，鹅肉和鸭肉的化学结构很接近橄榄油，对心脏有好处。鸡肉是公认的“蛋白质的最佳来源”。鸡汤为最优质的汤，特别是母鸡汤，而且冬春季有防治感冒、支气管炎的作用。

最佳护脑食品：菠菜、韭菜、南瓜、葱、花椰菜、菜椒、豌豆、番茄、胡萝卜、小青菜、蒜苗、芹菜，以及核桃、花生、开心果、腰果、松子、杏仁、大豆等壳类零食都有补脑作用。

三、垃圾食品

世界卫生组织“通缉”的 10 大垃圾食品为油炸食品、腌制食品、加工肉食、饼干、碳酸饮料、方便食品、罐头、果脯、冷冻甜品及烧烤食品。垃圾食品前三名是油炸食品、腌制食品和加工类的肉食品。饼干（食用香精和色素过多）、方便面（含盐量很高，吃多了易得高血压，损害肾脏）、碳酸饮料有添加剂，对人的肝脏有影响。膨化食

品有高糖、高脂肪、高热量、高味精含量，吃多了破坏营养均衡，有饱胀感，影响正常吃饭。

食物烧烤后有害健康，肉直接在高温下进行烧烤，被分解的脂肪滴在炭火上，再与肉里蛋白质结合，产生的苯并芘具有强致癌性和致突变性。吃一只烤鸡腿就等同于吸60支烟的毒性，常吃烧烤的女性，患乳腺癌的危险性要比不爱吃烧烤食品的女性高2倍。

三类副食垃圾：罐头、果脯和冰淇淋。加工过的罐头，破坏了水果和鱼肉本身的维生素，蛋白质变性，营养成分含量非常低，热量多；果脯里有三大致癌物质之一的亚硝酸盐；冰淇淋、雪糕里奶油极易引起肥胖，含糖量过高还影响正餐。

四、助眠食物

要有良好的睡眠环境和睡眠习惯，饮食与睡眠也有着重要的关系，经过研究发现，以下10种食物可帮助人们尽快进入梦乡，大枣、苹果、荔枝、莲子、核桃、蜂蜜、莴笋、牛奶、桑葚、小米。

（李增庆　姚飞雁）

第七章 妊娠早期保健与优生

第一节 妊娠早期生理、心理特点

精子与卵细胞结合形成受精卵开始，孕卵在宫腔着床，直至胎儿发育成熟，胎儿及其附属物从宫腔内排出，是胚胎和胎儿在母体内发育成长的过程；这段时间称为妊娠期或孕期。孕期一般为280天左右，即40孕周，临床上将妊娠全过程共40周分为三个阶段：早期妊娠（孕早期）从末次月经开始到妊娠12周末；中期妊娠（孕中期）从妊娠第13周到妊娠27周末；晚期妊娠（孕晚期）从妊娠第28周到分娩。

自卵子受精在体内发育为成熟胎儿的整个妊娠期，是一个极其复杂的生理调整过程，同时也是母体发生适应性生理变化的时期。孕妇在大量雌激素、孕激素和胎盘生乳素的影响下，其合成代谢和分解代谢活动明显增强，合成代谢大于分解代谢。妊娠期母体循环系统、消化系统、泌尿系统、内分泌系统等全身各系统均发生增生性的变化。孕早期的重要性在于，妊娠早期是受精卵植入、胚胎各组织器官形成时期，是胎儿致畸的敏感期和高发期，此期对外界环境的不良刺激影响极为敏感，孕早期保健尤为重要。

一、妊娠早期生理变化

（一）生殖系统

①子宫：子宫体在非孕时体积为7cm×5cm×3cm；孕早期呈球形或椭球形且不对称。宫颈充血及组织水肿，外观肥大，着色变软。②阴道：黏膜变软，充血水肿呈紫蓝色；皱壁增多，伸展性增加；分泌物增加。③外阴：皮肤增厚，大小阴唇着色，大阴唇血管增多及结缔组织变软，伸展性增加。④乳房：于孕早期开始增大，充血明显；发胀或刺痛；乳头变大着色；乳晕着色，出现蒙氏结节。

（二）循环系统

循环系统心脏容量及心搏出量增加，外周血流量增加，以利于母体代谢；血浆总容量可增加40%~50%，而红细胞仅增加20%，血液相对稀释，血红蛋白浓度下降，出现生理性贫血。①心脏：随妊娠进展，心脏向左、向上、向前移位，心尖左移，心音增强。②心容量：从妊娠早期至妊娠末期约增加10%。③心率：从孕8~10周开始心率增快，每分钟增加10~15次。④心搏量：从孕10周开始心搏量增加。⑤血压：妊娠早期血压偏低。

（三）血液系统

①血容量：从孕6~8周开始增加。②红细胞：妊娠期骨髓不断产生红细胞，网织红细胞轻度增加；由于血浆增加较红细胞增加相对为多，致血液稀释，红细胞计数为$3.6\times10^{12}/L$（非孕：$4.2\times10^{12}/L$），血红蛋白值为110g/L（非孕：130g/L），血红蛋白值及红细胞数相对下降，出现“生理性贫血”。③白细胞：从孕7~8周开始增加，主要为中性粒细胞增多。④凝血因子：妊娠期血液处于高凝状态。血小板计数无改变，凝血因子Ⅱ、Ⅶ、Ⅷ、Ⅸ、Ⅹ增加，纤维蛋白原增加50%，仅凝血因子Ⅺ、ⅩⅢ减少。⑤血浆蛋白：由于血液稀释，从妊娠早期开始降低。

（四）呼吸系统

1. 胸廓改变

肋膈角增宽，肋骨向外扩展，胸廓横径及前后径加宽使周径加大。

2. 肺功能变化

肺活量无明显变化；通气量每分钟约增加40%，主要是潮气量约增加30%；残气量约减少30%；肺泡换气约增加65%；上呼吸道黏膜增厚，充血水肿，局部抵抗力降低，易发生感染。

（五）消化系统

①口腔：在大量雌激素的作用下，牙龈肥厚，易发生牙龈炎，牙龈出血；牙齿易松动及出现龋齿。②胃肠道：可出现早孕反应。

（六）内分泌系统

内分泌系统改变，可出现轻度甲状腺肿大，血钙水平降低。①垂体：促性腺激素分泌下降；垂体催乳激素分泌增加。②肾上腺皮质：皮质醇分泌增加；醛固酮分泌下降。③甲状腺：甲状腺素分泌增加，但游离甲状腺素未增加。

（七）泌尿系统

肾血流量增加，肾脏负担加重，排泄代谢废物增多，尿中可出现葡萄糖、氨基酸。

（八）新陈代谢的变化

①基础代谢率：妊娠早期稍下降。②碳水化合物代谢：胰岛素分泌增加。

（九）免疫系统

免疫（immune）是机体识别“自己”排除“异己（非己）”过程中所产生的生物学效应的总和，正常情况下是维持内环境稳定的一种生理性防御功能。免疫的类型可分为以下几种。

1. 非特异性免疫（nonspecific immunity）或先天免疫、自然免疫（innate immunity）

非特异性免疫是个体在长期种系发育和进化过程中逐渐形成的防御功能，经遗传而获得，并非针对特定抗原，属天然免疫。其特点为先天具有；无特异性；无记忆性；作用快而弱，主要有以下几类。

（1）三大物理屏障：皮肤黏膜/血脑/血胎屏障。①皮肤、黏膜屏障：对病原体起屏障、抵抗作用，溶菌酶为杀菌物质，对病原菌有抑制作用；如对大肠杆菌、白色菌、金黄色葡萄球菌有抑制作用。②血脑屏障：脑毛细血管的内皮细胞有二层膜，有毒的物质、大的分子结构不能进入组织，但胎儿血脑屏障不完善。③胎盘屏障或血胎屏障：由母体、子宫内膜的基膜、胎盘的内膜构成，母体血液与子体血液循环不相同，母体中有害、有毒的物质不能进入子体。妊娠三个月内血胎屏障发育不完善，母体感染风疹易损害血胎屏障，引起胎儿畸形。

（2）化学屏障：皮肤与黏膜局部分泌抑菌和杀菌物质。

（3）生物学屏障：非特异性效应细胞（中粒、单核/巨噬细胞、NK 细胞等）和效应分子（补体、溶菌酶、细胞因子等）的作用。

2. 特异性免疫

特异性免疫（specific immunity）又称获得性免疫（acquired immunity）或适应性免疫（adaptive immunity）。特异性免疫是个体发育过程中接触特定抗原（决定簇）而产生的，仅针对该特定抗原（决定簇）而发生反应。特点为后天获得；有特异性；有记忆性；作用慢而强。

二、妊娠早期的心理特点

（一）依赖心理或幸福感

一旦得知受孕，孕妇会出现幸福感，且对丈夫、家人的依赖性增强，对丈夫给予的爱抚充满了渴望，可能与孕激素的增加有关。

（二）饮食习惯改变导致的忧虑心理

早孕为“不易耐受期”，常因倦怠、易感疲劳、头晕、恶心呕吐而烦躁，出现情绪不稳定、易受暗示、易激惹、易哭、易怒、耍脾气、对事物过于敏感、易受伤害等；孕妇受体内激素变化的影响，早孕反应可导致心情郁闷、忧虑、紧张、烦躁等不良情绪，而又无法排遣，容易产生情绪波动。

资料表明，妊娠早期抑郁与首次妊娠时丈夫对孕妇冷漠、夫妻关系紧张、早孕恶心、呕吐明显、有痛经及经前烦躁史、自我意识强、吸烟及服药等有关。自我意识是朝向外界以及外界事物与自己的关系；拥有理想自我，而现实自我常落后于理想自我，感到人生矛盾太多，内心感到痛苦和茫然，担忧孩子生后情况等有关。

（三）妊娠反应

早孕期胎儿作为一种异物，可引起部分孕妇，尤其是初孕妇在妊娠初期产生不同程度的不适应，常见的如妊娠反应（或早孕反应）。早孕反应常使孕妇择食、挑食、偏食，这是孕妇本能的“内环境”调节过程中出现的现象。早孕反应一般表现为头晕、乏力、嗜睡、恶心、流涎、食欲不振、厌恶油腻、喜吃酸物、呕吐或晨起呕吐、便秘等种种不适症状，其时间、症状因个体的差异而有所不同。有的孕妇完全没有经历过妊娠反应，但约 80%的孕妇会体验到或轻或重的不适感觉。大部分人的妊娠反应是从妊娠第 4 周开始，在 7~8 周迎来最痛苦的时期，11~12 周后症状逐渐减轻。有些孕妇妊娠反应较重，不能坚持按需要进食，特别是饮食单调，致使孕期热能和营养素供给不足，发生缺铁性贫血、精神不振、皮肤干燥、抵抗力减弱等。

早孕呕吐的原因除了与绒毛膜促性腺激素增多、植物神经紊乱、胃酸分泌减少及胃排空延长有关外，与心理或心理类型有很大关系。有些孕妇对食物的喜好会完全发生变化或莫名其妙地非常想吃某种东西，这些现象过一段时间会消失。消极的情绪在一定条件下可导致或加剧妊娠呕吐，如较强烈的情绪刺激，对小生命诞生会带来生活经济问题的忧虑，夫妻间矛盾等；恶心、呕吐较严重的孕妇，对早孕反应亦感到恐惧，二者可互为因果。

早孕反应如食欲不振、恶心、呕吐、嗜睡、头晕、乏力等，一般对生活和工作影响不大，多数孕妇的早孕反应在 12 周后自然消失，不需要特殊治疗。情绪变化较大时，可导致血中的去甲肾上腺素分泌增多，心率加快，血压升高，严重时可使子宫平滑肌收缩，造成胎儿血液循环受阻，甚至发生流产。

对策：Ringler 认为妊娠早期的呕吐是一种心身反应，丈夫和孕妇应该为出生一健康活泼、天资聪颖的后代而竭尽全力，将早孕反应看做一种正常生理现象，以消除紧张、恐惧的心理。妊娠反应时，可选取爱吃的食物少量多次进食。家属应尽量满足孕妇的要求，“想吃什么，就吃什么。”早孕反应后，应改变偏食的习惯。音乐可改善心脏及周身微循环的供血情况，从而达到调节内分泌的效果，使各器官的功能处于正常状态。

孕产妇的负性心理行为可导致不良妊娠结局，影响孕妇及胎儿身心健康，为防止孕产妇出现各种异常心理行为问题，从早孕期开始加强对孕产妇的心理保健。

第二节　孕早期妊娠剧吐与早期流产

一、妊娠剧吐

孕期剧吐是妊娠反应的严重状态，强烈的妊娠反应持续不停，孕妇完全不能进食，即使喝水也会吐出来。病理生理变化为：孕妇反复呕吐，胃液大量消耗，丢失了大量钠、氯、钾及水分，导致体内水分及电解质紊乱。糖和营养物摄入不足，处于饥饿状态，血浆蛋白和血糖减少，动用身体脂肪，导致脂肪氧化不全，脂肪代谢的中间产物酮体在血内积聚，引起酸中毒。由于不能进食，长期缺乏营养及维生素，可引起多发性神经炎、视神经细胞受损、肝小叶中心出血、坏死及脂肪变性。肾小管上皮细胞出现出血坏死，肾功能受损，尿中可见蛋白质，尿酸增加。

孕吐严重时，会导致水分的不足，应少食多餐，多食用牛奶、果汁等水分多的食物。高龄孕妇要做好心理准备，无论多辛苦，也要以坚强的毅力度过这个时期。精神因素对妊娠反应影响很大，心事重重、精神紧张是孕期反应的大敌，孕期女性应尽量保持自然心态，放松心情；获得家人的协助也很重要；在未引起营养不良之前，需及早入院治疗；不要随意服用止吐药。

二、早期流产

有报道，如果怀孕妇女及其配偶经常吸烟和酗酒，怀孕女性出现早期先兆性流产的概率会更大。澳大利亚麦考里大学生物科学系副教授艾瑞娜·博拉说："我们发现咖啡因作为一种能够影响女性生理变化的物质，在一定程度上可改变女性体内雌性激素与妊娠激素之间的关系，从而间接抑制受精卵在子宫内的发育，成为怀孕妇女早期先兆性流产的原因。"先兆流产有时是胎儿发育不良的预兆。以母亲因素为主，如外伤、子宫肌瘤或子宫畸形、有内分泌失调史等因素，可以积极保胎。如果为胎儿因素，则不应积极保胎，以免保住异常儿。时常在原因不明情况下流产治愈，仍应仔细观察胎儿发育，以便及时发现异常。

第三节　孕期营养与优生

一、妊娠期母体的变化及孕期营养的重要性

妊娠期孕妇除维持自身的生理需要和营养素平衡外，又要满足胎儿生长发育的需要。胎儿所需的营养成分，是由母亲血液循环通过胎盘提供的，即胎盘是胎儿自母体汲取营养素的主要通路，孕妇需要摄取各种营养素和热量以供子宫内不断生长发育的胎儿、胎儿附属物、子宫、胎盘容量及血液量增加的需要，还需储备养料为分娩时产妇体力消耗和产后失血，为产褥期乳汁的分泌、哺乳做准备。随着妊娠进展，对钙、铁、维生素 B_{12}及叶酸等营养吸收能力增强，血浆营养素水平除维生素 E 外，血糖、氨基酸、钙、铁、维生素 C、B_{12}、B_6、叶酸及生物素等均比非孕期降低，因此应增加孕妇营养。

二、碳水化合物与热能

热量的主要来源是碳水化合物（占 60%~70%），其次来源于膳食中的蛋白质（占 12%~14%）、脂肪（占 20%~25%）。为适应胚胎的发育和妊娠期生理的变化，妊娠期孕妇对热能和大多数营养素的需要均高于非孕妇，总热量比非孕期约高 35%。非孕妇在一般劳动下每日热量约需 2300 卡，孕妇约需 2800 卡。为避免酮症酸中毒，即使妊娠反应严重，每日摄入碳水化合物应不低于 150~200g。孕妇对谷类的需要量，平均每日 400~450 克。整个妊娠期热能需要增加约 334. 3MT（80000kcal），尤其以孕后期需要更多，平均每日应增加 0. 83MT（200kcal）。

三、蛋白质

孕期营养不足，尤其是蛋白质缺乏时，胎盘的正常代谢会受到影响，造成胎盘细胞数目减少、重量下降以及功能障碍，导致自然流产、死胎、早产、妊娠合并症以及低体重儿的出生，影响胎儿体格、智力发育或不同程度的器官畸形。蛋白质不足除影响胎儿体格发育外，尚可影响胎儿中枢神经系统的发育和功能，影响大脑细胞的数量，人类脑细胞发育最旺盛时期为妊娠三个月至出生后一年左右，是胎儿大脑皮层初步形成和胎儿各脏器形成的阶段，脑组织生长速度最快的这段时期对营养不良敏感，这种影响有时是不可逆的、终身性的，充足的营养是保证优生的重要条件之一。

如果孕妇饮食中的热量及蛋白质不足或缺乏，胎儿将夺取母亲维持本身代谢所需的营养，造成母体贫血、缺钙、发生妊高症的危险性增加。一般妇女平均每天需蛋白质约60克（合一两二钱），妊娠期需要的蛋白质量相应增加，孕末期更需贮藏一定量的蛋白质，以备产后乳汁分泌，如果膳食中蛋白质供应不足，易使孕妇体力衰弱。

每天应给孕妇适量的蛋白质，不仅要保证蛋白质数量供给充足，还要保证1/3以上动物性和豆类等优质蛋白质，以保证氨基酸摄入量达到平衡。鱼、瘦肉含有高质量动物蛋白，特别是乳类含有丰富的蛋白质，且含有磷、钙及各种维生素，最容易消化吸收和利用；豆类及其制品含有大量易于消化的植物蛋白。但动物性来源可能脂肪含量高，尽量选择瘦肉，多吃新鲜鸡蛋，不要吃未煮熟的或生的鸡蛋，因为可能含有病原微生物，导致疾病。

四、维生素与叶酸

维生素是一类复杂的有机化合物，是维持身体健康、促进生长发育和调节生理功能必需的营养素，主要需食物提供，分为水溶性（维生素B族、C族）和脂溶性（维生素A、D、E、K）两大类。妊娠期维生素的供给需要相应增加，如母体摄入不足或供给缺乏，易发生维生素缺乏症，引起相应的疾患，甚至导致胎儿畸形及出生缺陷。

（一）维生素A

维生素A具有多种生理功能，对视力、生长、上皮组织及骨的发育、精子的生成和胎儿的发育都是必需的。维生素A和胡萝卜素属脂溶性维生素，在胡萝卜、甘薯及黄玉米中含量较多，乳及乳制品、动物肝、肾及蛋中亦含较丰富的维生素A，在深绿色蔬菜、倭瓜、花茎甘蓝、杏、南瓜及番茄中也含有。因此，临床上维生素A缺乏症并不多见。

维生素A及胡萝卜素都能够顺利地通过胎盘屏障，孕妇维生素A的需要量较非孕妇增加25%，妊娠早期母血中维生素A浓度下降，晚期上升，临产时降低，产后又重新上升，在孕期适当补充维生素A是必要的。维生素A的活性用视黄醇当量表示，我国推荐每日膳食中维生素A的供给量，孕妇视黄醇当量为1000μg，比非孕妇女多200μg。

若孕妇体内缺乏维生素A，胎儿有致畸（如唇裂、腭裂、小头畸形等）的可能。

在妊娠早期大量使用维生素A不仅对母体不利，还会影响胎儿的生长发育，过量的维生素A会破坏成长中的胚胎。动物实验证明，在怀孕5~20天之间过量使用维生素A，胚胎按无脑、眼缺陷、腭裂、脊柱裂、肢体缺陷的顺序依次出现畸形，孕妇服用维生素A过量可致胎儿泌尿道畸形、骨骼发育异常或先天性白内障。

（二）B族维生素

维生素B_1、B_2、Bc（叶酸）的供给量，我国推荐孕妇每日膳食中分别为1.8mg、1.8mg、0.8mg，均比非孕妇女需要量增多。尤其是叶酸，特别需在妊娠前3个月期间补充，孕早期叶酸缺乏，易发生胎儿神经管缺陷畸形。叶酸的主要来源是动物肝、酵母和绿色蔬菜，妊娠前3个月最好口服叶酸（folic acid）5mg每日一次。

（三）叶酸

叶酸是一种水溶性B族维生素，人体在不同年龄、不同生理状态下对叶酸的需要量不同；任何能引起细胞增殖加快的生理或病理改变，都会使机体对叶酸的需要量增加。妊娠后母体的血容量增加，子宫、胎盘、乳房的发育以及胎儿生长发育，是细胞生长、分裂十分旺盛的时期，对叶酸的需要量大大增加，可达到一般人群的2~4倍。

在妊娠最初数周内，叶酸是胎儿中枢神经系统发育所必需的，妊娠4周左右是神经管形成时期，叶酸、维生素A、维生素B和锌的缺乏或利用障碍，可干扰神经管的封闭过程，导致胎儿神经管闭合不全，引起神经管缺损与神经管畸形，包括无脑儿、脊柱裂等，或胎儿出生后的生长发育和智力发育受到影响。

由于体内不能储存叶酸，并且妊娠期间孕妇从尿中排出的叶酸大于平时好几倍，孕妇体内的叶酸水平明显低于非孕妇女，增加了孕妇叶酸缺乏的危险性，所以每天都要适量供给。

北京医科大学妇幼保健中心对我国南、北方10个市、县婚前育龄妇女体内叶酸水平的调查结果表明，我国约有30%的育龄妇女体内叶酸缺乏，北方农村妇女更为严重，其缺乏率高达54.9%。我国育龄妇女在怀孕前就有相当一部分人叶酸缺乏，因而孕妇叶酸和锌的缺乏非常普遍。根据流行病学调查资料，我国神经管畸形发病率较高，尤其是北方，发病率平均为3.2‰~3.8‰，农村某些地区可达7‰以上。

叶酸膳食中的来源主要是新鲜的深绿色多叶蔬菜、动物肝脏、蛋黄等，食物中的天然叶酸的吸收率较低，加上烹调过程中损失，育龄妇女大约有1/3有不同程度的缺乏，这种状况可以通过叶酸补充剂的方法得到纠正和改善。

有研究报告表明，怀孕前后补充叶酸和多种维生素可以大大降低神经管畸形的发生。根据现代营养学观点，多种营养素的补充比单一补充更科学合理，叶酸、锌、维生素C、维生素B_{12}、维生素B_6在人体的许多代谢过程中都有相互作用，多种营养素的补充除了可以预防先天畸形外，还可以提高新生儿的身体素质，促进大脑发育，增强智力。

对于叶酸和维生素B_{12}我国尚未规定孕妇供给量，国外建议每日膳食中叶酸应供给400μg，维生素B_{12}应在成人供给量的基础上，每日增加0.4μg（成人为1μg，低胃酸者2μg）。

（四）维生素C

维生素C为形成骨骼、牙齿、结缔组织及一切非上皮组织间粘结物所必需，能增加胎儿抵御感染的能力，帮助铁质的吸收。我国推荐孕妇每日膳食中维生素C的供给量为80mg，比非孕妇女（60mg）多20mg。新鲜的水果和蔬菜中含有维生素C，长期贮藏以及烹调会失去大量的维生素C，建议多吃水果和新鲜蔬菜。过量服用维生素C不仅影响胚胎发育，而且胎儿出生后易引起坏血病。

除维生素A、D、E、K四种脂溶性维生素可在体内储存外，水溶性维生素C、维生素B_1、维生素B_2、维生素B_6、维生素B_{12}、叶酸、烟酸、生物素等均不能在体内大量储存，需要每日提供。我国营养学会推荐孕妇每日膳食中维生素的供给量为：维生素A

1000μg（相当于3300IU），维生素 D 10μg（相当于400IU），维生素 E 12mg，维生素 B_1 1.8mg，维生素 B_2 1.8mg，尼克酸 18mg，维生素 B_6 2.5mg，维生素 C 80mg。

五、无机盐与微量元素与出生缺陷的关系

人体内有60多种微量元素，但其重量不足人体的0.01%，微量元素 Cu、Zn、Fe、Mn、Ni 等对胚胎的发育有重要意义，缺乏或过多均会导致缺陷。孕妇对无机盐和微量元素需要增多，锌、铜、铁、碘、铬、硒、钴、锰和钼等微量元素有代谢紊乱或缺乏时，可影响优生以及导致某些妇产科疾病的发生，甚至导致生物体多系统功效功能的紊乱。

人体中微量元素的含量与地壳或次生环境中元素的含量，具有明显的相关性。微量元素过多或缺乏均导致出生缺陷，微量元素缺乏时，核酸合成能力下降，神经管及其他组织细胞分裂时间延长，神经细胞数目减少以及随之而来的形态发育异常。

孕妇微量元素缺乏导致晚期妊高征、过期妊娠、分娩无力、子宫出血；胎儿、新生儿微量元素缺乏，可导致死产、早产、先天畸形、胎儿宫内发育迟缓（低体重儿）。早产儿微量元素含量低；新生儿最初几天微量元素含量高，以后2~3个月下降，新生儿器官发育对微量元素显著需要，酶系统和激素调节不成熟。孕妇对无机盐和微量元素需要增多，随着妊娠时间延长，所有微量元素降低；其中最主要而且易于缺乏，对孕妇自身和胎儿生长发育影响较大的有：

（一）钙

妊娠8周左右，胎儿骨骼和牙齿开始发育，将需要两倍于正常时的钙质摄取量，胎儿骨骼及其他组织生长的需钙量，随着胎儿的发育逐步增加。正常健康妇女体内平均含钙120克，在整个妊娠期间需储留35~45克钙。钙质除供给胎儿牙齿、骨骼发育外，孕妇尚需储存部分钙，孕妇每天平均需钙1.5克。孕妇应多晒太阳，让紫外线穿透皮肤表面作用于皮下的胆固醇，使它发生一系列变化后，成为具有抗佝偻病和帮助钙质吸收的维生素 D。

（二）铁

胎儿出生后需要的铁质在体内预先贮藏，身体需要铁质制造携氧的血红蛋白。孕妇缺铁性贫血易导致早产、胎膜早破、胎儿患缺铁性贫血，缺铁与胎儿在宫内生长迟缓有关。由于锌、铁的相互使用，使低锌贫血的孕妇在给铁剂治疗时未能达到预期的疗效，铁还是人体健美红润肤色的物质基础，缺铁引起缺铁性贫血，使皮肤苍白干燥、毛发脱落、精神萎靡不振。

（三）锌、铜与出生缺陷

1. 锌

锌参与核酸与蛋白质合成，为金属酶与生长激素组成成分，对氧化代谢、DNA 和 RNA 合成、免疫功能及膜的稳定有重要作用，对胎儿生长发育很重要。孕早期缺锌可致胎儿先天性心脏病、尿道下裂、先天性色盲、唇裂、中枢神经系统缺陷（无脑儿、神经管缺损）等。精液中含有大量的锌，眼睛视觉部位含锌更多高达40%。锌含量高

的食品有鱼、肉、肝、蛋等动物性食物，次之有水果、蔬菜。高谷类膳食由于植酸盐和纤维素与之结合成不溶性化合物，降低吸收，应避免酗酒或其他因素引起的锌吸收受阻。锌过量可使精子活力下降，又可影响着床。

2. 铜

铜缺乏时，影响胎儿器官分化和生长发育，铜含量过低的孕妇，应适当给予补充。铜含量高的食物有肝、坚果类果实、豆类、海产类产品及绿叶蔬菜、水果。有畸胎、死胎史的妇女与健康妇女相比，前者血清锌低、铜值高，铜/锌比值较正常人高1.8倍。

(四) 碘缺乏（先天性碘缺乏病）

妊娠期甲状腺活动增加，碘的需要量亦稍有增加。母体妊娠期碘的摄入量不足或缺乏，易患（地方性）甲状腺肿，导致胎儿生长发育迟缓，大脑细胞分化发育落后，出现先天性呆小症，表现为痴呆、聋哑、身材矮小、智力迟钝低下、听力差。多流行于山区，严重的地方性甲状腺肿流区，一般伴有地方性克汀病，孕妇流产、早产较多。

(五) 磷

正常健康妇女体内含磷量平均约630克，妊娠期增加需要量约22克，胎儿骨骼及神经的形成都需要磷，其需要量亦随胎儿成长而逐渐增加。

(六) 钠和钾

妊娠期钠和钾的需要量各约22克及12克，一般食物中都含有这些矿物质。但要注意孕期不宜多吃过咸的食物，避免增加钠的储留，而引起过多的水储留。

(七) 锰缺乏

锰缺乏可导致产子少（动物）、生殖功能下降，子代无生活力，子代死产率多，早期死亡率高。锰参与中枢神经介质传递作用，抑制胰岛素分泌。缺乏可以导致出生缺陷：先天性不可逆性共济失调、骨骼异常，产前、产时软骨生长不良，出生时明显，骨骼生长不成比例。维持正常脑功能需要锰，但要适量。

综上所述，维生素和矿物质对调节机体的代谢有重要作用，妊娠时这些营养物质的需要有所增加，从而保证胎儿生长的需要和维持母体良好的营养状况。丰富和均衡的饮食无疑是大多数微量营养物质的最好来源。在孕妇营养不足的情况下，应适当补充铁、钙、叶酸盐、维生素 B_1 和 B_6。目前尚无证据表明在营养状况良好的人群中，预防性地补充上述以外的矿物质和维生素有何益处。

第四节 妊娠早期保健措施

一、定期做产前检查

孕妇自觉从妊娠早期按时接受产前保健检查及指导，定期检查体重、尿蛋白和血压。

(一) 及早确诊早孕，建立早孕卡

1. 早期妊娠的诊断包括：①病史与症状：停经、早孕反应、尿频。②检查与体征：

乳房的变化、生殖器官的变化。③辅助检查：妊娠试验、超声波检查（B超显像法、超声多普勒法）、宫颈粘液检查、黄体酮试验、基础体温测定。

2. 详细了解有无异常孕产史、家族史、既往史，进行必要的遗传咨询。

3. 孕妇进行体检及必要的化验检查，了解孕妇以往健康情况筛查高危因素。

4. 行盆腔检查，了解软产道及盆腔内生殖器有无异常。

（二）定期进行产前检查

除常规检查外，还应包括胸部透视、肝肾功能检查及母血胎甲球蛋白（AFP）的测定等，便于准确的产前诊断。

二、孕妇孕早期合理膳食的原则与安排

为获得健康聪明的后代，孕期给予合理的营养、平衡膳食调配和烹调方法，满足孕妇所必需的热能和各种营养素。

（一）孕妇孕早期合理膳食的原则

1. 饮食应多样化：为保证胎儿营养供给，孕妇妊娠期饮食应多样化，做好饮食调理，加强孕期营养，使多种食物营养成分起互补作用。为避免营养失衡，食不宜精、粗细搭配以杂为好，杂合面、小米等粗粮含维生素和蛋白质都比大米、白面为高。少吃含糖的、含盐的及加工过的食物，如罐头、包装饮料等，因其中含有防腐剂等化学物质。

2. 饮食不宜过饱，油腻不宜过多，多吃新鲜的、营养丰富且易于消化的食物，如猪肝等含多量铁的食物。

3. 忌辛辣、刺激性食物：如浓茶、酒、咖喱、辣椒、苏打水等，茶叶中含有鞣质，它能与铁结合，影响铁在肠内的吸收，诱发或加重缺铁性贫血。调味不宜过浓或过咸、盐多了会促使体内储水，容易引起水肿。不宜饮含咖啡因的饮料，由于妊娠期清除能力降低，饮料中的咖啡因在母体中积蓄，通过胎盘吸收，导致小儿体质虚弱、发育迟缓、胎儿体重减轻。因此妊娠期要改变饮茶、饮咖啡的习惯。

4. 纤维素：饮食中纤维素应该占较大比例，纤维素有助于防止便秘的发生。水果和蔬菜是纤维素的重要来源。

5. 水：在怀孕期间多饮水，有助于皮肤和肺部的排泄及调节体温。每日应喝1500~2000毫升水，早晨空腹饮1瓶矿泉水，下午饮一杯牛奶；晚上喝一碗汤。

（二）孕妇孕早期合理膳食安排

孕早期恶心、呕吐、择食，消化液分泌减少，肠蠕动减慢，出现腹胀、便秘，唾液分泌增多等反应。给予易消化的流质饮食，喜欢吃什么让她吃什么，如酸、辣食物。想喝鸡汤、鱼汤，可以考虑满足其要求。孕妇多食用富含叶酸的菠菜、豆类，以预防婴儿先天畸形。

日本脊椎畸形婴儿的出生率在过去27年间增加了两倍，是由于妊娠初期形成神经和脑的管状组织未能正常发育所致。这与缺少细胞分裂和成熟所必需的叶酸有关，如果能够食用叶酸，便可以预防这些先天性疾病的发生。因此日本厚生省决定向育龄妇女和孕妇发出呼吁，要她们多食用叶酸含量多的菠菜和豆类等蔬菜与食粮。妇女在孕前三个

月开始，每日补充400微克的叶酸是比较适宜的量，每日最大补充量不能超过1000微克即1毫克。过量的叶酸会掩盖维生素B_{12}缺乏的症状，干扰锌的代谢，引起孕妇锌缺乏，产生不可逆的神经学损害而延误治疗。金属元素之间有竞争吸收的现象，某一种元素过多，会影响其他元素的吸收而引起缺乏。

三、早孕期谨慎用药

早孕期头三个月，正是胎儿各器官发育和形成的重要时期，此时胎儿对药物特别敏感。有些药物可通过胎盘进入胎儿体内，由于胎儿的代谢和排泄功能不健全，容易造成药物蓄积中毒，甚至导致胎儿畸形、死亡。导致胎儿损伤或畸形的药物很多，如四环素类药物能引起胎儿骨骼发育障碍，牙齿发育不良、变黄；链霉素和卡那霉素可引起先天性耳聋及肾脏损害；镇静药如利眠灵、安定等可引起先天性心脏病、发育迟缓；有些激素类、抗癌和抗结核药物能引起各种胎儿畸形，甚至死胎。孕期用药影响胎儿发育，必须引起重视。如果非用药不可时，应在医生指导下，尽量少用或有选择地合理用药。早孕期特别要避免应用某些有明显致畸作用的药物，应充分了解致畸药物的种类，对各种特殊器官的致畸时间和特点，恰当地选择疗效好而对胎儿无不良影响或影响较少的药物。

孕早期未经医生许可或指导，不宜随意服用药物。在早孕期决定应用某种或某几种药物时，必须有一定的指征，并权衡利弊，做到合理用药，以防偏滥。如已应用了某些可能致畸的药物，应根据用药的具体情况，包括用药时妊娠月份、用药量等作出对妊娠的处理。在早孕期用过明显致畸药物的孕妇，应考虑终止妊娠。

四、睡眠

每日生活起居要有规律、劳逸结合，避免过劳，保证充足睡眠时间，宜早睡早起。大多数孕妇在早孕期间嗜睡，最好让她有充分的睡眠。休息对孕妇虽然很重要，但中孕期以后不要过分贪图安逸，活动太少，卧床多对胎儿发育和分娩都是不利的。要常在户外散步，手脚适当活动，做做产前操，有助于分娩；不爱动的孕妇，一般难产率较高。警惕静脉曲张：卧床休息时适当垫高腿部，帮助血液循环。孕妇睡眠使用电热毯可能导致胎儿畸形，电热毯通电后会产生电磁场，影响腹中胎儿的细胞分裂，使其发生异常改变，对电磁场影响敏感的是胎儿的骨骼细胞，可使骨骼发生缺陷而致畸形。

五、衣着

由于孕妇体形逐渐增大，衣裤要适当宽松、柔软，注意冷暖，根据早晚气温变化适当更衣；孕早期特别注意避免感冒和减少疾病，病毒可以透过胎盘波及胎儿。为了胎儿的正常发育，孕妇的裤带不可紧束，要想乳房发育良好，不宜束胸。内衣内裤一定要选吸汗力强、通风好的布料。

六、个人卫生

注意清洁卫生，要以淋浴为主；适当多晒太阳，太阳中的紫外线可使皮肤上胆固醇转变成维生素 D，可预防骨质软化症和胎儿先天性佝偻病。孕期禁止抽烟、喝酒，服药一定要遵医嘱。保护头发，避免人为刺激，如烫发、染发。减少疾病，生病用药要遵医嘱，不擅自服药。丈夫应多关心体贴妻子，鼓励妻子多进行一些有益于身心健康的活动。保持情绪愉快、切忌激动和生气。避免精神刺激，保持心情舒畅；创造良好的家庭氛围，家人对其应理解关怀。

七、住与行

居室环境应整洁、安静，要尽量避开有毒物质，并防止噪音，脱离噪音强烈的场所，有报道证明，噪音可使孕妇流产及胎儿畸形。室内通风，使空气新鲜，孕妇摄氧充足，对胎儿体内的氧化新陈代谢、生长发育有好处。多晒太阳，可增加维生素 D。

孕妇应尽量少出入人多的公共场所，以免环境中有害因子的侵袭，避免感冒和接触有害物质。孕妇不要做一些冒险的动作，如骑车、打闹、久站、久蹲、走滑路和夜路等。不要穿高跟鞋和硬底鞋，增大的子宫会压迫腹腔静脉，造成双下肢水肿，此时宜穿稍大的软底鞋。经常散步，感到腿部疲倦时，可用凉水擦腿，不要长时间原地站着不动或原地跺脚，每天定时按摩。

八、性生活需慎重

妊娠期的性生活问题比月经期的性生活问题要复杂一些，因为妊娠期要比月经期时间来得长，而且性生活可能带来的危险也大得多。怀孕的早期要节制性生活，妊娠 3 个月应避免房事，性兴奋会引起子宫收缩，容易造成流产。另外，妊娠期间女性阴道内分泌物的酸碱度有变化，抵抗力下降，容易感染。

九、最好不使用化妆品

妊娠期间由于体内内分泌功能改变，孕妇面部会出现色素斑，为了增加面部美，常用一些化妆品打扮自己。但绝大部分化妆品都是由化学物质制成的，在妊娠期皮肤尤为敏感，如果使用过多的化妆品会刺激皮肤引起过敏反应，化妆品中的有害物质通过母体皮肤吸收后还会间接危害胎儿。例如染发剂、化学冷烫精不仅易使母体产生过敏反应，而且还会影响胎儿的正常生长发育。孕妇涂口红后，有些有害物质就会吸附在嘴唇上并随唾液和呼吸进入体内，使胎儿受害。

十、孕妇的工作或劳动

避免暴露在污染的工作环境，应遵循“调轻不调重”、“调干不调湿”、“调近不调远”的原则，工作时间适当缩减。家务事丈夫要适当多承担一些，孕妇每天应有适当的室外活动（散步）呼吸新鲜空气，孕妇水中健美操、游泳是有益的，不仅安全，还能保持体形、有利于分娩。

（李增庆）

第八章 妊娠中、晚期保健与优生

第一节 妊娠中、晚期生理、心理特点

中期妊娠（孕中期）从妊娠第13周到妊娠27周末；晚期妊娠（孕晚期）从妊娠第28周到分娩。

一、妊娠中、晚期生理特点

（一）生殖系统

1. 子宫

①子宫体：子宫体的体积：孕中期12周后，增大的子宫渐均匀对称，并超出盆腔，可在耻骨联合上方触及。孕晚期为35cm×22cm×25cm，且呈不同程度右旋，与乙状结肠在盆腔左侧占据有关。子宫腔容量：非孕时为10ml或更少，孕晚期为5000ml或更多，增加约数百倍。子宫重量：子宫重量非孕时约70g，至妊娠足月约1100g，增加近20倍，主要是子宫肌细胞肥大，由非孕时长20pm、宽2pm，至妊娠足月长500pm、宽10pm，胞浆内充满有收缩性能的肌动蛋白（actin）和肌浆球蛋白（myosin），为临产后子宫阵缩提供物质基础。子宫肌壁厚度非孕时约1cm，至妊娠中期逐渐增厚达2.0~2.5cm，至妊娠末期又逐渐变薄，妊娠足月厚度为1.0~1.5cm或更薄，子宫增大最初受内分泌激素的影响，以后的子宫增大则因宫腔内压力增加所致。

②子宫峡部：子宫峡部为宫体与宫颈之间最狭窄部位，非孕时长1cm，妊娠后变软，妊娠12周后，逐渐伸展、拉长、变薄。孕晚期扩展成宫腔一部分，临产后伸展至7~10cm，构成软产道一部分，为剖宫产切口的部位，称为子宫下段。

2. 阴道

黏膜变软，充血水肿呈紫蓝色；皱壁增多，伸展性增加；分泌物增加。

3. 外阴

皮肤增厚，大小阴唇着色，大阴唇血管增多及结缔组织变软，伸展性增加。

4. 乳房

于孕早期开始增大，充血明显；发胀或刺痛；乳头变大着色；乳晕着色，出现蒙氏结节。

（二）循环系统

心脏随妊娠进展向左、向上、向前移位，心尖左移、心音增强。心脏容量及心搏出量增加，心搏量孕32~34周达高峰，至妊娠末期约增加10%。心率增快，每分钟增加10~15次，孕34~36周达高峰。妊娠中期血压偏低，妊娠晚期血压轻度升高。外周血流量增加，以利于母体代谢。

（三）血液系统

1. 血容量增加

血浆总容量增加40%~50%，孕32~34周达高峰，平均增加1500ml。而红细胞仅增加20%，血液相对稀释，血红蛋白浓度下降，出现生理性贫血。孕晚期末血浆容量轻度下降，红细胞无明显改变，分娩时血红蛋白轻度上升。

2. 红细胞

妊娠期骨髓不断产生红细胞，网织红细胞轻度增多。由于血液稀释，红细胞计数约为$3.6\times10^{12}/L$（非孕妇女约为$4.2\times10^{12}/L$），血红蛋白值约为110g/L（非孕妇女约为130g/L），血细胞比容从未孕时0.38~0.47降至0.31~0.34。孕期储备铁约0.5g。

3. 白细胞

白细胞从妊娠7~8周开始轻度增加，至妊娠30周达高峰，为$(5\sim12)\times10^{9}/L$，有时可达$15\times10^{9}/L$（非孕妇女为$5\times10^{9}\sim8\times10^{9}/L$），主要为中性粒细胞增多，而单核细胞和嗜酸粒细胞几乎无改变。

4. 凝血因子

妊娠期血液处于高凝状态，血小板计数无改变，凝血因子Ⅱ、Ⅶ、Ⅷ、Ⅸ、Ⅹ增加，纤维蛋白原增加50%，仅凝血因子Ⅺ、ⅫI减少。

5. 血浆蛋白

由于血液稀释，血浆蛋白从妊娠早期开始降低，至妊娠中期为60~65g/L，主要是白蛋白减少，约为35g/L。

（四）呼吸系统

1. 胸廓改变

肋膈角增宽，肋骨向外扩展，胸廓横经及前后径加宽使周径加大。

2. 肺功能变化

肺活量无明显变化；通气量每分钟约增加40%，主要是潮气量约增加30%；残气量约减少30%；肺泡换气约增加65%；上呼吸道黏膜增厚，充血水肿，局部抵抗力降低，易发生感染。

（五）消化系统

1. 口腔

在大量雌激素的作用下，牙龈肥厚，易发生牙龈炎，牙龈出血；牙齿易松动及出现龋齿。

2. 胃肠道

可出现痔疮。

3. 肝脏

维持其良好功能；解毒排废功能有所下降。

（六）内分泌系统

内分泌系统改变，可出现轻度甲状腺肿大，甲状腺素分泌增加，但游离甲状腺素未增加。垂体促性腺激素分泌下降；垂体催乳激素分泌增加。肾上腺皮质分泌皮质醇增加；醛固酮分泌下降。血钙水平降低。

（七）泌尿系统

肾脏负担加重，排泄代谢废物增多，尿中可出现葡萄糖、氨基酸。膀胱、直肠受增大子宫的压迫，可产生尿频、便秘。

（八）新陈代谢的变化

基础代谢率妊娠中期逐渐增加，至妊娠晚期可增高15%~20%。碳水化合物代谢：胰岛素分泌增加。体重：从13周起平均每周增加0.22~0.45kg，妊娠足月时体重约增加12.5kg。

妊娠晚期孕妇重心向前移，为保持身体平衡，孕妇头部与肩部应向后仰，腰部向前挺，形成典型孕妇姿势。预防妊娠纹要控制饮食，不要太胖；保持皮肤的柔软性，冷霜按摩乳房和腹部。

二、妊娠中、晚期心理特点

在妊娠中期（即妊娠第13周到妊娠第27周末），孕妇对妊娠导致的生理与心理变化逐渐适应，孕妇的心理、情绪趋于稳定，抵御各种不良刺激的能力增强。开始感觉胎动异常兴奋，产生神秘幸福感，并渴望胎儿尽快成长，此期孕妇的情绪大多是乐观、高涨的，食欲较旺盛，精力也显得充沛。

妊娠期、分娩期、产褥期是妇女一生中的特殊时期，由于特定的躯体状况及环境变化，出现不同程度的心理行为问题，为生理、心理与精神疾病的高危时期。妊娠晚期（妊娠第28周到分娩前）为过度负荷期，由于胎儿成长迅速、腹部膨大、身体笨重，导致行动不便、活动受限，心理负担加重，或对分娩有不同程度的恐惧心理，易心烦、易受激惹，感紧张、害怕、焦虑、精神压力较大，情绪紧张能阻断胎盘和子宫的供血。

第二节 妊娠中、晚期营养

一、孕妇对铁、钙、碘需要增加

（一）铁

为适应红细胞增加和胎儿生长及孕妇各器官生理变化的需要，应在妊娠中、晚期开始补充铁剂，以防血红蛋白值过分降低。我国营养学会建议孕妇每日膳食中铁的供给量为28mg，比非孕妇女（18mg）增多10mg。饮食中的铁早期吸收10%、中期吸收25%、晚期吸收30%~40%。如很难从膳食中得到补充，可自孕4~5个月开始口服硫酸亚铁

(ferrous sulfate)0.3g 或富马酸亚铁 0.2g，每日 1 次。

（二）钙

中、晚孕期需增加钙的摄入，钙的摄入量不足或吸收不好，胎儿所需的钙量将从孕妇体内吸取，可引起孕妇血钙过低而发生肌痉挛，严重者可发生骨质软化症。骨质软化病是孕妇体内缺乏钙、磷及代谢发生障碍的恶果，表现为贫血消瘦、动作缓慢、体力疲惫，常因骨盆变形发生难产、胎儿受损或死亡。孕妇缺钙可导致胎儿出生后患先天性佝偻病（占佝偻病的 1/3）、骨骼发育不良、鸡胸、O 形腿。我国营养学会建议自孕 16 周起，每日摄入钙 1000mg，于孕晚期增至 1500mg，以服用枸橼酸钙为佳，牛奶及奶制品中含有较多的钙且容易被吸收，建议孕妇多饮用牛奶和奶制品。

（三）碘

孕中、晚期每日碘供给量约为 175μg，若膳食中碘的供给量不足，可发生单纯性甲状腺肿。我国营养学会推荐孕妇每日膳食中碘的供给量为 175μg，比非孕妇女（150μg）多 25μg，提倡在整个孕期食用含碘食盐。

二、微量元素锌、铜与妊娠过程

（一）锌

妊娠中、晚期胎儿对锌的需要增加 50 倍，妊娠期锌的总需要量增至 375mg，孕妇膳食供给量每日应增至 20mg。晚期妊娠锌摄入不足，使胎儿处于低锌状态，可导致胎儿生长受限（FGR）、流产、胎儿窘迫或早产、新生儿生活力弱、胎死宫内等。母体缺锌可引起某些妇产科并发症如习惯性流产、感染、出血、组织损伤、宫缩乏力、产程延长、难产率高等。若血锌低于 7.7pmol/L（正常值 7.7~23.0pmol/L），为胎儿在宫内缺锌的危险指标，需迅速补锌。

由于微量元素相互影响，具有协同与拮抗作用，临床应用需慎重；无机锌、铁在肠道有竞争抑制作用，而有机锌、铁在肠道易吸收，因此孕妇应以饮食摄入锌为主。

（二）铜

当体内的锌、铜达到正平衡时，妊娠正常、分娩顺利、新生儿生长正常；锌、铜缺乏时，可出现异常妊娠及分娩并发症，血清中铜低值，有学者报道过期妊娠者血清铜、锌均低；可导致流产、早产、胎膜早破、胎盘功能不良、不孕症、贫血、月经过多等症，低铜孕妇应适当补充铜。

三、维生素

（一）维生素 A

缺乏维生素 A（胡萝卜素）与维生素 D，出生后免疫功能低下。成人中毒剂量是一次服用 150 万国际单位，维生素 A 急性中毒症状包括倦睡、头痛、呕吐、视乳头水肿等，婴幼儿则有前囟膨出。慢性维生素 A 过多表现为皮肤干燥、粗糙、脱发、唇干裂、皮肤瘙痒；其他表现有口舌疼痛、杵状指、骨质肥厚、眼球震颤、指甲易碎、高钙血症、肝脾肿大、颅内压升高或低热等。

（二）维生素D

维生素D主要是D_2（钙化醇）和D_3（胆钙醇），其主要生理功能是促进钙、磷在肠道吸收，促使骨骼硬化。我国推荐孕妇每日膳食中维生素D的供给量为10μg，比非孕妇女5μg多一倍。鱼肝油含量最多，肝、蛋黄、鱼目含量也较多；若孕妇缺乏维生素D可致胎儿低血钙，影响胎儿骨骼发育。

过量维生素D可致使胎儿或新生儿血钙过高，导致主动脉、肾脏动脉狭窄，主动脉发育不全，智力发育迟缓及高血压。

（三）维生素C

维生素C为形成骨骼、牙齿、结缔组织及一切非上皮组织间粘结物所必需。我国推荐孕妇每日膳食中维生素C的供给量为80mg，比非孕妇女（60mg）多20mg。建议口服维生素C200mg，每日3次，并多吃水果和新鲜蔬菜。

过量服用维生素C不仅影响胚胎发育，而且胎儿出生后易引起坏血病。

（四）叶酸

叶酸水平低下的母亲生的婴儿体内叶酸储备少，出生后由于身体迅速生长很快被耗尽，造成婴儿体内叶酸缺乏。孕妇叶酸供给不足易发生流产、胎盘早剥、妊娠高血压综合征、先兆子痫、巨幼红细胞性贫血、孕晚期阴道出血；胎儿易发生宫内发育迟缓、早产和低出生体重。

妊娠最后数周，应当补充给予维生素K，以预防新生儿出血。

四、孕妇营养原则

根据现代营养学观点，多种营养素的补充比单一补充更科学合理，叶酸、锌、维生素C、维生素B_{12}、维生素B_6在人体的许多代谢过程中都有相互作用，多种营养素的补充除了可以预防先天畸形外，还可以提高新生儿的身体素质，促进大脑发育，增强智力。妊娠后期适当增加含钙、铁的食物，这样可以充分供应维生素A和维生素C及钙质，黄豆芽含有丰富的维生素C，花生、花生酱、芝麻酱等含有大量的维生素B、铁及钙等，又可供给一部分脂肪。择需进食：瘦肉、猪肝、豆类、蛋黄含有大量铁的食物，少吃高糖和高脂肪食品，多食增加脂肪。

五、孕中期膳食

妊娠期总共储留蛋白质约1kg，应从孕中期开始，每日摄入量增加15g，后期增加25g。极轻体力劳动的孕妇，妊娠4个月后，每日蛋白质供应量为80g，妊娠7个月后为90g。

六、孕晚期膳食

妊娠晚期适当增加含钙、铁的食物，可以充分供应维生素A和维生素C及钙质，黄豆芽含有丰富的维生素C，花生、花生酱、芝麻酱等含有大量的维生素B、铁及钙等，又可供给一部分脂肪。妊娠7个月开始，孕妇每日储留钙20~30mg，8个月以后每日应增至260~360mg，后期为1500mg。钙质的来源包括牛奶、酸乳酪以及多叶的绿色蔬菜。奶制品的脂肪含量高，选择低脂肪的脱脂奶。热能摄入不足或过多摄入对孕妇均无益处，有些孕妇少吃东西，怕吃多了胎儿长得过大，结果导致胎儿体重不足；但进食量过多，母体肥胖、增加身体负担，胎儿过大导致分娩困难。

第三节　妊娠中、晚期内科合并症

孕期合并内外科疾患时，应根据疾病的严重程度，结合患者对生育的要求，考虑是否终止妊娠。

一、妊娠合并贫血

（一）定义与发生率

孕妇易发生贫血或使已存在的贫血加重，贫血是妊娠期常见的一种合并症，WHO资料表明，50%以上孕妇合并贫血。中国人缺铁性贫血发病率高，原因为饮食中缺动物蛋白，月经量多，比白种人多30ml，黄种人正常值为51~61ml/月，可出现隐性贫血。780ml/月为明显贫血或临床贫血。贫血对儿童智力、精神、行为均有影响。妊娠合并贫血以缺铁性贫血最为常见，占妊娠期贫血的95%，其次为巨幼红细胞性贫血、混合性贫血，而再生障碍性贫血则少见。

诊断标准：血红蛋白<100g/L、红细胞计数<3.5×10^{12}/L或红细胞比容<0.30。

（二）病因及危害

1. 妊娠生理性原因

孕期贫血一般是由妊娠时的生理性变化引起，妊娠后血液发生了明显变化，血容量比非孕期增加30%，其中血浆增加约45%，红细胞增加约30%，出现血液稀释现象。不少学者用各种方法测定了孕妇血容量的变化，认为妊娠6周后血容量逐渐增加，至妊娠30~40周时达最高峰，此后稍有下降直至分娩，但血浆与红细胞的增长速度较快，血浆的增长速度为35%~55%，红细胞增长的速度为15%~30%。可见，由于它们之间增长速度不一致，引起了妊娠期生理性贫血。

2. 铁的需要量增加

铁主要构成血红蛋白，是许多酶（如细胞色素氧化酶等）的组成部分，在组织呼吸和生物氧化过程中起重要作用。妊娠期间铁质的需要量增加，孕妇和胎儿红细胞增加约需铁125毫克；储存一定数量的铁补偿产时失血，约需铁150毫克；子宫肌血红蛋白约需铁75毫克；胎儿生长发育及胎盘发育约需铁400毫克；共需增加800毫克，为非孕妇铁储备的2倍。9个月闭经所节约的铁约120毫克，故妊娠期尚需增加供应铁680毫克。

从孕中期开始，孕妇需铁量增加，孕晚期达最高峰，如果母体无适量的铁储存，再加上骨髓内的含铁血黄素减少，易发生贫血或使已发生的贫血加重，尤以缺铁性贫血最为显著。若不能及时补充铁剂，易消耗孕妇体内储存铁，造成缺铁性贫血。若孕妇储铁不足，会影响胎儿出生时的铁储存量。胎儿体内的铁大部分是从母体获得，一般愈接近分娩期，胎儿对铁的需求愈大。

3. 铁吸收下降，导致铁供给减少

早孕期常因胃肠功能失调，致恶心、呕吐、食欲不振或腹泻而影响铁的摄入；孕妇胃酸常过低，有碍铁的吸收。

4. 社会原因

由于经济原因（贫穷，无法满足孕期蛋白质需要），或中国传统文化影响（孕期不能吃“好的东西”、产后才能吃），导致孕妇饮食不当、结构不好。

5. 红细胞损失增加或破坏多

生育过密、少女妊娠、慢性失血（感染寄生虫血吸虫、钩虫）、孕前月经过多等可加重缺铁性贫血。

6. 巨幼红细胞性贫血较少见，与孕期营养缺乏，尤其是缺乏叶酸和维生素 B_{12} 有关。

（三）临床表现

轻度贫血多无明显症状，重者可表现为面黄、水肿、头晕、心慌、气短及食欲不振等，甚至可发生贫血性心脏病及心衰。巨幼红细胞性贫血多出现在妊娠后期或产褥期。除上述症状外，尚可有腹胀、腹泻等消化系症状。

轻度贫血对妊娠无明显影响。严重者可引起胎儿宫内发育迟缓、流产、早产、低体重儿，甚至胎死宫内；分娩时易出现宫缩乏力，产后易发生乏力性子宫出血，有时较少量的出血即可引起休克或死亡，产后易感染。新生儿的血红蛋白多属正常，但因铁的储备不足，日后易发生贫血。妊娠合并贫血的孕妇常会出现心跳加快、呼吸困难等症状，对疾病的抵抗力下降，胎儿的发育受到影响，增加围产期死亡率。妊娠合并贫血的孕妇需注意以下几件事：怀孕期间适当休息，增加营养，特别注意补充含铁较丰富的食品，如芝麻、菠菜、芹菜、海带等。如经过饮食治疗后仍处于贫血状态的，则必须在医生指导下口服含铁的药物或注射含铁的针剂，以及时纠正贫血。如用药后还不见效，应听从医生之吩咐，住院治疗纠正贫血，可少量多次输血或输血球。对于顽固的贫血，应请医生寻找原因，以免耽误病情。

（四）预防和治疗

1. 应合理调整孕期膳食的结构

孕妇应增加营养，宜多食高蛋白、高维生素、含铁丰富的食物。动物性铁质比植物性铁质（如豆类和干果类）容易吸收，肝脏是铁质的良好来源，每日膳食中铁供给量为 28mg。尽可能早期发现孕妇贫血，积极治疗贫血及并发症。

2. 口服铁剂

血红蛋白在 6g%以上者，采用口服铁剂疗法，选用副作用小、利用率高的铁制剂，如硫酸亚铁、富马酸亚铁、力蜚能等。复合铁制剂，含有少量铜、钴、锰、维生素，则更有利于血红蛋白的合成及促进红细胞的成熟。胃酸缺乏时可给稀盐酸 0.5~2ml 及维生素 C100mg，3 次/日，有助于铁的吸收和利用。血红蛋白<5g%或红细胞<150 万时，

应输血，以少量多次为宜。

3. 巨幼红细胞性贫血

巨幼红细胞性贫血主要是由于叶酸和维生素 B_{12}缺乏引起细胞核 DNA 合成障碍所致贫血。其血色指数、平均血红蛋白量及平均血红蛋白浓度等也均明显降低，红细胞小而扁、形态不正常、大小不均匀，骨髓涂片可见幼稚红细胞增生。巨幼红细胞性贫血的血色指数及平均血红蛋白量均较高，红细胞直径增大呈椭圆形，骨髓涂片可见巨幼红细胞增生。发病率国内约 0.7%，孕妇对叶酸需要量要比正常成年妇女需要量多 10 倍。然而，孕早期多数妇女出现妊娠反应，偏食、厌食或不能进食，致使叶酸摄入不足；再加上孕期叶酸代谢特点，摄入少、吸收差、排泄快、需求多，因而易导致缺乏。孕期胃壁黏膜分泌的内因子减少，导致维生素 B_{12}吸收障碍，加之胎儿的大量需要，易造成维生素 B_{12}的缺乏。全身营养不良的妇女怀孕时易发生巨幼红细胞性贫血，据文献报道，长期服用避孕药，停药后短期内妊娠者，也可能出现巨幼红细胞性贫血；并对新生儿有一定的影响。

妊娠期巨幼红细胞性贫血，常发生在孕晚期及产褥期，其起病急、发展快，严重者可导致早产、胎儿畸形、胎儿宫内发育迟缓、胎盘早剥、妊高征、产后出血等。

应对孕妇及新生儿进行预防性用药，如叶酸、维生素 B_{12}、铁剂等。

4. 再生障碍性贫血及治疗

再生障碍性贫血是指外周血中红细胞、粒细胞和血小板三系降低，同时伴有骨髓造血障碍综合征，是不常见的血液病之一，临床上很少见，发病率约 0.8%。妊娠合并再障临床并不多见，确切发病率还缺乏资料。

妊娠是再障的发病因素之一，已有许多临床研究支持这一观点，并发现有些再障患者，当终止妊娠后，包括早期妊娠的终止，再障自然缓解，甚至痊愈。当再次妊娠后，再障再次复发，提示妊娠期是再障的好发期，可能与孕妇体内较高的雌激素状态抑制血细胞生成有关。再障孕产妇多死于产时或产后出血、颅内出血、心力衰竭及严重呼吸道感染、泌尿系感染或败血症。再障患者不宜妊娠，如早孕可在输血条件下行人工流产术；怀孕 4 个月以上，终止妊娠有较大的危险性，可考虑继续妊娠，采取少量多次输新鲜血液、高蛋白饮食及足够的维生素等支持疗法，使血红蛋白维持在 60g/L 以上。

5. 饮食治疗

妊娠贫血食疗粥。①人参粥：人参末（或党参末 15 克），冰糖少量，粳米 100 克煮粥常食，治疗贫血有一定作用。②牛乳粥：粳米 100 克煮粥，将熟时加入鲜牛奶约 200 克，食之。可辅助防治妊娠贫血。③菠菜粥：先将菠菜适量放入沸水中烫数分钟后，切碎，放入煮好的粳米粥内食之，防治贫血有一定效果。④甜浆粥：用鲜豆浆与粳米 100 克煮粥，熟后加冰糖少许。可辅助治疗贫血。⑤鸡汁粥：先将母鸡一只煮汤汁，取汤汁适量与粳米 100 克煮粥食。孕妇常食，可辅助防治贫血症。⑥香菇红枣：取水发香菇 20 克，红枣 20 枚，鸡肉（或猪瘦肉）150 克，加姜末、葱末、细盐、料酒、白糖等，隔水蒸熟，每日 1 次。常食，可辅助治疗妊娠贫血。⑦大枣粥：大枣 10 枚，粳米 100 克，煮粥常食，防治妊娠贫血有一定作用。⑧芝麻粥：黑芝麻 30 克，炒熟研末，同粳米100克，煮粥食之。孕妇常食，能辅助治疗妊娠贫血。⑨枸杞粥：枸杞子30克，粳米100克，煮粥。孕妇常食，可辅助治疗妊娠贫血。

二、妊娠合并心脏病

（一）概述

妊娠合并心脏病是产科严重的合并症，目前仍是孕产妇死亡的主要原因，发病率0.5%~1.5%。由于妊娠，子宫增大，血容量增多，加重了心脏负担，分娩时子宫及全身骨骼肌收缩使大量血液涌向心脏，产后回心血量的增加，均易使有病变的心脏发生心力衰竭。同时，由于长期慢性缺氧，致胎儿宫内发育不良和胎儿窘迫。临床上以妊娠合并风湿性心脏病多见，尚有先天性、妊高征心脏病，围产期心肌病，贫血性心脏病等。心脏病患者能否安全渡过妊娠、分娩关，取决于心脏功能，故对此病必须高度重视。

（二）临床表现

1. 妊娠期出现心悸、气促，心动过速，有时夜间难以平卧。

2. 体力活动受到限制。

3. 听诊心前区可闻及舒张期杂音，Ⅲ级以上的收缩期杂音，或严重的心律失常，如心房颤动或扑动，房室传导阻滞，室上性心动过速。

4. X线胸部摄片显示心界扩大。

5. 心电图显示心肌劳损、心律失常。

（三）诊断依据

1. 有心脏病史、心脏手术史或心衰史。

2. 心前区可闻及舒张期杂音和Ⅲ级以上的收缩期杂音。

3. 严重的心律失常。

4. 心房或心室扩大。

5. 心肌损害。

（四）治疗原则

1. 对患心脏病的孕妇应由内科、产科协同检查处理，确定是否继续妊娠。

2. 心功能Ⅲ级以上、有心衰史、近期风湿活动期，宜早期终止妊娠。

3. 继续妊娠者，妊娠晚期住院待产，视心脏情况决定分娩方式；加强产前检查。

4. 防止心力衰竭。

5. 正确处理好各产程，缩短二程必要时助产；产前、产后积极抗感染。

（五）用药原则

1. 妊娠合并心脏病轻症病例以护心肌、抗感染，以防止心衰和其他辅助药为主。

2. 早期心衰患者应用西地兰、抗生素和辅助治疗，并根据妊娠周数择期终止妊娠。

3. 发生心衰患者，应用西地兰、硝普钠等积极抗心衰、护心肌、病情稳定则剖宫产终止妊娠。

4. 产后镇静剂，不常规使用宫缩剂。

（六）辅助检查

1. 妊娠合并心脏病轻症者检查专案可选择检查框限“A”为主。

2. 重症者检查专案可包括检查框限“A”、“B”或“C”。

（七）疗效评价

1. 治愈：分娩结束，未发生心衰，无其他并发症。

2. 好转：药物控制心脏心衰情况，自觉症状缓解。

3. 未愈：病情无明显改善，甚至产后加重。

（八）预后

妊娠合并心脏病死亡率很高，但有的患者不听医生劝告，以性命下赌注，这是非常危险的。严格来说，凡有心脏病患者，尤其是心功能不全者，应禁止妊娠。妊娠前可进行咨询，以确定心脏功能情况而决定能否妊娠。继续妊娠者，则必须遵照医生的意见，按时检查、提早住院，配合治疗。

三、妊娠合并肾盂肾炎

（一）分类

1. 无症状性菌尿症

孕妇无症状性菌尿症（ASB）发生率为5%～6%，与社会经济因素有关，贫穷孕妇合并贫血发病增加一倍。上行性污染与细菌数量有关；2%～10%青春期女性有菌尿症，没有症状，因细菌毒性低；结婚未生育女性8%有菌尿症；15%女性在一生中有过一次泌尿感染，妊娠不增加泌尿感染，但妊娠后使菌血症变成有症状感染。常见病原体 *Escherichia* 大肠杆菌、*Klebsiella* 大肠杆菌占85%～90%。

2. 妊娠性膀胱炎

发生率0.3%～2%。症状与诊断：尿急、尿频、排尿疼痛、困难为最主要症状，耻骨上有不舒服感觉，肾区无压痛，尿培养阳性，有血尿或脓尿。治疗：妊娠期用药，考虑对胎儿影响少。

3. 急性肾盂肾炎

急性肾盂肾炎发生率1%～2%，产前73%，产后27%。孕中期46%，孕晚期45%。症状：寒冷、发烧40℃。尿频、尿急，腰疼为双侧性、肾区压痛。细菌红细胞管型，中段尿培养，细菌数超过10万/ml，贫血 HCT<30%，或者10%以下。

（二）诊断

中段尿培养。细菌数超过10万，准确性提高96%。孕妇无症状菌尿未处理，28%出现急性盂肾炎，有3%～4%可变成慢性肾盂肾炎。

（三）治疗

先锋霉素、青霉素，疗程2周。无效会继续加重，改用别的药，联合用药。每周复查尿液。连续三周阴性为治愈，随访复发率很高。频繁发作者造影，可能有肾盂畸形。

第四节 妊娠中、晚期产科并发症

孕妇年龄越大，发生高血压、糖尿病、心脏病并发症的机会越多，对胎儿的生长发育不利。

一、妊娠高血压综合征

（一）病因

许多研究结果表明，高龄初产妇妊高征发生率高于非高龄初产妇，约为正常对照组的3倍；高龄初产妇中，约33.1%并发妊娠高血压综合征；不同年龄组的妊高征发生率随年龄而增加，这结果与Kesbler等的研究结果相一致。好发原因与血管内皮损伤，随年龄的增加呈进行性加重改变有关；随着年龄增长，产妇的心脏血管弹性下降；恐惧或过于激动焦虑的情绪，可引起神经内分泌的反应，释放多种神经递质和激素，通过胎盘进入胎儿血液循环，可诱发妊高征及影响胎儿生长发育，从而影响孕妇及胎儿身心健康。孕期发生的负性生活事件较多，刺激强度较大，易导致中晚期妊娠发生妊娠高血压综合征，以至胎儿宫内生长发育迟缓，死胎、死产的发生率及产儿死亡率也随之升高。但德国有报道，重症晚期妊高征的病例由1959年至1961年的42.6%，下降至1977年至1979年的19.7%。这一下降归因于在最后一年高龄初产妇妊娠期处理得到改善。

（二）预测

1. 病史

年龄>30岁，合并慢性高血压、肾病、糖尿病、既往妊高征史、家庭史、肥胖、多胎妊娠等。

2. 体重指数（BMI）

BMI>0.24为异常。平均动脉压（MAP）MAP＝收缩压（S）+2舒张压（2D）/3，孕20~24周≥12kPa，31.5%可能发展为妊高征。翻身试验：左侧卧，测左臂血压至平稳，翻身仰卧，再测血压，如舒张压上升2.67kPa（20mmHg）为阳性，符合率93%。血液动力学测定（CVT）如TPR>1.2PRU、K>0.4，符合率85.7%。

（三）预防

妊娠早期应常规进行妊高征预测，孕中晚期要加强血压、尿蛋白的检查。妊高征高龄孕妇坚持住院治疗，以减低妊高征对母儿的危害，早期发现轻度异常并予以治疗及纠正。从饮食及药物上保护血管内皮细胞，降低血管及神经肌肉的敏感性。可采取左侧卧位、Aspirin 40mg qd从孕20周起到产前二周；钙：2g/天，孕20~24周起；硒宝康50ug qd，孕20~24周起；熟大黄75mg qd，孕20~24周起。

二、流产、早产

在妊娠的过程中，高龄初产妇自然流产率增加了3倍，约18.4%的妇女有一次或好几次流产。高龄初产妇的早产率也较其他产妇高，高龄初产妇平均分娩孕周小于对照组，早产发生率明显高于对照组。原因与高龄初产妇妊娠合并症发病率高、胎儿疾病、接受围产期宣传及孕妇对优生优育的认识，以及大多采用剖宫产提前终止妊娠有关。

预防早产重点是减少孕妇受到急剧外来刺激（如外伤、精神创伤、过度劳累及发热疾患）和加强孕期防护。低体重则为选择适宜的受孕时间，积极治疗母体疾病及双营养状况。加强对早产儿、低体重儿监护，是降低早产、低体重儿死亡率的重要措施。

三、胎膜早破、羊水过少、早产、胎儿生长受限

高龄初产孕妇易发生胎膜早破，产时要加强监护，注意产程进展，对胎膜早破应适当使用抗生素。羊水过少的发生率高龄组大于对照组，可能与年龄增大、血管病变增加有关。高龄初产妇早产率高于对照组，早产率增加与产妇并发症、合并症、人为干预、新生儿体重差异显著、胎儿宫内发育受到影响以及早产有关。高龄初产妇胎儿生长受限(宫内生长迟缓）发生率也高于对照组。同时高龄初产孕妇合并子宫平滑肌瘤的发生率较正常孕妇明显升高；子宫内膜异位症发生率亦较高，有异常情况随时去妇产科就诊。

第五节　妊娠中、晚期保健

孕期保健的意义：保护孕妇与胎儿的健康，保障胎儿发育良好，直至足月分娩。

一、孕妇保健及锻炼

随着妊娠月份的增加母体的负担将日益加大，为保护高龄孕妇及胎儿健康，不宜在正常工作日外延长工作时间，而且在工作期间内也应当安排一定的休息时间，避免加班加点，减轻孕妇工作、学习、生活负担，保证充足休息时间。但同时要经常散步、加强户外活动，提高身体素质，这乃是保持自身健康的根本，有利于胎儿健康，有利产后的形体恢复。

保护头发，避免人为刺激，如烫发、染发。预防妊娠纹：首先要控制饮食，其次保持皮肤的柔软性：冷霜、红霜按摩乳房和腹部。警惕静脉曲张：卧床休息时期适当垫高腿部，帮助血液循环。感到腿部疲倦时，可用凉水擦腿；不要长时间原地站着不动或原地跺脚、每天定时按摩，防止脊柱弯曲。

二、加强孕产期心理保健

妇女在妊娠分娩过程中经受着生理与心理的变化，孕妇有不同的心理反应。优生优育不仅要选择良好的受孕时机和条件，且要创造良好的妊娠心理、社会环境，排除不良的精神刺激，解除妊娠顾虑。孕期保健工作必须注意孕妇心理状态，帮助其进行有益的身心活动。我国古代医家十分重视孕妇的起居、七情六欲。图安，少活动，多卧床对胎儿发育和分娩都是不利的。宋代陈自明所著《妇人良方大全》中说：孕妇应该“阴阳平衡，气质完备。”

胎儿在5~6个月时，已开始有了听觉功能。利用有益的音乐旋律，对胎儿进行周

期性刺激，促进大脑锥体细胞和它们的树突数量的充分增长，促使突触联系增多，大脑神经网络更丰富，可增加胎儿未来的智商。音乐的频响范围严格控制在500~1500赫兹之间，节奏平和（禁止变换节奏），力度不大，速度稍缓，没有切分音、没有不谐和的音程和不谐和的和弦。每一首乐曲所占时间约在12分钟以内，避免造成胎儿听觉神经和大脑疲劳。

积极处理孕产妇的各种危险因素，尽可能消除不良的躯体和精神刺激，稳定孕产妇的情绪，加强心理卫生指导，使孕妇以良好的心理状态进入分娩期，以提高产妇的心理素质，减少异常心理行为的产生。孕妇要注意心理卫生，家属的关心，亲友、同事、社会的支持和帮助关怀，互敬互爱的夫妻关系，极积愉快的心理状态，保持乐观情绪，创造良好的母体内环境，善于进行自我心理调节以取得心身平衡。

三、重视畸形及宫内感染的筛查、处理

孕期要注意卫生保健，防止病毒感染，预防流感、风疹、带状疱疹、单纯胞疹等病毒的感染，这些病毒对胎儿危害最大，可通过胎盘侵害胎儿，导致胎儿生长迟缓，智力缺陷，各种畸形。

四、B型超声检查

B型超声检查作为产前诊断项目，应在妊娠16周以后，此时胎儿各主要脏器已能清晰显示。能观察到胎儿体表及脏器有无畸形，观察胎儿颅骨是否完整。产前咨询可进行孕中期血甲胎蛋白筛查，无脑儿较敏感，超声波检查可助诊断，羊水胆碱酯酶升高也为较可靠诊断指标。

五、孕期家庭自我监护法

（一）胎动计数

胎动计数是孕妇自我监护的一种方法，它反映胎儿在宫内的情况。在正常情况下，妊娠18~20周可以感到胎动，28~32周可达到高峰，38周后胎动又逐渐减少。晚上胎动最多，正常胎动每12小时30次，每12小时胎动低于20次或高于40次为异常。计数的方法是孕妇取坐位或卧位，每日早、中、晚在固定的时间内各数1小时，3个小的胎动数相加乘4，就是12小时的胎动数，如果胎动过少，往往是胎盘功能不良，以致胎儿在宫内窘迫，如低于10次/12小时，表示胎儿在宫内缺氧，应立即去医院抢救。胎动过频也说明胎儿在宫内缺氧，多与脐带受压有关。如果胎动消失，胎心音可在短期内消失，也可能继续12~24小时。胎动减少致胎动消失，往往可经历数日或1周左右。因此，如果立即去医院采取有效措施，有可能抢救胎儿成活。胎动计数很重要、也很简单，但临床发现很多孕妇对这点并不重视。有的高危孕妇在住院期间也不准确按时数好胎动。因此，为了预测胎儿在宫内的安危，孕妇要重视胎动计数，不要怕麻烦，但也不要心情紧张。一般来说，大多数孕妇的胎动是正常的。高龄初孕妇，应接受常规产前检查，丈夫参加监护与护理：数胎动：1~3次，1小时/次。

（二）丈夫听胎心

1~2 次/天、1~2 分/次。胎心异常做波动试验，改变体位，走动数分钟，仍有异常去医院就诊。

（三）孕妇宫高腹围曲线监测

①宫高：耻骨联合上缘中点至宫底最高处的弧形长度。孕 20~42 周宫高平均每周增加 0.7cm。孕 34 周前每周增加 0.94cm。孕 35~38 周前每周增加 0.66cm。孕 38 周后几乎不增加。②腹围：孕 20~42 周腹围平均每周增加 0.51cm。孕 20~26 周每周增加 0.33cm。孕 27~28 周每周增加 0.80cm，孕 38 周以后不增加。

六、保持适宜的体重

孕妇体重改变最为明显，妊娠期体重增加 10~12.5kg。孕期适当体重的判断，0.35~0.50 kg/周，孕妇摄取适量的热能，保持适宜的体重，过与不及均有弊。4、5、6 三个月中每月增加的体重不超过 1.5 公斤；7、8、9 三个月每月新增体重应限制在 2 公斤以内。体重过大会增加孕妇患妊娠高血压的危险，产生胎儿潜化性的肥胖症，因为胎儿的脂肪细胞会增加。孕妇分娩后只能减轻 5.5~6kg，胎儿 3.5kg，胎盘、羊水、失血约 2kg，因此孕期要预防肥胖。

七、性生活

妊娠中期原则上可以过性生活，但也应当有所节制。由于母体腹部的隆起，常使双方不能满意。妊娠晚期、特别是临产前 3 周必须禁止房事，性生活可能导致子宫收缩，引起早产、胎膜早破以及产后感染。有流产史及早产史者，怀孕后更应注意节制房事。妊娠晚期不应过性生活。

（李增庆　姚琼华）

第九章 胎儿期生理、心理特点与优生

第一节 胎儿的生理特点

胎儿期指从受孕到出生的时期。胎儿期死亡占围产儿死亡的1/2，胎儿保健是围产期保健的主要内容。研究胎儿期生理特点的目的：①保证胎儿在子宫内正常发育，避免一切不利因素的影响，以保证胎儿的质量（环境与优生）。②正确判断胎儿宫内成熟程度及储备力（妇产科）。③研究影响胎儿健康的疾病，以期能做好产前诊断，防止胎儿期遗传病（产前诊断）。④选择适宜的方式、时机终止妊娠（妇产科）。⑤了解胎儿心理的发展，进行合理的胎教，为早期教育奠定基础。

一、胎儿各主要器官在孕月的变化

12周末：胎儿长7~9cm，体重约20g，外生殖器已发育，开始分化，部分可辨认男女。已长出指（趾）甲，肠管已有蠕动，能吸收葡萄糖，四肢可以活动。

16周末：身长增长较快、加速，胎儿长13~17cm，体重随月份增加亦增长加快；体重约100g，肌肉开始发育，胎动明显。部分经产妇能自觉胎动；呼吸运动明显，X线摄片中可见脊柱阴影。

20周末：胎儿身长约25cm，体重约300g。可听到胎心音，身长增长最快，头体出现发、毛，胎儿有吞咽动作；全身覆有毳毛，如此时出生可有心跳、呼吸、吞咽及排尿功能，称为有生机儿。

24周末：胎儿身长约30cm，体重约700g。各脏器均已发育，肩膀长出，皮下脂肪开始沉积，皮肤仍呈皱缩状。眉睫长出，皮肤红而皱，无皮下脂肪；可用B型超声仪做胎儿体格测量。

28周末：胎儿长约35cm，体重约1000g，皮肤色红，覆有胎脂，可以有呼吸运动，眼裂张开，皮下脂肪仍少；但肺泡Ⅱ型细胞中表面活性物质含量低，出生后易患特发性呼吸窘迫综合征，加强监护能存活。胎动开始频繁，胎动是胎儿成长的标志。

32周末：胎儿身长约40cm，体重约1700g，皮肤仍呈粉红色，有皱纹，面部毛已脱落。睾丸下降入阴囊，皮下脂肪增多，胎毛多，体重增长快，四周内增长200克左右。

36周末：胎儿身长约45cm，体重约2500g，皮下脂肪继续增长，皮肤红色逐渐减退。体重 4 周增加约 200 克左右，为最迅速时期。

40 周末：胎儿身长约 50cm，体重约 3000g，胎体丰满，胎毛脱落。

二、胎儿身高、体重增长的特点

身长的增长：第二个月时，头为胎体长度的 1/2；以后头部比身体其他部位生长速度减慢，第五个月约为身长的 1/3，出生时为 1/4。胎儿期生长发育经历四个不同阶段，孕 16 周前发育速度缓慢，16 周后发育加快；28～37 周增加最快（应及时补充营养）。人类脑细胞发育最旺盛时期为孕早期（头三月内），妊娠最后三月，易受母体营养的影响。妊娠逐月中胎儿的发育：妊 5 月以前，胎儿身长（cm）= 妊娠月数的平方；体重 = 妊娠月数的立方×2。妊 5 月以后 身长（cm）= 妊娠月数×5；体重 = 妊娠月数的立方×3。

表 9-1 **胎儿在妊娠期身高、体重增长**

月份	身长	体重
1 月	7. 5～10mm	
2 月	2. 5cm	2. 7g
3 月	9. 0cm	20. 0g
4 月	16. 0cm	128. 0g
5 月	25. 0cm	250. 0g
6 月	30. 0cm	648. 0g
7 月	35. 0cm	1029. 0g
8 月	40. 0cm	1536. 0g
9 月	45. 0cm	2187. 0g
10 月	50. 0cm	3000. 0g

三、胎儿体重估计法

（一）腹围与宫底高度的测量

临床应用腹部触诊及宫底高度的测量来估计胎儿体重是一种简单易行的办法。

曾蔚越法：胎儿体重（g）= 0. 9×宫高 cm×腹围；男婴加 500g，女婴加 400g。

但是由于受到腹壁厚度、子宫张力、羊水量、胎位等多种因素的影响，估计胎儿体重不够精确。

（二）超声估计胎儿体重

EikNes 等认为超声检查是估计胎儿体重的首选方法，操作方便，对母、儿均无损害。近年来，国内外在应用B超测量胎儿生物指标，通常采用胎儿双顶径或其他双项或多项指标（头围、腹围、股骨长等）来预测胎儿体重。

胎儿双顶径（BPD）的测量：用B超探头横切胎头，显示胎头呈圆形光环，并清晰显示出脑中线光带及两侧对称的丘脑回声，将图像冻结后垂直中线测光环外缘的最大距离为胎儿双顶径。测胎头双顶 BPD：31~37 周，每周平均增长 1.6mm，38~41 周，每周平均增长 1mm，如 BPD 增长慢于每周 0.45mm 时为异常。

胎儿腹围的测量：参照 Campbell 等的方法：于胎儿上腹部脐水平与脊柱垂直的部位横切，显示含肝脏、脐静脉、胃泡、脊柱的横断面，断面为圆形或椭圆形时，测量其前后径及横径。测量定点均取其最外侧边缘，且前后径与横径要互相垂直。以 1.57×(前后径+横径）来计算腹围。

Shepard 等推出了双参数计算式：log10（体重）= -1.7492+0.166/（BPD）+0.046(腹围）-2.646（腹围×BPD）/1000，通过对公式的评价，体重估计过高或过低的情况较平衡。我国与欧美胎儿发育有差异，应用国外的公式可能造成多项指标预测结果与实际的误差。

我国地域辽阔，南北方新生儿的发育也有差异，同时指标的测量也受B超操作者熟练程度、宫内羊水量的多少、胎盘位置、脐带以及胎方位的影响。因此，开展胎儿器官发育与体重、身高的相关研究，提出我国各地区、多项指标预测公式更为重要。有很多甲级医院根据多年来胎儿体重与双顶径之间的相关关系，计算出本地区（本市）胎儿双顶径与体重相对应的数值，不失为一种有效的估计胎儿体重的好方法。

第二节　胎儿的心理特点

一、胎儿神经系统脑的发育

妊娠 40 周内，胎儿大脑的生长发育速度是不均衡的，胎儿需从母亲体内获取大量的多种氨基酸，并利用氨基酸合成胎儿大脑细胞的核蛋白，同时需要微量元素如铜、锌。因此孕 3~6 个月，孕妇摄取合理与充分的膳食营养，对胎儿大脑发育有重要的影响。胎儿脑的成熟开始于胎龄 6~7 个月，脑的成熟是脑细胞数量增加和结构分化的结果。大脑发育研究表明，约在妊娠 10~18 周，胎儿大脑椎体细胞生长发育速度最快，为胎儿大脑细胞分裂增殖的第一个高峰期（剧增期）。到第 23 周时，脑皮质的六层结构：分子层、外颗粒层、小锥体细胞层、内颗粒层、大锥体细胞层和丛状细胞层均已定型。胎儿大脑皮层的六层结构全部具备时，在保障热量、蛋白质、必需脂肪酸、维生素、微量元素供给充分的基础上，可促进大脑锥体细胞生长得更多。大部分脑细胞在出生前形成，而出生后的第 3 个月是脑细胞生长的第二个高峰。孕期营养的关键是营养对胎儿的影响，尤其蛋白质、钙、铁、锌、镁以及维生素 A、C 及 D。

从第 3 个月起胎儿大脑开始发育，身体各感觉器官与大脑之间的信息通道开始建立。从胎龄 6 个月起，锥体细胞体积开始长大，树突开始延伸。增加由外界到大脑皮层的各种感觉通路的良性刺激，如声、光、触摸等刺激，可刺激产生电脉冲通路上的椎体细胞，以及到达大脑感觉中枢部位的锥体细胞，使它们之间的突触后膜电位增高；反复刺激促使锥体细胞的树突和树突棘增长，有利于和周围尚未建立突触联系的锥体细胞建立起"突触"联系，使负责神经脉冲传递和信息储存的大脑神经网络更丰富；使出生后大脑的感觉和思维更敏捷，信息储存量更大。7个月左右胎动频繁，胎儿神经系统已发育到较高程度，具有思想、感觉和记忆能力，胎儿活动时能更好地感受外界的刺激，各种刺激促进神经和感觉系统发育。

二、胎儿的听觉

胎儿在母体最早接触的外界因素是声音，胎儿对母体内声音敏感，可以听到成人所听不到的极高或极低频率的声音，如母体大血管（包括子宫和脐带血管）的搏动、肠蠕动、母亲的心跳、脉搏等。美国儿童心理学家认为：胎儿4~5个月开始注意外界的声音，胎儿在母腹中就已经开始熟悉母亲的声音，以至刚出生就能分辨母亲的声音，用自己的感觉器官去聆听外界和自身的音响，这说明心理在胎儿期就产生了。音乐家的子女畸形率最低，出生后对音乐有特殊的好感，某音乐家儿子在歌声里受孕10个月，一生下来就对歌声有种天然的感情，只要妈妈在家一唱，他马上会瞪着小眼睛专心听，兴奋时哼哼唧唧地与母亲合唱。碰到儿子哭闹时，妈妈只要亮亮嗓子，儿子立马安静下来，为母亲的歌声让出"频道"。胎儿活动时能更好地感受外界的刺激，各种刺激促进神经和感觉系统发育。

案例9-1：据《自然》网站2004年2月2日报道，美国一科研小组通过对绵羊胎儿的内耳听觉能力的测试，发现羊胎能够对较为悦耳的声音做出反应；这项研究工程由美国佛罗里达州立大学的专家肯·格哈特（Ken Gerhardt）主持。他们使用绵羊胎儿作为试验品，首先将一个绵羊胎儿从母羊的子宫内取出，接着给该羊胎的内耳中插入小电极管，然后再将羊胎送回母羊的子宫内。该研究小组在母羊的身边播放各种人声及音乐，如羊胎的内耳能对声音产生反应，内耳中被置入的电极管就会将这些反应过程记录下来。初步的研究发现，低频的声音能够轻松地到达母羊子宫，相反高频的声音则会有所减弱，这表明较悦耳的声音更容易到达羊胎的内耳。

美国北卡罗莱纳州大学发展心理学专家安东尼·德卡斯普（Anthony DeCasper）对上述结果表示了认同。发展心理学专家表示，虽然这次实验的结果是来自羊胎，但由此可以推测人类胎儿也应该有着类似的听觉能力。德卡斯普说，人类胎儿也应该能听到较为悦耳的人语声音。

子宫里的胎儿如同生活在声音的海洋，《新生儿的世界》一书的作者黛芙妮与查尔斯·毛若对于胎儿听见他母亲的心脏、肠和肺发出的噪声，是这样形容的："用工程名词来说，那里有一个开动了的水阀（心脏），一个7米长的排泥浆机器（胃肠道），还有一对风箱（肺）。"胎儿会听到母亲体内发出的各种嘈杂声音，如果母亲打喷嚏，胎儿会觉得近处打了一个响雷。胎儿可清楚地听到母亲的说话声，母亲轻柔的话语是一首美妙无比的催眠曲，胎儿对母亲体内的一切声音，都在听觉器官的逐渐发育中适应了，倘若母亲体内寂静无声，反而感到无所适从。

案例 9-2：一名出生 1 个月的婴儿，在某医院被诊断为听觉神经损害，导致听力受损，与其母亲怀孕时的不当胎教有关。某孕妇怀孕时到音像店买来胎教音乐磁带，每天开大录音机音量，对着肚子放音乐。有时怕胎儿听不到，干脆将录音机直接贴在肚子上。孩子出生后，罗某逐渐感觉到孩子的听觉不对劲，便抱着孩子到医院听力测试中心检查。诊断结果令她大吃一惊，孩子听觉神经已受到损害，亟需治疗。音乐胎教对刺激胎儿的发育有一定好处，但对胎教音乐的播放有较高要求。孕妇直接将扬声器放在腹壁上，声波进入母体，使腹中胎儿受到高频声音的刺激，时间长了容易对胎儿的耳蜗及听觉神经造成损伤，引起听力障碍甚至耳聋。但这名婴儿发现时间较早，受损程度较轻，治疗后听力可基本恢复到正常水平。专家建议，准妈妈听胎教音乐时，要选择经过优生部门鉴定的正规音乐，在室内大范围内听，不要离胎儿过近。孩子出生后一周左右，最好在医院做一个新生儿听力实验。

三、胎儿的记忆力

关于胎儿能否记忆母亲的声音，国内外学者均进行过研究，研究证实子宫内的胎儿有记忆能力，而且会受母体与环境改变的影响。

案例 9-3：心理学家安东尼·德卡斯普设计了一套实验方法，他在刚出生的婴儿耳朵上戴上有衬垫的耳机，又给婴儿一个奶嘴，奶嘴连接一条封闭的橡皮管，管内的压力一改变，就连带改变了录音机的频道。如果婴儿每吮吸一下后很久才吮，他会听见一条频道的声音，如果他停下来的时间较短，他便会听到另一频道的声音，这无疑使婴儿可以自己选择频道。德卡斯波教授发现，新生儿喜欢选择母亲语言的录音，而不喜欢另一个女人的。一些专家也曾使用歌声来做类似的试验，亦获得同样的研究结果。说明胎儿在子宫里不仅聆听到母亲体内各处噪声，而且对噪声留下印象。另有实验显示，大多数的婴儿会选择母亲的心跳声以及在母亲腹中时听过的音乐，可知胎儿是有记忆能力的。

对于胎儿在子宫里能够聆听到母亲体内各种噪声这一点，国内外专家多持肯定态度，然而对胎儿能否听到母亲体外的声音？最近国外研究人员曾持微型拾音器（麦克风）经由阴道放进子宫录音。产妇胎儿医学专家杰费利费兰医生播放所录到的声音放给孕妇听，一个旋转在子宫里的拾音器差不多接收到外界所有的声音，从小鸟歌唱到火车经过，什么声音都有。子宫内神圣不可侵犯和宁静的世界这一传说被打破了；同时亦证实，中国古代所留传下来的胎教学说，具有坚实的科学基础。胎儿虽然能够听到声音，并对声音有记忆能力，但胎儿的大脑皮质功能分工区域远未完成发育。

四、胎儿的味觉

在母亲子宫中的胎儿每天要消耗 500 毫升的羊水，此时胎儿的味蕾已形成，胎儿和新生儿被认为已经开始偏爱某种食物。美国专家经研究认为，如果妇女在怀孕和生产后偏爱某种食物，那么胎儿、婴儿在分别通过子宫内的羊水和母乳多次“品尝”该食物成分后，很可能也会喜欢上这种食物。

案例9-4：据美国《独立报》报道，费城的莫内尔化学感觉中心专家朱莉·门内拉研究发现，孕妇能通过她们的饮食，影响胎儿出生后的口味；如果妇女在怀孕期间偏爱某种食物，那么胎儿通过子宫可以“品尝”到该食物的味道，这种首次的味觉体验对孩子的饮食喜好的形成起着很重要的作用。她研究的45位孕妇中，一些孕妇在孕期的最后三个月，定时服用胡萝卜汁，还有一些女性是产后服用胡萝卜汁，其他一些女性没有服用胡萝卜汁。如果孕妇很爱吃胡萝卜，那么她们生的孩子在断奶后往往比其他孩子更爱吃胡萝卜。如新生儿的母亲偏爱蒜或含有香草、茴香籽的调料，那么她们的乳汁中也会分别含有蒜、香草和茴香籽的成分。通过这些研究专家认为，人们对咖喱、蒜、茴香、胡萝卜等食物的偏爱，都可能通过上述途径受其母亲的影响。由于不懂事的小孩喜欢按口味选择食物,因此根据以上发现研究孩子对食物的偏爱，有助于防止幼儿肥胖。

在哺乳期间，妈妈的饮食习惯与孩子对食物的喜好有很大关系，想让孩子爱吃绿色蔬菜，孕妇自己就要多吃蔬菜。孩子准备断奶时，研究人员对婴儿进行了对胡萝卜喜好程度的测试。门尼拉说：“我们对在孕期喝胡萝卜汁的妈妈生下的婴儿进行了测试，看婴儿对胡萝卜味的谷类食品的接受程度。他们不仅能吃不少这种食品，而且通过录像带看到，这些婴儿在吃的时候，很少有拒绝的表情。”但对那些没有接触过胡萝卜汁的妈妈生下的婴儿来说，当父母把胡萝卜口味的食物拿到婴儿嘴边，想检验一下孩子的味觉，结果他们对这种东西不敏感。母乳最大的优势是，孩子熟悉母亲所食食物的味道。婴儿得到的信息显示的是，什么食物是安全的，什么食物是可食用的，这是一个奇妙的体系。先在母亲的羊水中获得这种味道，尔后在母乳中得到，最后在餐桌前首次食用。在羊水或母乳中对食物味道的体验，可能有助于孩子断奶后对这种食品的接受程度。遗传也起了很重要的作用，早期的经历可能影响着一个婴儿的饮食习惯。

来自法国的一项研究显示，如果妈妈在哺乳期间，经常饮用茴香味的饮料，婴儿就会喜欢这种味道。爱尔兰科学家用大蒜进行的研究也得出了类似的结论，其他使用香草、洋葱和胡萝卜的研究也显示，胎儿在羊水中的味觉体验和婴儿在母乳中的味觉体验影响着孩子的口味。食物对婴儿产生影响，味觉和嗅觉指导在人类获取最有可能得到的食物方面，扮演着重要的进化角色。在食物匮乏的时候，人们会本能地寻找有甜味的食物吃，因为这些食物有很高的热量。带有强烈的苦涩味道提供一种潜在的警示：这种食物对人体有害，例如有毒的蔬菜等。

五、静效应

案例9-5：由于环境太静，使人产生不舒适心理，这种情况称为静效应。随着工业社会的高速发展，人们以旷古未有的速度从四面八方涌向都市，使都市生活嘈杂不堪。深受噪声公害的人们为寻觅一块静土而不可得。“静会产生不舒适效应么?”不少人都会产生怀疑的念头。前不久，美国记者保罗班尼斯特曾进入美国加州大学音响研究所的消音室，亲身体验“静”的滋味。消音室是一种专门研究音响、音色的实验室，该室在音响设计上与材料使用上，都是为了与外界声音隔绝和室内没有声反射的目的。保罗班尼斯特在这间房子里试验了一个下午，想看看在一个没有声音的环境里，人有些什么感觉。他发现那里静得令人难以忍受。他说：我可以听到心脏的跳动、血液奔流，我的骨关节发出的声响。我摩擦手指，也像是两张砂纸相互摩擦。我每动一下都可以听到衣服摩擦的沙沙之声。大约半小时之后，我的耳朵变得非常之敏感，轻轻吸一下鼻子亦像是大喝一声。过了一阵，我进行试验，把一枚针丢在一只玻璃碟上，也响得像丢下一只大铁锤。"起先我很享受这种静，但是经过大约一小时，太缺乏声音就使我很不安，我自己咳嗽，做一些声音打破那种静，但很觉刺耳。我用圆珠笔在记事本上写字，笔画的声音显得很响，翻一页纸仿佛像听见开枪。几小时之后，我很高兴我能离开消音室，到了外面，杂音虽然还那么嘈杂，但我却觉得那是吵得可爱。

在北京乐器研究所的消声室里，有人也曾品尝过静的滋味。当时只能忍受25分钟，感受显然不及保罗班尼斯特深刻，但也使人终身难忘。"进入消音室，当把密封门关上之后，立刻产生一种异样的感觉。因为太静太静，耳膜突然失去了压力，使人仿佛置身于另一世界。过了一会，一种莫名其妙的孤独感袭上心头。为了减轻心理压力，试图用语言来为自己壮胆。但说话声显得又干又涩，似乎是另一个人在对自己讲话。大约过了20分钟，自己的呼吸声越来越响，心脏跳动如同有一部机器在耳际转动。这时，我打了一寒噤，一种说不出原因的恐怖感油然而生；于是我打开密封门走出消音室，心里立即恢复了平衡。"

消音室是为特殊用途而设置的超静环境，除非特殊需要，很少有人在里面作连续长时间的生活安排，因此，作为一种心理态势的超静效应仅是个别现象。不过这种现象告诉我们，对于一个听觉正常的人来说，太静的环境对心理有不良影响。

第三节　胎儿的行为

胎龄4个月的胎儿皮肤对冷刺激有反应，5个月对温热有反应，6个月有嗅觉、视觉、对疼痛刺激有反应，对噪声有厌烦动作。最早用超声研究发现，六至七个月以上的男性胎儿，在母腹中就有阴茎勃起的现象。男女胎之比约为106∶100。

案例9-6：新型超声扫描仪拍到胎儿漫步子宫照片

据英国广播公司（BBC）报道，一种新型超声扫描仪拍到了12周胎儿在子宫中漫步的惊人照片。利用这种仪器拍到的其他照片还显示，胎儿在子宫里打哈欠和揉眼睛。这种扫描仪是由英国伦敦大健康诊所的斯图亚特·坎贝尔教授研制的，比普通的超声仪拍到的照片更清晰。坎贝尔教授以前曾对外公开过胎儿微笑的照片。他用这些照片编了一本书，名叫《看我在成长》。

普通的超声仪通常用于怀孕12~20周的妇女，可产生正在子宫中发育的二维图像，这些图像帮助医生观察胎儿的发育情况，但医生无法从这些图像中观察胎儿在子宫内的行为。坎贝尔教授对超声扫描技术进行了改进，它不仅可以产生三维图像，还能实时记录下胎儿的活动情况。借助这种新型仪器，他首次发现了胎儿从发育初期即开始有复杂的行为。"这是一门理解并拍摄胎儿行为的新科学。或许在不远的将来，这种技术可以帮助我们诊断与基因有关的疾病，或许可以帮助科学家揭开大脑性麻痹等医学难题的秘密。”从这些照片中可以看出，从 12 周开始，也就是母亲尚无觉察之前，胎儿已经开始伸展四肢，并在子宫里踢腿或跳跃了。从 18 周开始，胎儿可以睁开眼睛。从 26 周开始，胎儿有了典型的婴儿行为和心情，比如抓、笑、哭、打嗝和嘬。直到最近，医学专家仍认为婴儿在出生六周后才会笑。但坎贝尔表示，其实胎儿在子宫里就会笑。

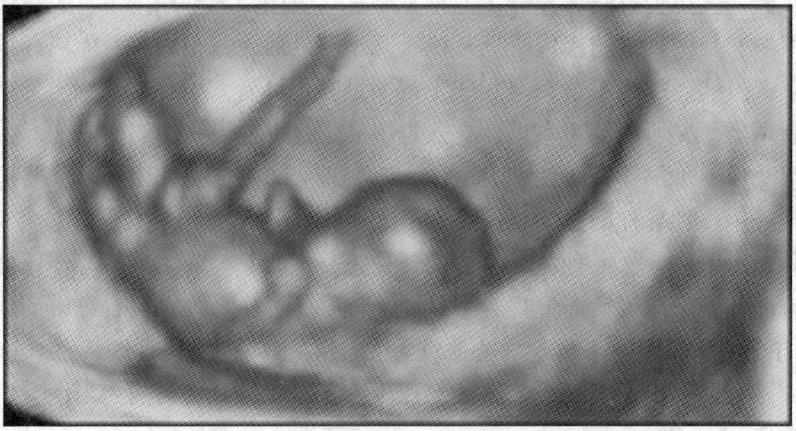

图 9-1　8 周的胎儿会踢或伸直双腿，还能把手臂上下移动

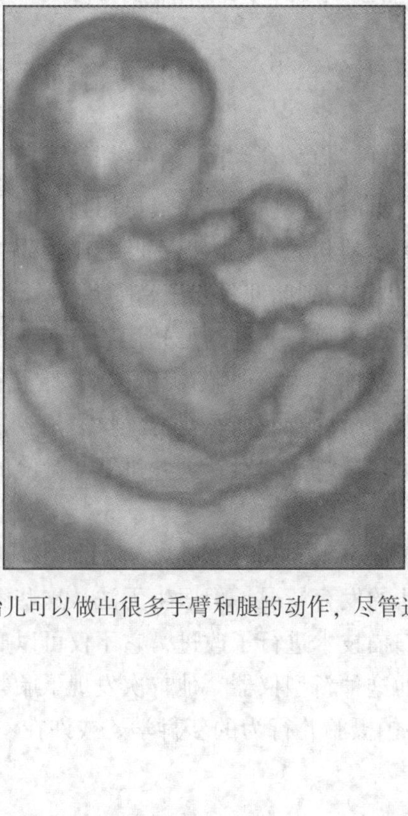

图 9-2　10 周的胎儿可以做出很多手臂和腿的动作，尽管这些动作显得稚嫩

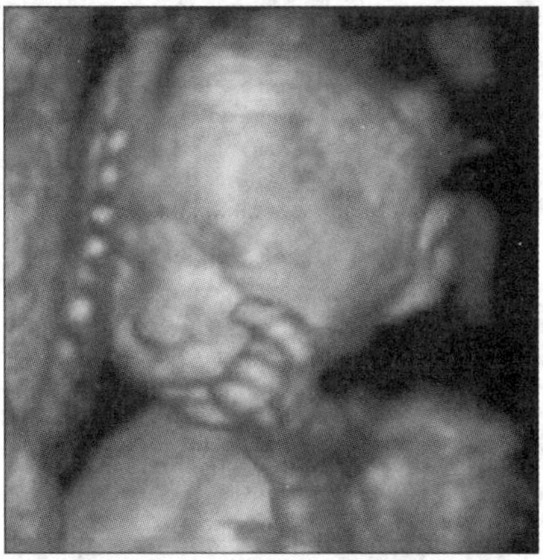

图 9-3 22 周的胎儿可以做出很好的手部和手指的动作，婴儿可以抓、擦、拍自己的脸和鼻

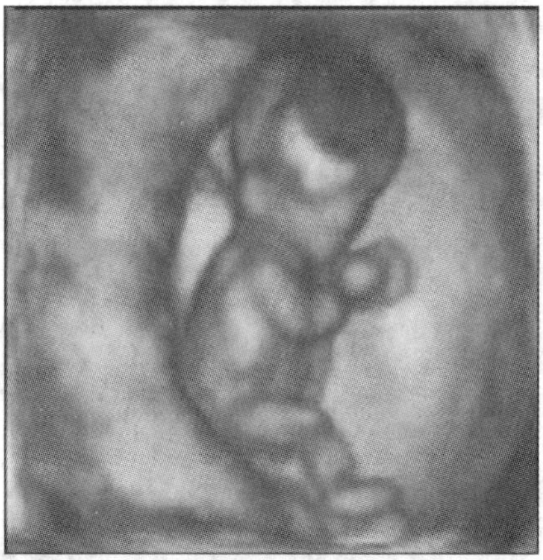

图 9-4 这个胎儿做的动作和他出生后做的动作一样完美。如果帮着他站在一个平坦的地方，他甚至会试着向前移动脚步

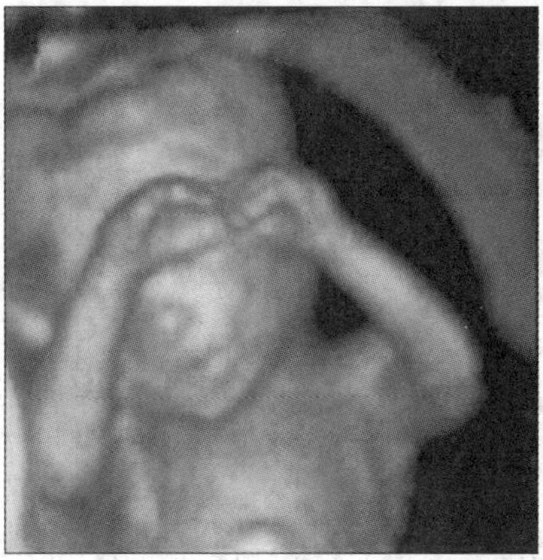

图 9-5 这个大脑发育很充分的胎儿显然可以感觉到他身体的其他部分，他可以将指尖并拢

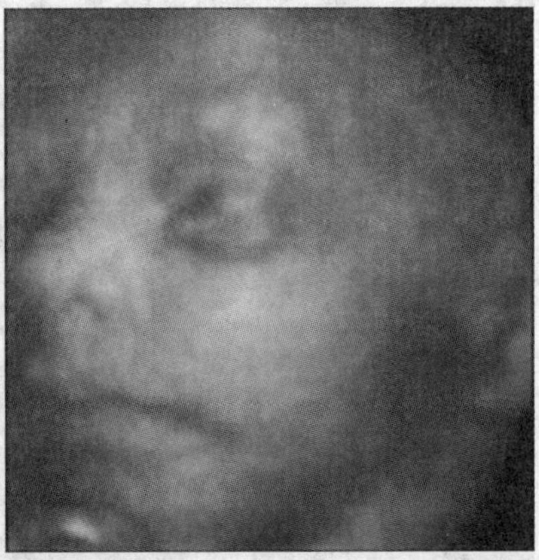

图 9-6　从大约 25 周起，胎儿的视网膜发育完全，胎儿有时睁开眼睛，有时闭上眼睛。这些动作帮助婴儿完善眨眼功能，出生后，眨眼可以起到保护眼睛的作用

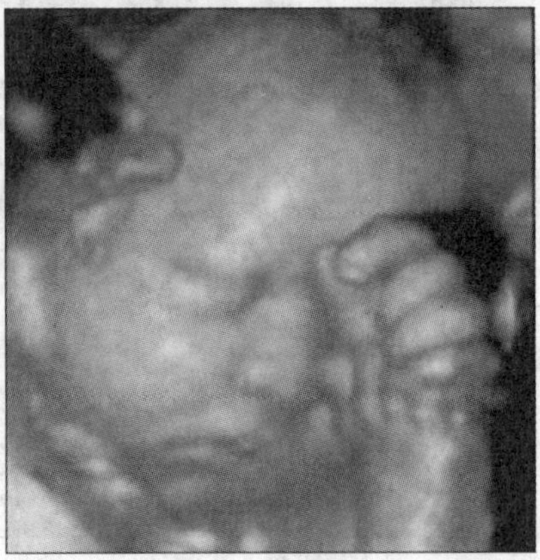

图 9-7　虽然抓这个动作，胎儿很早开始了，但在子宫里的最后三个月，胎儿可以更好地做出这个动作，胎儿可以抓手、脚、手指、脚趾。抓得最多的是他的脐带

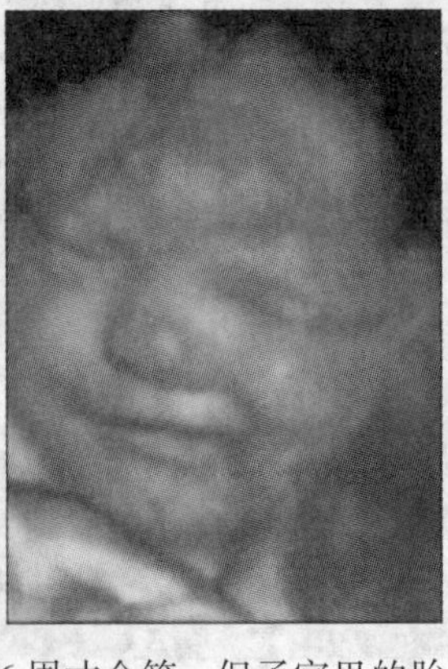

图 9-8　新生儿直到出生后 4~6 周才会笑，但子宫里的胎儿早就会笑了，或许是因为子宫内部温暖、舒适，而且挡住了噪声及强光之故

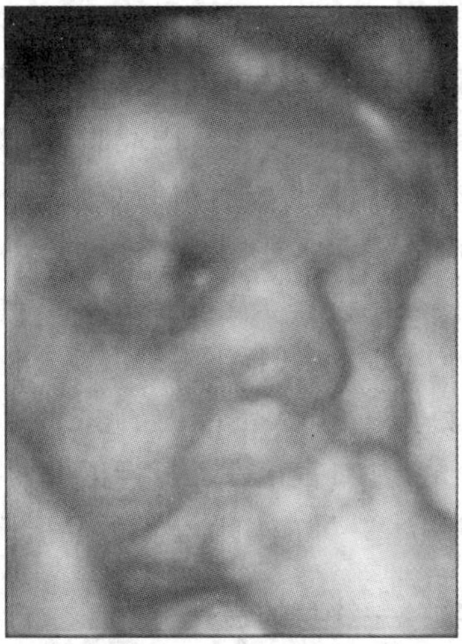

图 9-9 只有 11 周的胎儿就可以把拇指放进嘴里。这个婴儿开始嘬他的小脚趾，然后逐渐嘬更大的脚趾

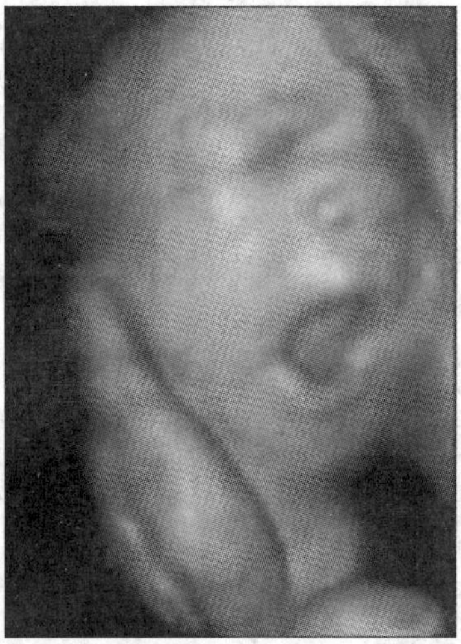

图 9-10 第 12 周，胎儿可以做出打哈欠的动作。或许这就是自然之母的神奇之处：胎儿似乎知道，在出生之前练习打哈欠，那么出生后他就可以开始顺畅地呼吸了

第四节 胎儿与母亲的关系

一、胎儿与母体的信息联系

母亲和胎儿之间存在着信息联系，孕妇的言行、思想、情感，都能通过传感作用，给腹中的胎儿留下触摸不到印记，即孕妇的所视、所思、所言、所听都作用于胎儿，为

日后个体形成创造良好环境。母亲的思想可以影响胎儿，有坚强毅力的母亲，可将信息传给胎儿，使之产生自控力。1968 年比利时医生对一万多名孕妇进行实验，发现母亲在做梦时，八个多月的胎儿也随着进入梦乡，因此胎儿也能做梦。胎儿在子宫里，他和他母亲是“初始我们”的一部分，胎儿没有自我意识。国内外的研究表明，但胎儿在母体内是一个有感知、有反应的生命体。

外象内感，潜移默化：钱今阳说：“昔人言曰：欲子女之清秀，居山明水秀之乡，欲子女之聪俊者，常资文学艺书”（《钱氏儿科学》）。晋代巢元方《诸病源候论·妊娠候》，《巢氏病源》说：“妊娠三月后胎始，当此之时血不流行，形象始化，未有定仪，因感而变。欲子端正庄严，常口言正言、身行正事。欲子美好，宜佩白玉，欲子贤能宜看诗书，是谓外象而内感也。”即应加强孕妇的品质修养、培养高尚的情操。

二、胎儿带给母亲的礼物——终身的益处

案例 9-7：很多人以为胎儿就像一个寄生虫，只知道索取、索取、索取。但《半月谈》最近一项新的科学研究发现，在孕妇怀孕的 9 个多月中，胎儿也送给了妈妈终生的礼物：一种很像干细胞的胎儿细胞，能进入母亲的血液和器官中，修复母亲发生病变的器官，这种细胞在母亲体内会终身存在。塔夫特-新英格兰医药中心的研究人员、医药遗传学主任、杂志资深撰稿人黛安娜·毕安奇博士 1996 年第一个发现怀孕母亲的血液里有胎儿细胞存在，量很小但能在妈妈（包括那些流产的孕妇）体内永久存在。后来毕安奇和其他研究者在孕妇的多种器官，肝脏、脾和甲状腺中都可以发现这种胎儿细胞，并且它们在发生病变的器官中不成比例地出现。这项发现可给美国正在进行的干细胞的讨论带来影响，因增加了干细胞获得途径的多种可能性，避免因培养胚胎或破坏胚胎带来的伦理道德争议。美国总统乔治·W·布什对联邦财政支持人类胚胎干细胞研究进行严格限制，禁止摧毁人类胚胎以获取干细胞。人们一直认为孕妇能够发展出对付疾病（像硬皮病和狼疮）的自动免疫功能，但这项最新发现证明了另外一种假设，胎儿细胞具有干细胞的特性，能够对妈妈受损的器官做出反应并且修复它们。

三、孕妇情绪对胎儿的影响

健康与心理行为活动密切相关，不良心理行为可以影响疾病的发生、发展过程及疾病的严重程度和转归，孕妇在妊娠期的心理、行为、情绪变化都会波及到胎儿。有研究表明，母亲孕期不良的情绪的状态，如猜疑、焦虑、恐惧、紧张、悲伤、忧虑、抑郁、狂喜，使胎儿生活环境发生变化，影响胎儿营养的摄取、激素的分泌和血液的化学成分，而出现不良妊娠结局，如导致胎儿畸形、早产、未成熟儿等。而愉快乐观的情绪，会使血液中增加有利于健康发育的化学物质，胎儿便发育正常，分娩时也较顺利。

某些胎儿先天性的生理缺陷，与孕妇妊娠期情绪有关，如唇、腭裂是最常见的口腔颌面部先天性缺损畸形，占出生率的六百分之一。唇裂是单侧或双侧上唇缺损（俗称兔唇）畸形；腭裂是上腭部缺损（俗称狼咽）。唇、腭裂给婴幼儿的吮吸、咀嚼、营养、发音及呼吸等都带来影响。7~10 周是胎儿上、下腭骨发育的时期，若孕妇情绪变

化、过度焦虑不安、过度紧张时，交感神经兴奋就会占优势，由神经系统控制的内分泌腺会分泌出各种不同种类和数量的激素，使血液的成分发生变化。如肾上腺皮质会分泌更多的肾上腺激素，可阻碍胎儿上颌骨的融合，导致胎儿唇裂或腭裂等畸形发生。

而长期忧郁的孕妇，由于食欲不振，血液中营养成分不足，常会导致早产或胎儿体质下降。孕妇紧张、焦虑，其子女长大后也会情绪不稳；孕妇的负性情绪与心理可能成为流产、剧吐、妊高征等的触发因素。如孕妇处于心境不佳、过分的精神压力、情绪忧郁、紧张，使肾上腺分泌增加，促使血管收缩、痉挛，可致胎儿脑血管收缩，供血减少，影响中枢神经系统发育。

四、心理调适对策

我国古代医学家早就认识到不良的心态可导致孕妇气血失调，进而危及胎儿健康发育的医学道理。早在公元前 11 世纪，就重视孕妇心态对胎儿的影响，明代万全在《古今图书集成部全录》中说："自妊娠之后，则须行生端严，性情和悦，喜怒哀乐，莫敢不慎，"否则，"喜则伤心而气散，怒则伤肝而气上，思则伤脾而生郁，忧则伤肺而气结，恐则伤肾而气下。母气既伤，子气应之未有不伤者也。"祖国医学认为，"胎借母气以生，呼吸相通，喜怒相应，若有所逆，即致子疾"。《增补大生要旨》中说："除脑恼，凡受胎后切不可打骂人，盖气调则安胎，气逆则胎病"。孕妇要消除恼怒，不要大动肝火、怒火中烧，以致气不顺、胎不安，时间长了胎儿必受影响。《傅青主女科》中亦有"大怒小产"的论述。

古今医学家和现代医学科学均告诫孕妇，应心胸豁达，保持乐观而稳定的情绪状态，以利于达到优孕、优生的目的，确保胎儿的健康生长发育。西汉贾谊在《新书·胎教》中要求孕妇"口不出狂言，笑而不喧，虽怒不骂"，主张胸怀舒畅、乐观，喜怒哀乐不可过分。

孕妇早孕期需要得到家人特别是丈夫的关怀，丈夫应尊重和关心、体贴妻子，注意自己的言行，给妻子以更多的温情，避免精神刺激，保持心情舒畅。同时丈夫要主动分担家务，鼓励妻子多进行一些有益于身心健康的活动，让妻子在舒适、和睦、宽松的环境中健康、愉快地渡过妊娠期。同时高龄初孕妇也要加强道德修养、放松情绪、避免紧张心理，心胸宽广、学会制怒，切忌暴躁恐惧、忧郁愁闷，通过充足有益的休息，尽快恢复由于早期妊娠不适而被破坏的心理平衡，共同创造有利于优孕、优生的生活条件和客观环境。不去闹市区和危险区，不看淫秽凶杀读物、影片，多看美丽的景色、图片，多听悦耳轻快的音乐，保持愉快的心情。

孕妇应始终保持积极向上的情绪，怨恨、大怒、忧郁、惊恐和悲伤等负性心理都会通过神经、激素的作用影响胎儿。据报道，美国心理学家发现，孕妇情绪如果始终不稳，孩子长成后情绪也不会稳。妇女在怀孕之后，要控制好自己的情绪，将个人的喜、怒、哀、乐等情绪激动减至最低限度，多看风景美丽的图画，多接触美好的事物，避开令自己情绪激动的因素，不要阅读恐怖、悲伤的书籍或看恐怖电影，使母体心境平和舒坦，让胎儿在母体内轻松成长。男性配偶的态度对孕妇的心理活动有直接关系，非病理性流产产生的寂寞心理与其丈夫的态度有关，丈夫的体贴可减少流产前后的寂寞情绪，而来自孕妇父母的照料和介入与其无关，有些女性在孕期就有这种情感反应。

五、“胎养”与“胎教”

我们祖先对“胎养”与“胎教”早有认识、发现，从文献记载来看，可追溯到周文王、周成王时代。公元前十一世纪，周文王的母亲对胎教十分重视，她在怀孕时“目不视恶色、耳不听淫声，口不出傲言，非常注重自身的休养，不怒不躁、不怨不恨、恬静悠闲、怡然知足，生下儿子姬昌，成为开创周代基业的伟人，所以文王生而圣明”。唐代著名的医学家孙思邈作了总结，并在《千金要方》中加以介绍，其书说：胎教宜始于受孕第三个月，方法是孕妇欲得见贤人君子、成德大师，观礼乐钟鼓并居住简静，割不正不食，席不正不坐，弹琴瑟、调心神、和性情、节嗜欲，蔗事清静、虽怒不骂，生子皆良长寿（贾谊《新书·胎教》）。胎教包括孕妇情志调和、知识陶冶、形象的感化、性欲的节制、言行的端庄等方面。在《内经》中也谈到孕妇七情过激，造成婴儿先天性“胎病”的内容。《叶氏女科》说：“宁静即养胎，盖气血调和则胎安，气逆则治病，恼怒则气闭塞，肝气冲逆则呕吐。欲生好子则先养其气、气得其养则子性和顺、无乖捩之习”。《女科集略》也说，受妊之后，宜合静养，则气血安和；须远七情。

广义胎教包括经络逐月养胎，养胎方法、起居环境的选择，讲究情志、心理卫生、食欲、营养及各种禁忌，注意节制性欲，如《女科集略》说：“亦不得交合阴阳、触动欲火。嗜欲危害最重，三月前犯，能动胎产；三月后犯，使子不寿，慎之慎之”。同时涉及配偶的选择，男子养精、女子养血内容。

狭义的胎教主要指给妊娠的妇女创造良好的心理环境，妊期应清心养性，守常伦礼仪、谨言慎行、保持乐观情绪。孕妇在妊娠中期经常听旋律优美、节奏清新的音乐如愉快的乐曲，让胎儿在腹中欣赏音乐，能够对胎儿大脑边缘系统和脑干网状结构产生直接影响，促进大脑和感觉的发育。

我国古代的胎教内容中，重要的一条是营造和谐的家。怀孕期间室内的布置，家居色彩的选择，常与个人自身的性格、生活习惯、爱好和情趣相联系。孕妇的室内配色，应以宁静悦目的中性浅色调作为基调；淡蓝色、果绿色，可以增加室内的亮度；黄色、粉红色等暖色调，可以突出温馨、和美；柠檬黄、嫩绿等色彩，显得温柔、明快、恬静而富有朝气。室内的其他装饰用品，如风景画、照片等，可以点缀室内，烘托气氛。孕妇可根据欣赏水平和爱好，在墙上挂几幅赏心悦目的美术作品。例如，一幅达·芬奇的《蒙娜丽莎》，让你时刻记住她那永恒迷人的微笑；安格尔的《泉》、莱顿的《仙女波赛克之沐浴》等世界级的古典名作，或者陈逸飞的《故乡的回忆》等中国现代名画，让高龄孕妇们耳濡目染，品味着艺术的魅力，在潜移默化中接受着艺术作品的熏陶。

盆景艺术是大自然的缩影，缩龙成寸、咫尺千里的盆景，能陶冶人们的情操，也能给人们带来无限的乐趣。按照中医的理论，妇女妊娠以后，身体的气血精聚而养胎，以致自身气血不足。高龄孕妇在室内，可以摆放瓶花或种植几株宜人的花草，房间里摆放恬静淡雅的花卉，如仙客来、君子兰、兰花、文竹、吊兰、荷花、米兰，美丽而幽雅。

室内的花草不宜浓香扑鼻，有一些淡淡的幽香飘逸即可。花瓶则可以放在室内最显眼的地方，色彩搭配要合理，与室内相协调。培植一些常见的花卉——石竹、半子莲、虞美人、花菱草、鸡冠花、紫罗兰、蜀葵、三色堇。盆景、盆栽植物作为室内的装饰品，不但可以给室内带来深厚的生活气息，而且能使人怡情悦目，情趣无限，当休憩、默默与它对视的时候，欣赏着它的艺术造型，使人仿佛置身于丘壑林泉之中，是一首隽永深邃的小诗，是一幅立体的、生机勃勃的水墨丹青，也是一首质朴无言、欢快流畅的歌，心中充满无限的遐思和幻想。高龄孕妇居住在这样一个安静的环境中，居室周围空气清新、鸟语花香，经常能听到幽雅的音乐，感到赏心悦目，其心境也自然变得平和、静谧，呼吸平稳、动作柔和、语言文雅、举止安详，在无言中默默地教育着腹中幼小的生命，对胎儿无疑是有益的。相反如果孕妇生活在吵闹喧哗的环境中，心情也会随之浮躁，导致血压上升。但室内的花草宜选用本人平日喜爱的和适应的，如果有的孕妇属于过敏体质，易对某种花草发生过敏反应，则不必“画蛇添足”。

①父母亲对胎儿讲话、进行情感信息交流。孕26周，每次1~2分钟。“宝宝好!”“睡得舒服吗?”“愉快吗?”“真乖！是妈妈的好宝宝!”“妈妈喜欢你!”“真懂事!”。②胎儿5月开始用胎教音乐，宜选用温柔舒缓的歌曲，如英文唱的“摇篮曲”，每天2~3小时，一次不超过45分钟；熟悉后改为每次5~12分钟，胎儿6个月则每次20分钟。③胎儿活动频繁采用指压法。

六、睡觉熊

侍养婴儿的母亲是多么辛劳，撇开吃、喝、洗等一大堆劳动不谈，单就婴儿的啼哭吵闹就足以使母亲纷扰不安，尤其是在黎明前时分，劳累一天的妈妈还在酣睡，小宝宝却早早醒来哭叫，真是令人头疼。在美国市场上，目前出现了一种生物电子学产品——睡觉熊。人们常常买来作为礼物赠送给将要做母亲的亲友。妇女怀孕期间的动脉跳动声音可使婴儿镇定和更好地休息，根据这个道理，一家电子公司设计了一种有电子装置的、像玩具一样的睡觉熊，在孕妇怀孕的最后四个月中将母亲动脉声音录下后储存起来。应用时信号经过解调，音频放大后由喇叭放出声音，婴儿听到后仿佛进入了子宫内的极乐世界，会即刻停止啼哭。在一家医学院对几千名三个月以前的婴儿所进行的实验证明：在30秒内大多数婴儿安静下来，三十至六十秒内90%的婴儿入睡。这种玩具熊只用9伏电池供电，安全可靠。盼望中国的妈妈们能早日有这样一个助手来帮助哄小宝宝入睡。

案例9-8：

1. 先天畸形：在妊娠19周时的一次产前检查中，医生发现乔安娜子宫内的组织包住了埃拉的左踝，切断了埃拉足部的血液供应，引起肿胀，埃拉可能在出生时就没有左脚。埃拉的这种病是由羊膜索引起的，大约在1万例怀孕中才会发生1例。子宫组织可能会包住胎儿身体的任何一部分，造成胎儿畸形。

2. 宫内手术：澳大利亚首都墨尔本的莫纳什医学中心决定，让埃拉在娘胎中就接受手术，即使失败，他们也总算对得起这个未出世的孩子。2004年10月28日，妊娠

28 周时，莫纳什医学中心为埃拉准备了由最强的专家组成的 25 人手术小组。医生把一个极其微小的显微镜放入乔安娜的子宫中，为手术指明路径，然后用激光和电流去除掉了包裹埃拉左踝的组织。手术持续了 90 分钟，手术中所用的大多数器械直径不足 2 毫米。

3. 后续整形：埃拉出生时脚只是有些肿，没有部分大脚趾，后来肿胀逐渐消退，脚趾看起来也还不错。在埃拉出生 4 天时，医生又为她实施了一次外科手术，缝合了脚踝的部分伤口。现在，只要化化妆，埃拉的缺陷就能够被掩盖。当然，这不是根本的解决办法，因此，在长到 6 个月至 1 岁期间，埃拉还将在霍巴特皇家医院接受整形手术。如果埃拉长大后，医生发现她的疤痕组织没有收缩血流，她还需要接受进一步的手术。

案例 9-9：对于“胎儿”是否也具备法律意义上“人”的概念，一直是个有争议的话题，“未出生儿童”是指仍在子宫内的儿童，“在子宫里的胎儿同样是人类的一员，不论胎儿发育到哪个阶段。”

美国国会参议院 25 日通过法案认定，针对孕妇的暴力活动导致胎儿受伤或死亡的，将可以被作为一项独立的联邦罪行提起诉讼。根据《胎儿暴力死亡法案》，如果犯罪嫌疑人对孕妇实施暴力罪行，犯罪行为的受害者将有可能是两个，即孕妇本人和她肚子里的孩子。该犯罪嫌疑人将以侵犯该妇女和其未出生孩子的罪名分别被提起诉讼。

美国参议院通过的《胎儿暴力死亡法案》也被称作《莱西·康纳法案》。2002 年圣诞节前夕，加利福尼亚州一个名叫莱西·彼得森的女子突然失踪，当时还有几周她就要生产了。直到第二年 4 月份，她的尸体才被发现，而且竟然已经惨遭分尸。肚子里还有她即将出生的儿子康纳。而莱西的丈夫斯克特的作案嫌疑最大。根据加州法律，斯克特将面临谋杀妻子和未出世的儿子两项谋杀指控。美国总统布什也对该法案获得通过表示欢迎，并说他期待着签署该法案，使之成为法律。由加利福尼亚州参议员黛安娜·范斯坦提出的法案同样赞成对类似暴力活动从重处罚，但惟一不同的是，受保护的只有孕妇，并不包括胎儿。范斯坦议员的这一提案避免涉及有关胎儿权利以及一个人究竟在何时获得人格的问题。

（李增庆）

第十章 孕期用药与优生

妊娠期及哺乳期是妇女一生中的一段特殊时期，妊娠期母体各系统发生一系列生理变化，而胎儿、新生儿则处于发育过程的不同阶段，各器官功能尚不完善，如用药不当，可影响胎儿、新生儿智力发育和身体健康。

1964 年以前，人们认为胎盘是胎儿的天然屏障，任何药物都不能通过胎盘进入胎儿体内，胎盘可以保护胎儿不受药物影响，当孕妇生病需要用药时，从不考虑药物对胎儿发育的影响。但自从 20 世纪 60 年代反应停事件后，人们否定了胎盘是“天然屏障”的观点，开始对孕妇用药产生恐惧，甚至孕妇患病后不肯接受药物治疗，或家庭其他成员限制孕妇用药，而使病情加重，影响了孕妇和胎儿健康。要做到合理用药，了解妊娠期用药选择、用药剂量及用药时间的相关知识，对于医生和孕妇是非常重要的。

第一节 药物的致畸作用

20 世纪医药方面的重大发明，有阿司匹林、磺酰胺、青霉素、胰岛素、避孕药等药物，在人类医疗保健方面发挥了重大作用，可是人们在认识药物的不良反应方面也付出了重大的代价。磺酰胺（SN）是第一个现代化学疗法化合物，1935 年生物学家格哈特·多马克发现了其抑菌特性，红色百浪多息作为磺酰胺的前体物也曾应用于临床 10 多年。1937 年在美国田纳西州有位药剂师配制了磺胺剂，结果引起 300 多人急性肾功能衰竭，107 人死亡，究其原因系甜味剂二甘醇在体内氧化为草酸中毒所致。

1962 年世界上发生了 20 世纪最大的药物灾难——“反应停”事件。20 世纪 50 年代后期原联邦德国格仑南苏制药厂生产了一种治疗妊娠反应的镇静药 Thalidomide（又称反应停、沙利度胺、肽咪哌啶酮，商品名 Grippex），它是一种合成药物，有较好的安眠和镇静作用，对孕妇无明显毒性，一般药房可买到，被广泛用作妊娠反应的止吐剂，但其实际上也是一种致畸胎药。该药出售后的 6 年间，先后在前联邦德国、澳大利亚、加拿大、日本以及拉丁美洲、非洲共 28 个国家，经流行病学定群研究证实服用反应停致畸，末次月经第一天后 31~39 日服用反应停最危险。孕妇因出现妊娠反应服用反应停，时隔不久就发现畸形胎儿 12 000 余例，其中西欧就有 6 000~8 000 例，日本约有 1 000 例。患儿出现无肢、短肢、肢间有蹼、心脏畸形等先天性异常，呈海豹肢畸形（phocomelia）。目前尚有数千人存活，给社会造成很大的负担；反应停的另一副作用是可引起多发性神经炎，约有 1 300 例。从而引起了全世界对药物致畸作用的重视，并广泛开展了胎盘对药物的代谢作用和胎儿药理学的研究。

后来在17个国家里，反应停经过改头换面隐蔽下来，例如日本直到1963年才停用反应停，造成很大的灾害。造成这场药物灾难的原因，一是“反应停”未经过严格的临床前药理实验，二是生产该药的格仑南苏制药厂虽已收到有关反应停毒性反应的100多例报告，但都被他们隐瞒下来。厂家原先夸张性的宣传，遭到舆论的抨击，这家药厂因反应停事件而声名狼藉不得不关闭。

美国、法国、捷克斯洛伐克等少数国家幸免此灾难，美国吸取了1938年磺胺剂事件的教训，没有批准进口“反应停”。当时的FDA（食品药品管理局，Food and Drug Administration）官员在审查该药时发现，缺乏足够的临床试验数据而拒绝进口，从而避免了此次灾难，仅仅由于私人从国外携药，只造成9例畸形儿。

第二节　胎盘对药物的转运与代谢

一、胎盘对药物的转运

药物或其他化学物质通过胎盘屏障的速度和程度，与药物的化学和物理性质有关，如药物的分子大小、脂溶性、母体与胎儿循环中药物的浓度差及胎盘的面积、厚度和胎盘血流量等。胎盘转运的主要过程有以下四种方式。

（一）简单扩散（被动扩散）

简单扩散是药物的主要转运方式，即高浓度向低浓度方向扩散，受药物分子大小、离解度及脂溶性影响。大多数药物的分子量为250~400U，易于扩散，分子量<500 U的药物易通过胎盘。高脂溶性、不带电荷的分子转运极快，如安替比林、硫喷妥钠等。分子量700~1 000 U的物质，如多肽及蛋白质穿过胎盘较慢，大分子物质如肝素不易通过胎盘，低脂溶性、高度离子化的化合物如琥珀酰胆碱则转运困难。

（二）易化扩散

扩散方向取决于浓度差，如糖类的转运利用载体系统，转运时与膜载体结合而透过细胞膜，加速这一过程。

（三）主动转运

主动转运指从低浓度向高浓度逆向转动，有酶的参与、消耗能量并可克服能差的转运过程，如氨基酸和嘧啶类等化合物既非脂溶性、且分子量大，却能迅速转运。

（四）特殊转运

某些物质在转运前先经胎盘代谢转变成为能较快转运的物质，如核黄素的转运。也有细胞胞饮作用和经膜孔直接进入胎儿血循环，但少见，发生在胎盘有感染或外伤时，如胎盘早剥、胎盘发育异常。胎盘小孔与胃肠道血脑屏障的小孔相似，直径约1nm大小，仅允许分子量小于100U的物质通过。其转运受以下因素影响：①药物的脂溶性；②药物离子化程度；③分子量大小；④药物与蛋白结合能力；⑤胎盘血流量；⑥妊娠不同阶段，胎盘绒毛上皮与血管内皮细胞组成的生物膜的厚度。

二、在妊娠不同阶段，不同的物质经胎盘转运速度不相同

脂溶性药物如安替比林及戊硫代巴比妥，能很快地以扩散方式通过胎盘。患先兆子痫、糖尿病的孕妇，因胎盘病理组织变化可减少药物转运。

三、药物的代谢

胎盘和胎儿代谢、排泄药物能力比较低，药物从胎儿逆向渗透至母体是胎儿清除药物的主要途径。胎盘含有多种酶，如硫酸结合型雌激素通过酶的作用可水解为非结合型，使之易于通过胎盘，到达母体后排出。来自母体的组织胺经胎盘所产生的组织胺酸破坏后，可保护胎儿免受有毒的双胺类损伤。给母体注入肾上腺素或去甲肾上腺素时，由于胎盘含有较高浓度的单胺氧化酶，可使上述儿茶酚胺类去胺氧化而失去活性。

第三节　妊娠期母体药物动力学的改变

孕妇药物的吸收、分布、代谢和排泄有以下特点。

一、妊娠期血中药物的游离浓度上升

孕妇妊娠期体液增加，血容量增高，血浆容积增加40%~50%，血液有形成分增加18%~30%，因此血液稀释；药物吸收后，药物稀释度增加。血浆蛋白的浓度降低，血清蛋白、血浆白蛋白浓度均下降，药物与血浆蛋白的结合能力下降，药物非结合部分即血中药物的游离浓度上升，进入胎盘的药物增加，经胎盘输送给胎儿增加。已证实妊娠期可使药物非结合部分增加的常用药有：地西泮（安定）、苯妥英钠、苯巴比妥、利多卡因、哌替啶（杜冷丁）、地塞米松、心得安、水杨酸、磺胺异噁唑。

二、妊娠期肝药酶转化能力下降，半排除期延长

药物在人体内的代谢和生物转化是消除药物的重要过程之一。生物转化主要发生在肝脏，肝内质网药物代谢系统，其微粒体酶系统的代谢反应包括氧化、还原、水解和结合等过程，起重要的催化作用。妊娠期由于孕妇体内酶系统有一定的改变，肝药酶（微粒酶）降解的药物减少，肝转化能力下降，导致药物半排除期延长，可使血液药物浓度增加。血浆蛋白中白/球比值下降，使某些药物的代谢受到影响而不易解毒或清除，药物作用的时间延长，可能产生蓄积性中毒。如必须经过肝脏转化后始能排泄的脂溶性药物苯妥英钠，妊娠期易在体内积蓄。

三、妊娠期母体有病理变化，可影响肾脏的药物排泄

肾脏是药物主要的排泄途径，妊娠期母体肾血流量，肾小球滤过率增加，肾脏对水溶性药物的清除率增加，药物排泄量增加。但母体有病理变化，则可影响药物的排泄，使药物作用时间、药物在血液或组织内的半衰期延长，毒性增加。如合并中度以上妊高

征、肾功能衰减，经肾排泄减少，使药物半衰期长，药物本身毒性不大，而其代谢产物对胎儿有较大的毒性。晚期妊娠仰卧位时肾血流量减少，而使由肾排出的药物作用减少，因此孕妇采用侧卧位能促进药物排出。

四、雌激素、孕激素水平增高，可抑制某些药物与葡萄糖醛酸的结合

妊娠期体内雌激素、孕激素水平增高，可抑制某些药物与葡萄糖醛酸的结合，尤其在妊娠早期有妊娠剧吐而营养缺乏时更为明显，有导致药物蓄积和中毒的危险。早期及中期孕妇易有恶心呕吐，胃肠系统的张力及活动力减弱，胃酸分泌减少，肠胃蠕动减慢，使肠道吸收药物变慢。

第四节 胎儿和新生儿对药物的反应

一、胎儿的药物动力学

（一）药物进入胎体的途径

1. 药物进入胎体的途径主要为胎盘

胎儿与母体之间的物质交换，可通过胎盘绒毛膜、再经过脐带静脉血管直接进入胎儿体内，因此，进入母体的药物也可通过胎盘进入胎儿体内。绒毛膜绒毛的表面，其面积随着妊娠月份的增大而增加。离子化程度低、分子量小的脂溶性分子容易通过，达到平衡时胎儿胎膜的药物浓度通常较低。

2. 胎儿吞噬羊水自胃肠吸收少量药物，皮肤也可自羊水中吸收药物

母体血液透过羊膜和绒毛膜进入羊水，胎儿通过吞咽羊水或经皮肤吸收进行物质交换；因此，胎儿可通过吞噬羊水自胃肠吸收少量药物，皮肤也可自羊水中吸收药物。

（二）胎儿体内的药物浓度

药物对胎儿的作用，决定于血中游离药物的浓度与药物在胎儿血浆内停留的时间，与下列几个因素有关：①母亲服用的药量以及药物吸收速度或静脉注射速度；②母体内药物分布和排除的动力学；③药物通过胎盘的来回转运速度；④在胎盘和胎儿肝脏内可能进行生物转化；⑤胎儿体内药物分布和排除的动力学，大多数药物在胎儿体内与血浆蛋白的结合比成人少，游离药物浓度较高；胎儿血脑屏障的渗透性高，如吗啡和巴比妥类药物易在脑中积聚。

（三）胎儿的药物代谢特点

1. 胎儿肝脏的解毒功能差

胎儿的肝脏功能不完善，肝脏中缺乏氧化酶和葡萄糖醛酸转移酶，不能将代谢过程中的氧化物与葡萄糖醛酸结合，使之从尿中排出，对药物的代谢能力很低，使药物半衰期延长，因而对药物的解毒功能差。如对氯霉素、磺胺类的解毒功能不足。

2. 胎儿肾滤过率低

胎儿肾与胆道排泄能力均很弱，对药物的排泄缓慢，容易发生药物蓄积。

3. 药物排至羊膜腔后，可能再被吞咽，形成药物在体内再次循环

胎儿体内药物的消除，靠代谢或排泄到羊水中，经胎盘逆向转运到母体，较母体消除缓慢，因此胎儿的药物浓度高于母体的血药浓度。

二、胎儿对药物的反应

胎儿对药物的反应取决于药物的作用、剂量、给药时间、胎盘的通透性，并在很大程度上取决于药物所作用的器官或组织的发育成熟程度。例如，短期采用一般治疗量的氯丙嗪对胎儿并无不良影响，只有在胎儿出生后随着相应的网状结构的成熟，氯丙嗪的安定作用才显示出来。γ 氨基酪酸对成人中枢神经系统有抑制作用，而胚胎时期其抑制作用仅出现在用药后的第 15~16 天；抗利尿素的特殊抗利尿作用仅见于出生一周以上的新生儿。3 个月以上的胎儿肠道有 α 受体和 β 受体，故对拟肾上腺素类及其阻断剂均有反应。

三、药物在新生儿体内过程和特点

药物对新生儿的作用往往比对胎儿的作用大得多。胎儿排除药物主要受母亲的代谢和排泄功能所调节，但新生儿要依赖自己的这些功能，而新生儿的生物转化和排泄功能均未成熟，因此清除药物的能力相对低下。新生儿药物代谢功能如葡萄糖醛酸化、氧化以及肾小管排泄较其他清除药物的途径（如硫酸盐化作用，酯酶-媒介水解）更不成熟。

近足月妊娠的孕妇选用药物时应考虑，新生儿排除药物异乎寻常地缓慢，不仅能引起急性不良影响，也能引起较微小而不易表现出的作用。例如，水杨酸盐浓度仅有 10mg/dl 就可在新生儿血浆中有明显的取代胆红素的作用，使血浆胆红素的总浓度显著下降，而处于稳定状态的游离胆红素浓度仍不受影响。这一血液色素的神经毒作用是由游离的胆红素起传递作用的。

四、药物对胎儿和新生儿的影响

在整个妊娠期间，某些对母体无严重副作用的药物，对胎儿则可产生毒性反应。如在妊娠早期服用，可使胚胎受损而流产或致胎儿畸形。某些药物对胎儿仅引起功能性的毒性反应，胎儿出生后发生暂时性的低血糖、凝血机制障碍、心率减慢、耳聋等，但也可导致胎儿、新生儿死亡或永久性损害。孕妇用药能否对胎儿产生不良影响，主要取决于用药时的孕龄、药物的毒性、药物剂量、用药时间长短等因素。

（一）用药时的孕周（胎龄或胚胎发育阶段）

妊娠的不同时期胎儿各器官对药物的敏感性有很大差异。受精后 1 周内，受精卵尚未种植于子宫内膜，一般不受孕妇用药的影响。受精后 8~14 天内，受精卵刚种植于子宫内膜，胚层尚未分化，药物的影响除致流产外，并不致畸。胚胎受损最敏感的时间是器官正处于高度分化、发育、形成阶段，受精后 15~56 天是胚胎器官发生的重要时期，胎儿各器官开始发育，各类蛋白及脂类合成活跃，细胞分化迅速，最易受药物和外界环境的影响而致畸。器官形成在妊娠 12 周完成，胎儿除生殖器官及中枢神经系统需进一

步发育外，多数器官均已形成，此后再使用药物一般不会再发生畸形，药物仅能影响生长发育过程，使全身发育迟缓（包括脑神经方面的发育）。妊娠 28 周至分娩期，药物对胎儿损害的特征是能够引起毒性物质的代谢变化，与内源性物质竞争血浆蛋白的结合点，使血中游离毒性物质增加。统计结果表明，2%的新生儿某些器官的畸形与孕妇长期滥用药物有一定的关系。

畸形的类别与胎儿接触药物时器官的发育阶段有明显关系，如神经系统在妊娠 15~25天，心脏在 20~40 天，四肢在 24~46 天最敏感。因为许多器官是在同时期发育的，有害药物常可导致多个器官的畸形。有些不良的药物反应是在胎儿出生后甚至到成人时才出现的。例如，女胎儿受已烯雌酚的影响，在出生若干年后可能发生阴道腺病及阴道透明细胞癌。

（二）药物致畸作用与药物的种类与理化性质

脂溶性药物易通过胎盘，分子量愈小愈容易经胎盘转运到胎儿，离子化程度愈高愈不容易通过胎盘。孕早期滥用药物尤其是有致畸危险的药物（如庆大霉素、激素、安乃近、六神丸、氯丙嗪、感冒通等）发生缺陷儿危险性极大。

（三）药物的剂量

小剂量药物对胎儿机体损害多为暂时性，大量有害药物可致胚胎死亡。药物致畸的剂量是介于胎儿受到暂时损害和导致死亡的剂量之间；在多数情况下，致畸的剂量范围是狭窄的。孕期长期服用某种药物可能使相关的酶增加，继而使药物在体内的量降低；重复应用某种药物，由于代谢活力减退或药物的蓄积，可导致致畸作用的加强。

（四）用药时间的长短

用药的持续时间延长和重复使用，会加重对胎儿的损害。

（五）孕妇吸收能力

通过实验证实，不仅从妊娠开始，母亲服药对胎儿会有影响，在妊娠之前，父母用药或接触有毒物质及放射线时都可对胎儿造成不良影响。有报道说：母亲孕前腹部接受 X 线照射后，如果马上受孕，出生的孩子常会发生色盲。患癫痫病的父亲服用抗癫痫药物后，不仅精子可显示带有抗癫痫药物，受孕后的孩子也会受到不良影响。有些药物或物质特别容易使某些器官或组织受损，放射线则引起小头畸形。孕妇应用同样的药物，而胎儿的结局可完全不同，这与胎儿遗传素质有关。

第五节　孕期常用药物对胎儿的影响

孕期常用药物有镇静剂、镇痛剂、抗呕吐剂、抗酸剂、抗生素、利尿剂，以及保胎药如孕激素等。有些药物的致畸作用已比较肯定，有些则尚有疑问，应引起警惕。经动物试验和临床观察，药物对胚胎、胎儿的影响，可大致分为肯定致畸、可能致畸和潜在有害三种情况，当然它们的界限不是十分严格的。下列几类比较明确有害的药物，兹按药物分类介绍其毒性作用。

一、解热镇痛药

本类药的致畸机理可能是妨碍与矿物质的结合或抑制了酸性粘多糖的合成，抑制软骨及角膜内粘多糖硫酸盐的生物合成。动物实验证实，在孕前三个月应用本品可致畸，如脊柱裂、头颅裂、面部裂及中枢神经系统、内脏的发育不全；在人类也可导致胎儿缺陷。

（一）乙酰水杨酸（阿司匹林）

大剂量的阿司匹林具有致畸作用，小剂量可引起子代行为功能缺陷。Streissguth 认为孕早期接触阿司匹林可使后代智商水平下降及注意力减退。有研究发现，间断服药比每日服药者的新生儿畸形率高，提示药物间断地出现较保持恒量水平对胎儿更有危害。有报道孕妇每日服用水杨酸盐，婴儿体重较对照组显著减轻，因此，服用阿司匹林和消炎药会导致新生儿先天畸形和出生体重低的发生率增高。

孕期每日服用阿司匹林，围产期新生儿死亡率增高，有些是由于产妇失血而导致的死产，在妊娠期长期应用，阿司匹林可通过其抗前列腺素性质而引起胎儿动脉导管收缩或早期闭锁，导致新生儿持续肺动脉高压及心力衰竭或死胎。水杨酸盐能阻断为合成前列腺素凝栓质和前列腺环素所必需的环氧酶，而抑制血小板的聚集。

晚期妊娠，特别是近分娩前服用阿司匹林能导致新生儿紫癜及/或出血。有报道，孕妇在临产前 5 天服用阿司匹林，在 10 个新生儿中就有 9 个表现血小板功能异常。

在 34 周或不足 34 周分娩者，如在分娩前 7 天服用阿司匹林，早产婴颅内出血的发生率明显高于未服药者；而服用乙酰氨基酚（扑热息痛）者，早产婴颅内出血的发生率与对照组无明显差别。

新生儿血中高水平的水杨酸盐可能伴有撤退性症状，表现为全身性的张力过高及反射应激性增强，并伴有尖声哭叫，稍触之即激动不安等情况。这些症状往往在婴儿血中水杨酸盐消失后数周内持续存在。鉴于晚期妊娠时服用水杨酸盐对母体和胎儿均有不良影响，故应避免应用。

（二）消炎痛

消炎痛属吲哚类解热止痛药，易通过胎盘，有抑制前列腺素合成的作用。间断应用单一的剂量对胎儿不会产生不良影响，但长期应用可促使胎儿肺动脉系统管壁平滑肌的肥厚，导致新生儿持续性肺动脉高压。已有不少关于孕妇服用消炎痛后婴儿患持续性肺动脉高压综合征的报道。

（三）非那西汀

非那西汀属苯胺类衍生物。在孕期应用可致胎儿骨骼畸形、神经或肾脏畸形，可引起新生儿高铁血红蛋白血症或溶血病，故应避免应用此类药物。

二、镇静催眠药

（一）巴比妥类

服用巴比妥类药物的孕妇，其先天性畸形婴儿的发生率比对照组高，可导致骨骼、心脏、肾、神经及泌尿生殖系统缺陷。畸形可表现为无脑儿、先天性心脏病、严重四肢畸形、唇裂、腭裂、两性畸形、先天性髋关节脱位、颈部软组织畸形、尿道下裂、多指（或趾）、副耳、指（趾）短小、鼻孔通联等。也有多例孕期服用巴比妥类药物后娩出的婴儿有晶状体改变的报道。苯巴比妥、苯妥英钠为潜在的行为致畸剂。

（二）非巴比妥类药物

1. 安定

早孕期服用安定，胎儿发生唇裂及/或腭裂的相对危险性比对照组高 4~6 倍。

2. 安宁（眠尔通）、利眠宁

有报道在妊娠初 6 周内服用安宁或利眠宁可能有致畸作用，可致胎儿发育迟缓和先天性心脏病。也有人观察到，早孕期应用这些药物后，死胎率有所增加，在整个孕期服用可使胎儿、新生儿发育迟缓。可以认为在早孕期应用此类药物对胎儿发育可能有不良影响。

3. 冬眠灵

氯丙嗪对黑色素组织有较强的亲和力，故孕妇长期应用可致胎儿视网膜病变。

4. 反应停

20 世纪 60 年代初在欧洲由于广泛应用此药治疗妊娠呕吐，曾导致数以千计的畸形婴儿，其后孕妇已禁用。此药可致胎儿短肢、耳鼻、泌尿、胃肠道及心脏畸形。

5. 氯氮卓、水合氯醛

妊娠头 3 个月服用氯氮卓可致胎儿畸形或新生儿戒断症状，中枢抑制、呼吸抑制、应激反应低下；水合氯醛可致胎儿死亡。

三、抗生素类

（一）链霉素

链霉素对第八对脑神经有毒性作用，孕期注射链霉素，可致新生儿先天性耳聋并损害肾脏。引起先天性耳聋和前庭损害的发生率为 3%~11%。新霉素、卡那霉素、庆大霉素等氨基甙类抗生素也可引起胎儿第八对脑神经的损害。

（二）四环素

四环素类可导致骨骼发育障碍、小肢畸形、新生儿乳齿黄染和牙釉质发育不全、先天性白内障等，妊娠期应禁用四环素，是典型的致畸原。四环素能干扰蛋白质的合成，还可成为钙盐的螯合物，妨碍钙盐进入软骨和骨骼。据报道，静脉滴注大剂量四环素治疗患肾盂肾炎的孕妇，可引起暴发性肝脏代偿失调症候群，死亡率很高。肾盂肾炎患者肾功能减退，四环素清除率下降，药物本身对肾脏又有毒性作用，使病情复杂化。青霉素和四环素类药物从胎儿体内排泄的速度较母体排泄慢，给母亲反复大剂量注射时，药物可能在胎儿体内蓄积，对器官产生损害。

（三）红霉素

红霉素可致胎儿肝脏损伤，红霉素丙酸酯十二烷基硫酸盐可引起阻塞性黄疸，妊娠后期应用，发生这种并发症的可能性增加。亚临床的、可逆的肝脏毒性反应的发生率可高达 10%~15%。孕期应避免使用红霉素丙酸脂十二烷基硫酸盐。

（四）氯霉素

氯霉素类可使骨髓机能受抑制以及新生儿肺出血，导致新生儿“灰婴综合征”。

磺胺类仅在动物实验证实对胎仔有致畸或杀胚胎作用，但临床研究未能证实。磺胺类特别是长效磺胺，可引起胎儿高胆红素血症，可致胎儿溶血、核黄疸。

氯喹、灰黄霉素等可致畸。

青霉素类、头孢类药物对孕妇和胎儿是较安全的；氨基甙类连续使用可引起胎儿耳聋、肾功能损害，大量使用可引起流产。

丹麦对孕妇服用非类固醇类消炎药（NSAID）是否会造成流产和胎儿出生缺陷（先天畸形、低出生体重儿、早产）进行了最新的统计研究。非类固醇类消炎药是孕妇的常用药物，约有 31%的孕妇在妊娠头 3 个月内曾服用过这类药，而在整个妊娠期曾应用过这类药者竟高达 65%。所有非类固醇类消炎药均是环氧酶的抑制剂，对孕妇和胎儿均有副作用，感冒药、解热药、镇痛药、抗风湿药等处方或非处方药中大多含有非类固醇类消炎药成分。由于应用非类固醇类消炎药的普遍性，即使是由此造成胎儿出生缺陷的发生率稍稍偏高，有些药物的危害尚在进一步研究之中，有些新药的副作用还有待在今后使用过程中进一步总结发现。

四、胃肠药物

（一）蒽醌轻泻剂

蒽醌轻泻剂（anthraquinone）易通过胎盘，并可能有致畸作用，孕期应禁用。

（二）副交感神经阻滞剂

颠茄有可能与胎儿畸形，特别是眼、耳缺陷有关。阿托品与先天性畸形无关，但可自由地通过胎盘，产前阿托品过量可对新生儿产生不良影响，如心跳快、尿潴留及发热。双环胺的有害报道较少，是孕期可选药物。

（三）抗酸剂

在孕期服用多量碳酸氢钠，由于胎儿肾脏不能有效排泄，可发生代谢性碱中毒和水肿，或循环系统负担过重导致充血性心力衰竭。

（四）氢氧化镁

氢氧化镁可危及胎儿的神经和神经肌肉系统，还可能因镁中毒损害心血管。

（五）甲氰咪胍

试验表明甲氰咪胍（cimetidine）可阻断组织胺对胎儿心脏加快频率及加强收缩力的作用，以至降低胎儿对负荷的反应能力。故非必要时不宜应用。

（六）止吐剂

有研究说明敏克静、抗敏安与维生素 B_6 合用、普鲁米近、苯海拉明等与致畸无关。但也有报道指出，孕期服用敏克静后，婴儿有颚裂和小肢症等畸形或可抑制中枢神经系统，引起脑、脊髓系统的功能障碍。早孕期如需用止吐剂，可采用非那根、苯海拉明或抗敏安与维生素 B_6 合用。应引起注意的是妊娠初期，不能滥用止吐剂如苯海拉明、甲氧氯普胺等，它们除有潜在的致畸作用外，还可能引起脑发育不良。

五、抗凝血药

在孕期，抗凝血药可能用以治疗血栓性疾病及心脏瓣膜置换术后的患者。常用的抗凝血药有香豆素和肝素。

（一）丙酮苄羟香豆素

丙酮苄羟香豆素（华法令，warfarin）有明显致畸作用。有资料证明早孕时应用华法令有15%~25%可引起“华法令胎病综合征”，主要表现为面部器官发育异常、鼻骨发育不全、指或趾骨发育不全、点状骨骺、生长和智力发育迟缓、视神经萎缩等。常发生早产，并由于新生儿鼻道狭小，常伴有呼吸抑制。中期妊娠应用此药，除可引起胎儿发育迟缓、视神经萎缩、小头畸形和大脑不发育外，还可影响胎儿的抗凝作用，而晚期妊娠应用华法令主要引起胎儿和围产儿出血。中、晚期妊娠应用此药导致围产儿、新生儿出血的危险为5%~10%。故一般认为孕期应用此药是不安全的。

（二）肝素

由于肝素分子量大，不经胎盘转运，没有任何致畸作用，对胎儿和新生儿也无副作用，孕期需长期使用抗凝治疗时，可选用肝素。

六、抗甲状腺药

抗甲状腺药可抑制胎儿甲状腺素的合成而导致死胎或先天性克汀病等。

（一）硫脲类药物

硫脲类抗甲状腺素药物包括硫脲嘧啶、甲基硫脲嘧啶和丙硫脲嘧啶，常用于治疗甲状腺机能亢进。此类药物在妊娠56天后使用，很容易通过胎盘，引起胎儿甲状腺机能减退及代偿性甲状腺肿大（先天性甲状腺肿）、智力发育及骨生长迟缓，甚至呆小病。

（二）无机碘化物

无机碘化物很容易通过胎盘，并可引起胎儿甲状腺肿和呆小病。故不主张在孕期应用碘化物治疗甲状腺机能亢进。在妊娠10周以后，胎儿甲状腺可蓄积碘，母亲服用的放射性碘可以使胎儿甲状腺组织受到破坏，因此，在孕期内应避免应用。

硫脲类药类固醇性激素还可引起神经管畸形、大血管易位、Gigeorge综合征及泌尿生殖器官畸形。用于先兆流产的黄体酮制剂，日本已渐废用，美国也限于受孕12周后使用。

七、治疗糖尿病药

（一）胰岛素

胰岛素对妊娠合并糖尿病是最安全的降血糖药。

（二）磺酰脲类药物

磺酰脲类药物如甲苯磺丁脲（tolbutamide）、氯磺丙脲（chlorpropamide）等为口服降血糖药。孕期服用此类药物有产生死胎和胎儿畸形的危险，畸形表现为并指（或趾）、耳和外耳道畸形、内脏畸形如膈疝、右位心、完全性心房间隔缺如、心室间隔缺损以及脑积水等。且可同时有血小板减少。

八、降压药

（一）利血平

利血平易通过胎盘进入胎儿组织，可能有致畸作用。产前应用利血平，特别是在分娩前两天，约有10%的新生儿出现鼻分泌增多、鼻塞及嗜睡，持续1~5天。严重时可发生紫绀、肋间凹缩，甚至新生儿死亡。足月妊娠时，应用利血平还可由于其儿茶酚胺耗竭作用，导致原发性冷损伤和新生儿晚期死亡，故不宜在孕期使用利血平及含利血平类药物。

（二）肼苯达嗪

尚无肼苯达嗪对胎儿产生副作用的报告，但其安全性还需进一步观察。

1. 心得安

心得安（属C类）为β-肾上腺素能阻断剂，常用于治疗妊娠期高血压、甲状腺机能亢进的室上性及室性心动过速，尚无导致胎儿畸形及胎儿宫内发育迟缓的报告。柳胺节心定（labetalol）属C类、美托洛尔（metoprolol）属B类及阿替洛尔（aienolol）属C类，均容易通过胎盘，尚无孕妇用药对胎儿及新生不安全的资料报告。

2. 硝苯吡啶

硝苯吡啶（心痛定 nifedipine）为钙拮抗剂，属C类。用于治妊娠后半期严重高血压、室上性和室性心动过速及一些胎儿心律不齐和宫缩抑制剂或早产。有观察报道孕妇用药尚未对婴儿不良影响的报告，母血压降低后胎儿心率无异常变化。

3. 利尿剂

利尿剂 用于治疗慢性高血压及心衰、肺水肿。噻嗪类利尿药（属D类）、双氢克尿噻及氯噻嗪（D类），妊娠早期有可能增加畸形发生率。

4. 血管舒张剂

肼苯达嗪（属C类）用于治疗妊娠高血压症，使血管扩张降低血压，但不减少左心排血量及子宫血流量，对母婴均无不良影响，如发生反射性心动过速，可与心得安合用。巯甲丙脯酸（captopril，C类），为血管紧张素转化酶抑制剂，可有效地降低外周血管阻力，增加心输出血量及肾血流量。动物试验有杀胚胎作用，临床孕早期用药可发生畸形及胎儿宫内发育迟缓。故孕期（尤其早期妊娠）宜避免应用。

5. 中枢性抗高血压药

甲基多巴（C类）及可乐宁（C类）是妊娠期常用的治疗高血压症药物。多年来证实对母婴安全。

6. 卡托普利

降压药卡托普利可使胎儿发生低血压，肾脏供血不足，肾功能受损，引起少尿或无尿，并可由此发生羊水过少。

九、利尿药

（一）噻嗪类

孕期应用此类药物可能引起母体电解质紊乱、高血糖症及高尿酸血症，这些并发症对胎儿有不良影响，甚至导致死亡。此药还可能导致新生儿血小板减少症、血糖过低及血胆红素过高。新生儿血小板减少症可能是由于噻嗪类药物抑制胎儿骨髓生成血小板的作用，也可能是由于母血循环中的抗血小板抗体通过胎盘而影响胎儿所致。应用此药时应权衡其利弊。

（二）速尿

速尿对胎儿无致畸或毒性作用，是孕期可选择的一种较安全的利尿药。

十、抗癫痫及抗惊厥类药物

（一）二苯乙内酰脲

二苯乙内酰脲在胎儿体内分布广泛，有明显的致畸作用。此药可引起胎儿裂唇、裂腭及心脏畸形。海因（乙内酰脲 hydantoin）及苯妥因钠（dilantin）可导致“胎儿海因综合征”（fetal hydantoin syndrome）。此征表现为多系统畸形，包括颅骨及面部畸形（如小头畸形、鼻梁宽而塌陷、眼睑下垂等）、指趾骨发育不良、智能缺陷及宫内生长迟缓等。

（二）三甲双酮

三甲双酮可引起“胎儿三甲双酮综合征”，主要表现是眉毛呈 V 形、有内眦赘皮、两耳低位后倾、耳轮向前卷、上腭畸形，以后智力低下、牙齿不齐等。

十一、抗疟药

（一）奎宁

大剂量抗疟药如奎宁的细胞毒性可致胎儿死亡，或引起先天性耳聋，也可引起胎儿视网膜损害、视神经不全，导致视力缺陷。此外，还有导致脑积水、心脏畸形、马蹄形肾及血小板减少的报道。故孕妇患疟疾时，如有其他药物可供选择，应避免用奎宁。

（二）阿的平

阿的平无明显致畸作用，仅有 1 例引起胎儿畸形的报道。

十二、激素类药物

（一）雌激素类

据 Heinonen 等统计，孕早期接触过女性激素者，心脏出生缺陷率占 18.2‰，而未用药者为 7.8‰。Nora-JJ 等人认为多种器官畸形即 VACTEL（椎体、肛门、心脏、气管、食道、肢体）畸形的发生也与胚胎发育早期母体服用女性激素有关。

20 世纪 50 年代在一些国家曾广泛用已烯雌酚类药物（diethyl sttilbestrol；DES）治疗先兆流产。据调查，母亲在早期妊娠时应用 DES，除可影响女胎生殖系统的发育外，女孩长大后在青春期及青春后期，患阴道腺病（vaginal adenosis）及阴道透明细胞癌（clear-cell carcinoma of vagina）的发生率明显增高。国外收集的400余例阴道、宫颈透明细胞癌中，65%的患者有宫内接触DES史，并多伴有阴道腺病。孕期应用DES的时间与阴道腺病的发病有明显关系，在第8～17孕周用药者发病率最高，这与胚胎期阴道的发育阶段相吻合。除阴道腺病外，生殖道其他良性病变也极为常见，可有轮状宫颈、宫颈外翻、阴道横嵴和阴道发育不全、T形子宫、宫腔束窄带、子宫发育不全等情况。有使用DES史的妇女生育机能显然受到影响，不育率、流产和早产率均高于对照组。由于宫颈发育异常及宫颈机能不全，常发生中期妊娠流产。

男性胎儿受DES影响时可发生附睾囊肿、睾丸或阴茎发育不全，其发病率比对照组 明显增高。成人后，精子总数低、活动力减弱、异常形态的精子数增多。其他畸形如睾丸未降、尿道下裂、尿道狭窄、马蹄肾、先天性巨输尿管的发病率均高于对照组。

（二）孕激素

孕激素制剂常作为治疗先兆流产或作为妊娠试验的药物。有些妇女是因口服避孕药失败后而妊娠的，因此胎儿在早孕时受到孕激素的影响。孕期应用合成的孕激素，特别是19去甲基睾丸酮类如炔诺酮等，可使女性胎儿男性化如阴蒂肥大、阴唇融合，形如阴囊。Wilkins报告的70例女性胎儿男性化，均在妊娠第20周以前用过孕激素。有报道，早孕时用过口服避孕药可见到同样的结果。女性胎儿男性化的发生率与药物种类、剂量和应用时间有关。据报道，应用炔诺酮后男性化的总发生率为18%，安宫黄体酮为1%，而在早孕期应用炔诺酮，女性胎儿男性化的发生率则为23.7%，12孕周以后为4.3%。口服避孕药失败，如继续服药，可娩出先天性畸形胎儿。男胎和女胎均可发生脊柱、肛门、心血管、气管、食道和四肢的畸形（VACTEL syndrome）。在早孕期，特别是在第2～3个月心脏快速发育的阶段，应用雌孕激素制剂，包括口服避孕药，发生心脏及大血管移位的可能性更大。但也有与上述结果相反的报道，认为口服避孕药后胎儿先天性畸形的发生率与对照组在统计学上无明显差异。

（三）雄激素

雄激素可致女性胎儿男性化。

（四）克罗米芬

克罗米芬已广泛用于诱发排卵，治疗不孕症。克罗米芬是否有致畸作用尚有不同意见。有些报告指出刚怀孕前或怀孕时服用克罗米芬可能导致胎儿先天性畸形，特别是神经管缺陷，如无脑儿等。有报告，克罗米芬诱发排卵后，胎儿染色体三体的发生率比群体高一倍，自然流产的胎儿非整倍体的发生率也明显增高。但有的研究认为，在实验动物中克罗米芬有致畸倾向，在人类尚无确切的致畸证据。

（五）醋酸氯羟甲烯孕酮

醋酸氯羟甲烯孕酮（cyproterone acetate）是目前最有效的抗雄激素药，用于雄激素过多或组织对雄激素过敏引起的男性化现象。如在妊娠6～12周即胎儿性分化期使用，则男婴可发生与睾丸女性化相同的症状，如内、外生殖器均不发育，有睾丸，但亦有阴道。因此，服用醋酸氯羟甲烯孕酮期间应避孕，服药期间妊娠者，应行人工流产。雄激素中的睾丸酮可使女性胎儿的外生殖器男性化。在妊娠14周以前，如果大剂量或持续应用肾上腺糖皮质激素（如考的松、强的松等），可引起死胎、早产、唇腭裂、无脑儿等畸形。甲状腺激素也有致畸作用。

十三、麻醉药

国外发现在妊娠期间工作的麻醉护士中，分娩畸形婴儿的发生率为16.4%，而在美国从事手术室工作的妇女中，自然流产率占30%~38%，丹麦为21%，芬兰为8.3%~21.5%。

十四、抗结核药

（一）乙硫异烟胺

乙硫异烟胺（ethonamide）为异烟酸的衍生物，有致畸的报道。在早期妊娠服用此药的5例妇女中，4例胎儿有各种畸形，且均有中枢神经系统缺陷。但另有报道，在9例应用此药的妇女中，无一例有胎儿畸形。

（二）异烟肼

对125例服用异烟肼的孕妇的研究，未发现此药对胎儿有致畸作用，但5例婴儿有神经系统功能的改变。

十五、抗癌药

抗癌药可致畸形、死胎，造成四肢短缺、外耳缺损、唇腭裂及脑积水。环磷酰胺，马利兰早期用药可引起多种畸形、流产或死胎，晚期可使胎儿中毒死亡。

十六、维生素类药

维生素A及叶酸缺乏可致胎儿畸形，但孕妇服用维生素A过量可致胎儿尿道畸形、骨骼发育异常或先天性白内障；过量维生素D可致使胎儿或新生儿血钙过高，导致主动脉、肾脏动脉狭窄，主动脉发育不全，智力发育迟缓及高血压。过量维生素K可致胎儿高胆红素血症，引起新生儿黄疸。过量服用维生素C不仅影响胚胎发育，而且胎儿出生后易引起坏血病；叶酸的缺乏可致神经管畸形及对各器官和系统产生不同的影响，故称之为“普遍性致畸剂”。

十七、降糖药

磺脲类降糖药能通过胎盘屏障，可引起流产、死胎、多发性畸形。并致新生儿低血糖；双胍类降糖药如降糖灵可经过胎盘与胎儿体内的胆红素竞争蛋白结合，导致新生儿黄疸，加重新生儿低血糖，并易诱发酮症。

十八、抗精神病药

（一）硫杂蒽类

硫杂蒽类、氟哌啶醇（haloperidol）除用于治疗精神分裂症外，还被认为是治疗妊娠呕吐的有效药物。此药有致畸作用，主要为严重的肢体畸形，孕妇应禁用。

（二）抗躁狂药

抗躁狂药碳酸锂是治疗躁狂抑郁性精神病的药物。在66例服用此药的孕妇中，18例有胎儿畸形，其中13个婴儿为心脏及大血管畸形。

（三）吩噻嗪类

吩噻嗪类包括丙嗪、异丙嗪、氯丙嗪等。常用于治疗妊娠呕吐或临产后作为中枢抑制药。尚无明显证据说明吩噻嗪类药物有致畸作用。临产前应用，对新生儿可能有抑制作用。由于此类药物含有黑色素的组织有特殊亲和力，孕妇长期应用可能引起胎儿视网膜病变。

十九、抗组胺药

扑尔敏在妊娠期间服用可潜在性致畸，抑制中枢神经，后期使用可引起新生儿血小板减少和出血。

二十、可卡因

孕妇吸可卡因可引起血管收缩，子宫胎盘供血减少，使胎儿发育迟缓，四肢短小畸形，以及脑部、内脏损害和异常。

第六节 围生期用药原则

某些药物可导致胎儿出生缺陷（先天畸形、低出生体重儿、早产）或孕妇流产，还有不少药物孕妇服用后对胎儿是否安全尚无定论，加之世界上每年有数百种新药面世，开展药物对孕妇和胎儿是否有副作用或影响的研究及调查是很有必要的。已服/误服，有关情况越详尽，越有助于分析判断其风险概率。

妊娠期间孕妇要谨慎用药，孕妇服用的药物都能通过胎盘进入胎儿体内，也能从胎儿再回到母体，应考虑药物是否通过胎盘屏障进入胎盘影响胎儿。

孕期应杜绝滥用药物，正确对待妊娠期用药问题，对其致畸性尚无定论者应慎用。孕早期用药导致胎儿畸形、死亡；妊晚期导致各系统功能的变化，影响胎儿、儿童、青春期的生命安全、身体健康和智力发育。在怀孕过程中发生疾病仍需合理地、积极地用药治疗，否则病情发展也会影响孕妇和胎儿的健康；如果必须用药，一定要在医生的指导下合理用药，才能保证母子安全。妊娠期及哺乳期用药必须按如下原则：

1. 最好不用药

可用可不用的药尽量不用，尤其在妊娠15～60天内应特别慎重。发烧时可用酒精擦浴等物理降温方法，也可静脉滴注糖盐水来促进降温，不一定要使用退热剂。

2. 尽量避免使用新药

新药没有经过大量的临床验证，有很多毒副作用还没有被发现。例如最使人痛心的就是反应停事件，药物刚刚研究生产出来时，只知道它对妊娠反应确实有很好的疗效，对孕妇本身无毒副作用，而它对发育中的胎儿的致畸作用，却是后来用畸形儿的沉重代价换来的教训。类似的例子还有很多，如青霉素刚用于临床时，不知道可产生过敏反应；庆大霉素、卡那霉素刚用于临床时也没有预见可引起这么多孩子耳聋。

3. 需要用药时应权衡利弊

虽然有些药物可能对胎儿有不良影响，但可治疗危及孕妇健康或生命的疾病，权衡利弊后仍需给药。如果疾病危及孕妇健康甚至生命，则应及时用药，因为药物致畸的发生率有5%~6%。

4. 在医生指导下用药

必须用药时孕妇在医生指导下使用，选用对胎儿危害较少的药物，并严格掌握用药剂量和用药时间。用药必须有明确的指征，并对治疗孕妇疾病有益，不宜滥用药物。

5. 严格掌握用药剂量，合理用药、及时停药

用药应考虑孕妇用药实际为母儿两人同时用药，应清楚了解孕周，严格掌握剂量及持续时间，合理用药，及时停药。当两种以上药有同样疗效时，应选用对胎儿危害较小的一种药物，如选用肝素（C类）较香豆素（D类）更安全。

6. 分娩时用药

分娩时用药须考虑新生儿即将娩出，如果药物不能及时从体内排除，对新生儿出生后有影响，应避免使用。

（李增庆）

第十一章 产前咨询与产前诊断

第一节 产 前 咨 询

一、产前咨询的定义

产前咨询是由经过产前诊断和遗传专业培训的医务人员，对询问者所提有关问题进行解答的过程。包括：普通疾病咨询及遗传咨询，其中遗传咨询为主要部分。主要遇到的遗传咨询问题归纳为：①夫妻双方中一方或家属曾有遗传病或生育过先天畸形患儿，再生育下一代患病儿率有多大？能否预测出？②已生育过患儿或畸形儿，再妊娠是否会再生育同样患儿？③妊娠期间，尤其是妊娠前3个月接触过放射线或某些化学物质、服用过药物，会不会导致胎儿畸形？④夫妻多年不孕或习惯性流产，希望获得生育指导。

二、产前咨询的分类

（一）婚前咨询

婚前医学检查，通过询问病史、家系调查、家谱分析，再结合全面的体格检查所见，对遗传缺陷绝大多数能确诊，并掌握其传播规律，推算出影响下一代优生的风险度，提出对结婚生育的具体指导意见，从而减少甚至可以避免遗传病儿的出生。发现影响婚育的先天畸形或遗传性疾病，按暂缓结婚、可以结婚但禁止生育、限制生育、不能结婚4类情况掌握标准。

（二）普通咨询（孕前保健）

①孕前女方患急慢性疾病者，咨询能否耐受妊娠，妊娠对母体及胎儿的影响。包括各种妊娠合并症：心血管疾病、肝脏疾病、肾脏疾病、呼吸道疾病、血液病、糖尿病、甲状腺疾病、垂体及肾上腺疾病、神经系统疾病、自身免疫性疾病、皮肤疾病、肿瘤、急慢性阑尾炎等。原则上待疾病稳定且体内药物代谢完全、肌体康复后，再择期怀孕。②有接触急性传染病史者，如病毒性肝炎、结核。③男女双方接触对胎儿有害的物质（环境因素）：最好在孕前3个月脱离或避免接触有害物质。

（三）围产期遗传咨询

1. 遗传咨询的定义

遗传咨询（genetic counselling）是由从事医学咨询的专业人员或咨询医师，对咨询者就其提出的家庭中遗传性疾病的发病原因、遗传方式、诊断、预后、复发风险率、防治等问题予以解答，并就咨询者提出的婚育问题提出建议和具体指导供参考。遗传咨询是预防遗传性疾病的一个重要环节。遗传咨询是在遗传学、细胞遗传学、分子生物学、分子遗传学迅猛发展的基础上，与临床医学紧密结合而建立起来的一门新兴学科，其目的明确，就是及时确定遗传性疾病患者和携带者，并对其生育患病后代的发生危险率进行预测，商谈应该采取的预防措施，从而减少遗传病儿的出生，降低遗传性疾病的发生率，提高人群遗传素质和人口质量，获取优生效果。

2. 遗传咨询的内容

①优孕咨询；孕产期保健。②已确诊的遗传病询问治疗方法。③遗传咨询的对象：预测对子代的影响：本人有遗传病家族史，或某种畸形是否遗传病，能不能影响后代？预测遗传性疾病患者子代再发风险率，可以根据遗传性疾病的类型和遗传方式做出估计。至于宫内胚胎或胎儿接触致畸因素，则应根据胚胎原的毒性、接触方式、剂量、持续时间以及胎龄等因素，综合分析其对胚胎、胎儿的影响并做出决定。④习惯性流产，夫妻希望得到生育指导。⑤接触过射线、化学物质会不会影响后代？

三、遗传咨询的步骤与复杂性

1. 明确诊断

通过家谱调查及系谱、主要遗传病类型的分析，判断是否为遗传性疾病或属某种有害因素致病。

2. 预测对子代的影响

预测遗传性疾病患者子代再发风险率，可以根据遗传性疾病的类型和遗传方式做出估计。至于宫内胚胎或胎儿接触致畸因素，则应根据胚胎致畸原的毒性、接触方式、剂量、持续时间以及胎龄等因素，综合分析其对胚胎、胎儿的影响。

推出遗传病的危险率后，经过遗传学训练的医师应仔细耐心地向患者或家属，针对病情提出防治措施，重要的是提供遗传学方面的资料和应采取的具体措施，供其决定婚姻、生育时参考。如血友病 A 和进行性肌营养不良为连锁隐性病男孩发病，预测胎儿为男胎可行人工流产。明确诊断，预防症状的产生，通过家庭调查及系谱分析，判断是否为遗传性疾病或属某种有害因素致病。如对已确诊的半乳糖血症的患儿，出生后应避免以乳类食品喂养，可以控制症状的发生、加重。

3. 近亲结婚对遗传性疾病影响的估计

近亲结婚增加了父母双方相同的有害隐性基因传给下一代的机会，使其子女发生常染色体隐性遗传病的可能性显著增加。临床上常以亲缘系数、近婚系数和性连锁基因的近婚系数估计判断近亲结婚对遗传性疾病的影响程度。

四、出生严重遗传病后代的风险

（一）双亲之一为平衡易位染色体携带者

他们的后代发生流产、易位型先天愚型、平衡易位染色体携带者及出生正常孩子的概率各为1/4。如果通过染色体检查，发现夫妇一方是平衡易位染色体携带者，可以考虑不再生育或在妊娠后进行产前遗传学诊断，以防止患儿出生。

（二）有习惯性流产史的夫妇

其染色体异常的概率比一般人高12倍。由于染色体异常的胎儿容易发生流产，所以有习惯性流产史的夫妇应有所警惕，在现次妊娠前应进行男女双方详细的体格检查及遗传咨询。

（三）已生过一个“先天愚型”孩子的孕妇

其第二个孩子为“先天愚型”患儿的概率为2%~3%。已生过一个常染色体隐性代谢病患儿（如苯丙酮尿症、白化病、先天性聋哑、侏儒等）的妇女，下一胎受累的风险为25%。

（四）孕妇为严重的性连锁疾病（如血友病）患者

男性胎儿全部是患儿，女性胎儿则不发病，50%为此疾病基因的携带者。如孕妇为性连锁疾病基因携带者时，男性胎儿患病的风险为50%。

（五）经常接触放射线或化学药剂的工作人员

对有上述出生遗传病和先天畸形风险的父母，应做好遗传咨询和产前诊断，采取选择性流产异常胎儿的办法避免患儿出生，面对那些有出生严重遗传病患儿风险的父母来说，惟一的办法就是采取积极的避孕措施。倘若夫妇都是罕见隐性致病基因携带者，则应采取绝育手术，从根本上阻断遗传病的传递。

（六）35岁以上的高龄孕妇

染色体偶然错误的概率在接近生殖年龄后期时明显增高。女性出生时卵巢就储存了一生所有的卵子细胞，年龄较大时，卵子就相对老化，发生染色体错误的机会随之增加，生育染色体异常患儿的可能性也就相应增加，这种可能性约为4.5%。

第二节　出生缺陷的产前诊断

出生缺陷的诊断，包括产前诊断（prenatal diagnosis）和产后诊断。产前诊断在减少出生缺陷儿的发生中发挥着重要作用，为胎儿宫内治疗与选择性生育创造了条件。研究的重点多放在产前的早期诊断和预防工作上。而研究的对象也多集中在孕妇和新生儿、婴幼儿身上。

一、产前诊断的定义

产前诊断又称宫内诊断（intrauterine diagnosis），是指在胎儿出生之前应用各种先进的科技手段，采用影像学、生物化学、细胞遗传学及分子生物学等技术，了解胎儿在宫内的发育状况，例如观察胎儿有无外形畸形，分析胎儿染色体核型有无异常，检测胎儿细胞的生化项目和基因等，对先天性及遗传性疾病做出诊断，以便采取干预措施，进行治疗或选择流产。

二、产前诊断的目的

美国、日本、瑞士等发达国家，对妊娠早期采取实验诊断方法，发现遗传性疾病，以便减低畸胎发生率。①了解胎儿生长发育情况。②诊断胎儿非遗传性疾病，如胎儿窘迫。③进行遗传病携带者的析出和选择性流产，防止遗传病患儿的出生。

三、产前诊断适应征

（1）年龄≥35岁的孕妇。
（2）夫妇双方中有染色体异常者。
（3）有染色体异常患儿史。
（4）测定胎儿性别，协助诊断X连锁遗传病。
（5）诊断血液系统疾病。
（6）有分娩神经管畸形儿史。
（7）有原因不明流产、死胎、死产和多发性畸形儿史。
（8）先天性代谢病患儿史。
（9）孕早期接触致畸因素者。
（10）其他。

四、产前诊断方法

（一）产前诊断方法的水平

1. 细胞水平

染色体核型分析，标本来源可有绒毛、羊水、脐血或胎儿组织。

2. 分子水平

用DNA分子杂交限制性内切酶谱分析、限制性片段长度多态性连锁分析、聚合酶链反应（PCR）行体外扩增特异性DNA片段等方法进行先天缺陷的产前诊断。

（二）产前诊断方法的分类

1. 观察胎儿外形

利用B超、胎儿镜、磁共振等观察胎儿体表畸形。

2. 染色体核型分析

利用羊水、绒毛细胞或血细胞培养，检测染色体病。

3. 检测基因

利用DNA分子杂交、限制性内切梅、PCR技术检测DNA。

4. 检测基因产物

利用羊水、羊水细胞、绒毛细胞或血液进行蛋白质、酶和代谢产物检测，诊断胎儿神经管缺陷、先天性代谢疾病等。

五、常用产前诊断技术

（一）B型超声显像技术

在产前诊断中，最广泛使用的、对母子均无创伤的技术是超声波诊断，检查设备也从B型超声发展到两维图像、M-型扫描、脉冲和持续波型的多普勒分析、彩色流体图，乃至三维图像分析等多种先进设备。超声产前诊断是产前诊断的重要内容之一，它包括对胎儿生长发育的评估、对高危胎儿在超声引导下的标本采集和对某些先天性缺陷的诊断。

1. 磁共振显像

磁共振显像为彻底摆脱X线损伤的全新扫描技术，能从任何方向截面显示解剖病变，诊断效果优于CT。12. 5MH2经宫颈导管式探头，观察5~8周胚胎发育。MRI可用于早孕胚或中晚妊娠的产前诊断。

2. 胎儿心动图

这是近年开展的一项新的诊断方法。B型超声检查对在子宫腔内经常变换位置的胎儿心血管系统畸形，不能做出正确判断。实时定向M型超声心动图、胎儿心动图能正确显示胎儿心脏结构和功能，对高危胎儿先天性心脏畸形的宫内诊断，或因孕妇或胎儿患病所致的心脏并发症行宫内治疗已成为可能。

3. B型超声检查

作为产前诊断项目，应在妊娠16周以后，此时胎儿各主要脏器已能清晰显示。能观察到胎儿体表及脏器有无畸形，观察胎儿颅骨是否完整。有下列情况者可帮助临床诊断：若探不到清晰的外形光滑的圆形环状回声——无脑儿。胎儿颅骨部分缺如，看到脑膜凸出在羊水中漂浮——脑膜膨出。脑室明显增大——有助于诊断胎儿脑积水。脊膜呈囊状物膨出——胎儿脊柱裂。测量胎儿双顶径值及胎儿股骨长的比例——间接诊断胎儿是否侏儒。检查胎肾大小、膀胱充盈度——先天性泌尿系统畸形。胎儿腹壁是否平整——脐疝或腹部裂。有无胃空泡及肠管是否扩张——先天性消化管畸形。

传统的B超机所成图像为二维平面图，而实时四维彩超，不但可以拍摄极为细致的立体、连动的影像，更可以精确筛查腹中胎儿所患的唇腭裂等非常细小的畸形，以及神经管畸形、肢体畸形、心脏畸形等疾病，用于对胎儿进行先天性缺陷和遗传性疾病的诊断与筛查。一旦发现上述疾病，医生就会将胎儿病情及利害关系详尽告知孕妇，再经孕妇夫妻双方决定胎儿的去留。

大部分存活下来的出生缺陷儿如果没有死亡，则造成残疾，给家庭造成的心理负担和精神痛苦是无法用金钱衡量的。根据《母婴保健法》相关规定，除医学上确有需要的（胎儿患有传男不传女或传女不传男的特殊遗传疾病）除外，任何医务人员严禁采用技术手段对胎儿进行性别鉴定。照片或影像经过专业截取与处理的，不会泄露胎儿的性别。拍摄条件：拍摄一张清晰的胎儿写真，必须具备以下四个条件：①有足够的羊水衬托；②限在20周至30周之间的孕妇；③胎儿有良好的胎势，即胎儿正侧面部对着探头；④由经过专业培训的技师亲自拍摄。

（二）孕早期绒毛组织采取术

早孕期绒毛诊断可替代中孕期羊水诊断。对 HCMV 感染孕妇的胚胎或绒毛组织进行染色体分析对评价胚胎进一步发育可能受累的风险和优生优育具有重要的临床意义。

1. 适应证

遗传性疾病、代谢缺陷性疾病、宫内感染性疾病等需要进行产前诊断且妊娠 6~9 周者。绒毛来源于胚胎组织的一部分，是胎儿的附属物，能反映胎儿的遗传特性。

2. 取材时间

妊娠 6~9 周为宜。妊娠 10 周后，胎盘形成，胚外体腔消失，易误入羊膜囊内。

3. 操作方法

①盲吸法；②超声引导下抽吸法

4. 临床应用

染色体核型分析、酶活性测定、性染色质检查测定胎儿性别、提取 DNA 做基因诊断，绒毛活检的优点：诊断结果比检测羊水的结果早 2 个月。若发现染色体异常或确定性别，可在妊娠早期行人工流产终止妊娠。

5. 并发症

流产、宫内感染、羊水渗漏、羊膜带综合征、母儿血型不合（Rh 因子）致敏、胎盘病变等。

（三）宫腔冲洗

宫腔冲洗收集脱落的滋养细胞也已成为一种安全、可靠的孕早期产前诊断新途径。可行胚胎植入前诊断。1989 年 Handyside 首先报道，在受精卵阶段获取 1~2 个胚胎细胞，以 DNA 扩增作性别测定。取标本方法可用宫腔灌浇、体外受精卵进行极体活检、卵裂球活检、胚泡活检等。

（四）羊膜腔穿刺术行羊水检查

1. 适应证

①胎儿成熟度的测定：处理高危妊娠时，为降低围产儿死亡率，引产前需了解胎儿成熟度，结合胎盘功能测定，选择分娩的有利时机。②先天异常的产前诊断：包括性连锁遗传病携带者，于孕期确定胎儿性别时；35 岁以上的高龄孕妇易发生胎儿染色体异常；前胎为先天愚型或有家族史者；前胎为神经管缺陷或此次孕期血清加胎蛋白值明显高于正常妊娠者；孕妇有常染色体异常、先天代谢障碍、酶系统障碍的家族史者。③疑为母儿血型不合 需检查羊水中血型物质及胆红素。④检测胎儿有无宫内感染。

2. 禁忌证

①曾有过先兆流产或先兆早产者；②发热或局部皮肤感染者。

3. 并发症

①母体损伤：出血与血肿。②损伤胎儿、胎盘及脐带。③羊水渗漏。④流产或早产。⑤宫内感染。

4. 穿刺时间

①妊娠 16~20 周诊断出生缺陷或确定胎儿性别，此时在腹壁易扪清子宫，羊水量

相对较多，容易抽取，不易伤及胎儿。②妊娠末期测定胎儿成熟度及疑为母儿血型不合。

5. 羊水标本的判断

正常羊水：妊娠早期为无色澄清液体；妊娠晚期因混有胎脂、脱落上皮等有形成分为乳白色；若混有胎粪为黄绿色或深绿色，是胎儿窘迫的征象；金黄色羊水内胆红素过高提示母儿血型不合；羊水黄色粘稠能拉丝为胎盘功能减退或妊娠过期；羊水混浊呈脓性、有臭味为羊膜腔内明显感染。

6. 羊水标本的处理

羊水离心，取上清液，行生化检查。取沉渣：中期妊娠—羊水细胞做染色体核型或先天代谢性缺陷病检查；晚期妊娠—做含脂肪细胞及其他有形成分的检查。

7. 临床应用

（1）先天异常的检查（妊娠中期）。

染色体异常：羊水细胞培养做染色体核型分析。先天性异常：羊水细胞培养后各种酶测定。基因病：羊水细胞提取胎儿 DNA，针对某一基因做直接或间接分析或测定。

（2）预测胎儿性别：检查羊水中的性染色质或性染色体。

（3）胎儿成熟度的检查（妊娠晚期）。

①胎儿肺成熟度的检查：卵磷脂与鞘磷脂比值（L/S）测定、羊水震荡试验、磷脂酰甘油（PG）测定。②胎儿肾成熟度的检查：羊水肌酐值。③胎儿肝成熟度的检查：羊水胆红素值。④胎儿皮肤成熟度的检查：脂肪细胞。

（4）羊水上清液的生化测定：甲胎蛋白（AFP）、雌三醇。

（5）预测胎儿血型：如 ABO 血型不合。

（6）检测宫内感染，绒毛、羊水、脐血免疫学测定或 PCR 检测。

（7）协助诊断胎膜早破。

（五）胎儿镜检查

胎儿镜检查（fetoscopy）是用直径很细的光学纤维内镜经母体腹壁穿刺，经子宫壁进入羊膜腔，观察胎儿、抽取脐血、取胎儿组织活检及对胎儿进行宫腔内治疗的方法。

1. 适应证

观察胎儿有无明显的体表先天畸形，如面部裂、多指（趾）、并指（趾）、脐疝、脑脊膜膨出、外生殖器异常等。抽取脐血；诊断有无宫内感染；取胎儿组织活检：皮肤活检可发现大疱病、鱼鳞病；肝活检；B 超辅助下宫内治疗：宫内输血；脑积水或泌尿道梗阻可导管引流。

2. 禁忌证

①存在有出血倾向；②先兆流产或稽留流产；③阴道、盆腔或宫腔内有感染；④合并有严重妊娠期并发症；⑤子宫极度前倾屈或后倾屈而无法复位者。

3. 检查时间

妊娠 15~22 周、妊娠 15~17 周，羊水达足够量，胎儿也较小，适宜观察外形；妊娠 18~22 周，羊水继续增多，脐带增粗，适宜做胎血取样；妊娠 22 周后，羊水透明度下降，不利于观察。

（六）脐静脉穿刺取胎血检测

胎盘穿刺术，B超指引经母腹壁采胎脐血。妊娠18~20周，在B超引导下经孕妇腹壁穿刺采集胎儿脐静脉血，对胎儿进行产前诊断和宫内治疗。

1. 适应证

①胎儿染色体核型分析；②诊断胎儿血液疾病；③评价胎儿宫内缺氧，脐血查胎儿血红蛋白、pH值等；④诊断胎儿宫内感染：脐血血清查TORCH；⑤某些遗传代谢缺陷、基因异常的产前诊断；⑥用于胎儿宫内治疗：宫内输血或药物治疗。

2. 并发症

近期：脐带或胎盘穿刺点出血、感染，胎血进入母体血循环；远期：流产、早产、死胎。

（七）非侵袭性产前诊断技术

可用孕妇外周血，行胎儿细胞分离纯化，得到滋养叶细胞、胎儿淋巴细胞、有核红细胞。母体筛查：血清IgM（+），表示现行感染。IgG（+），示既往感染。IgM（+）及IgG（+）为复发感染。IgG升高4倍以上为复发感染。先天愚型三联筛查（孕16~20周 \ AFP \ uE_3），母体外周血单个核细胞携带有胎儿的全部遗传信息，提取单个核细胞进行基因诊断、性别鉴定等。

美国研究人员发表研究报告说，现在有了一项新技术，可以经由对母亲血样的检验，测出胎儿是否有异常，而不需要使用可能会对妊娠造成危险的侵入式检查方法。这项新的实验室测试使用了甲醛来稳定从母亲体内采集的血液细胞样本的表膜，进而增加了可供检测的DNA的数量。如果没有经过这种稳定措施的处理，样本中的DNA就常常会在收集、运送和处理过程中被损坏，这个问题常使医生们在使用血液样本检验辨识脊柱裂等异常病症时受到许多限制。这种测试方法是由马里兰州的私人生物技术公司Ravgen所开发。研究者们在《美国医学会期刊》（Journal of the American Medical Association）上发表了研究论文。在这项测试中，未经处理的血样里的自由胚胎DNA平均只有7.7%，而在处理过的样本中，这个数字在20%以上。如果自由胚胎DNA的含量较高，就可以更容易地诊断出染色体是否有异常，这种技术能“为非侵入式产前诊断的发展提供一个坚实的基础”。休士顿贝勒医学院（Baylor College of Medicine）的研究人员表示，这些发现具有重大的临床价值：“对这些发现进行临床应用的进一步研究，将可以通过血液检测，发现白血病等病症，而不需要采集骨髓样本。”

（八）孕妇血清甲胎蛋白筛检（母生化测定）

神经管缺陷时AFP明显上升，12周内早孕时明显下降，要注意染色体异常如21、13、18三体、Turner征等。Ea如下降，要注意有无染色体异常。

（九）羊膜腔胎儿造影

这是一种显示羊水中胎儿轮廓的造影法。先行羊膜腔穿刺，将40%碘化油（脂溶性造影剂）20ml和76%乏影葡胺（水溶性造影剂）40~60ml同时注入羊膜腔内，行X线摄片，能诊断胎儿体表畸形和胎儿消化道畸形。

（十）临床检查

六、出生缺陷的产后诊断

出生后感染诊断：脐血、新生儿血、尿标本，如二周内 IgM（+）为宫内感染；二周后为生后感染。病史、症状、体检：有蛋白尿、青紫、黄疸、呼吸困难、呕吐、腹胀或尖叫不安、抽动痉史需与下列疾病鉴别。

（一）新生儿败血症

抵抗力弱，败血症不典型，对细菌缺乏抵抗力，容易发生皮肤感染，而且感染后容易迅速扩散造成败血症。

（二）新生儿吸入性肺炎

这是常见的肺部感染性疾病，由于吸入羊水引起。体温不升（少数有发热），两肺可有湿备式发音。

（三）新生儿肺透明膜综合征

新生儿肺透明膜综合征（hyaline membrane disease）又称新生儿呼吸窘迫综合征，多见于早产儿、孕妇患有糖尿病或妊娠中毒症的新生儿，出现进行性呼吸困难和青紫。病理变化的特征是肺泡壁及细支气管壁上有嗜红的透明膜，伴有肺不张。

（四）颅内出血

缺 O_2 型：其血液由毛细血管渗出，在产前、产后、产程中和出生后都可能发生。以早产儿为多，体重减轻，对缺氧耐受减轻。损伤型在生产过程中发生。核黄症（kernicterus）：指高胆红素血症合并有脑神经损害的疾病。

（五）中枢神经感染

化脓性脑膜炎：症状不典型，血压增高，及脑膜刺激症状出现晚，易误诊，早期症状有拒食、吸乳无力、呕吐、嗜睡或烦躁。在产后诊断中，新生儿筛查包括听力筛查是早期诊断的主要手段。通过手术、病理检查、死胎、死产和死亡新生儿的尸体解剖有助于许多复杂畸形的确诊。如胎盘胎膜和脐带的细致检查可为出生缺陷的诊断及应用研究提供线索，如单脐动脉与先天内脏畸形有关，普查单脐动脉可为进一步查找内脏畸形提供线索；胎盘水肿为胎儿水肿的常见现象（其重量超过胎体体重的 1/6）。

七、出生缺陷的预防与治疗

加强孕产妇保健管理，提高孕产妇保健管理率和住院分娩率。要特别加强对高危孕产妇的管理，实行定期随访、定期检查，住院分娩。不能住院分娩的孕妇应当由经过培训合格的接生人员实行消毒接生。防止滞产、感染、产伤、出血和窒息，加强高危孕妇的产时监护和产程处理。特别要加强乡镇卫生院产科建设。提高接产技术，建立逐级转诊制度。减少产伤和新生儿窒息发生。积极做好高危孕产妇、新生儿的转诊与急救工作。逐步控制环境因素对胎儿健康的危害，工矿企业要严格执行国家规定的环境卫生标准。根据《女职工劳动保护规定》，加强妇女的劳动保护，要改善女职工劳动条件，不得安排孕产期、哺乳期女职工从事有毒有害作业。

孕早期积极筛查，提高产前诊断水平，开展新生儿筛查（包括听力筛查）等手段做到出生缺陷的早期诊断、早期处理、早期胎儿宫内治疗。在缺碘的地区，开展对孕产妇碘营养水平的检测工作，在医生指导下，对确需补碘的孕产妇及儿童进行科学补碘。

开展对围产期缺血缺氧性脑损伤、新生儿窒息致残、产后出血、孕期疾病和用药对胎儿生长发育影响、环境和营养因素对胎儿及儿童生长发育影响及简便易行的尿碘、血铅检测方法等科学研究。

（李增庆　李武　李润清）

第十二章 分娩、产褥与优生

第一节 分娩过程与优生

分娩的过程尽管相对于人的一生来看是极为短暂的，但却可能影响孩子未来一生的健康、性格、脾气和气质。分娩期应密切观察产程是否顺利进行及胎儿情况，减少缺氧、窒息和产伤，以保证新生儿健康及孕妇安全。

一、锌、钙元素与正常分娩

美国营养专家将怀孕的白鼠分为两组，一组给予含锌元素足够的食物，另一组则给予其他营养皆相同，而仅缺锌元素的食物。结果前一组诞生每一只小鼠的时间不足 2 分钟，而后一组则多发生难产，每只小鼠娩出的时间长达 15～75 分钟，而且这些新生小鼠在两小时内即夭折的几率较高。许多母鼠在经历过久的、明显的分娩痛苦之后不能支持而死亡，那些不死的亦多不能正常哺育它们的幼儿。

研究显示，如孕妇摄入充足的锌元素对顺利分娩有很大帮助。怀孕时多吃富含锌及钙质的食物可减少分娩时的疼痛，预防分娩前发生痉挛抽筋。从天然食物中取得身体所需锌比较安全，食物中最丰富的锌元素来源是瘦猪肉、瘦牛肉、瘦羊肉、鱼肉及蚝肉等。植物性食物则以硬壳果类如核桃仁等含锌元素丰富。

钙质与脂肪及维生素 D 同吃，可以保证钙质的吸收和利用，这些食物可减少人们对疼痛的敏感性，有镇静止痛功效。美国著名女营养学家阿德尔·戴维丝说："我常常向孕妇建议，要她们多喝鲜牛奶。"依照其建议做的孕妇大多顺利分娩，在分娩时甚至感觉不到痛苦。

二、胎儿窘迫和新生儿窒息

分娩时由于各种原因导致对胎儿供氧不足，可使胎儿发生宫内窘迫。胎儿中度宫内缺氧使中枢神经系统损伤，如不及时处理，可发生胎儿脑功能障碍。严重时出生后可出现脑性麻痹，导致大脑瘫痪、抽搐、智力受损或低下，以及出生后运动障碍、学习困难。脐带绕颈导致胎儿窒息：出生后有窒息感，可致吞咽失调障碍、言语功能障碍。胎儿窘迫的原因有妊高征或其他妊娠合并症、麻醉过深、胎盘早剥、前置胎盘、脐带绕颈受压、滞产等。胎儿窘迫的症状，可根据胎心率减少或增快、或不规则、羊水中有胎粪等来判断。窘迫胎儿分娩后，呼吸中枢功能暂时较差，易出现新生儿窒息。

对策：大多数医院都安装了分娩监护仪，可以早期发现胎儿窘迫，并立即处理。如决定迅速缩短产程、尽早娩出胎儿的方式，即采用剖宫手术。新生儿娩出后应急速清除新生儿口腔、鼻、喉头的粘液，给氧或者做人工呼吸，促使其产生自主呼吸运动。

三、产伤引起的出生缺陷

分娩过程中出现的各种异常情况，对胎儿及母亲均可产生轻重不等的影响，轻则引起产伤，并导致各种出生缺陷，严重者可导致死亡。助产技术（如使用胎头吸引器），产伤可致颅内出血，导致运动障碍、智力受损、精神障碍；中枢神经、脑细胞影响，大脑疾病，抽搐，智力低下，学习吃力。术中使用麻药，出生后动作迟缓，反应能力差，紧张时出现偏头痛，不愿戴帽子。由于接生动作及助产器械使用不当或其他因素造成的婴儿骨折、脑及其他器官挤压伤等。这些都可影响婴儿的正常发育，甚至造成终生残废。

四、孕妇心理和情感对分娩的影响

孕妇心理和情感反应可影响分娩的各个环节，分娩过程的异常常与产前高度忧虑和紧张的心理状态有关。孕妇情绪低落、忧心忡忡，分娩就可能遇到麻烦。胎儿娩出后，助产士应将其放在母亲能看到的地方处理，通过母亲目睹助产士对婴儿的一系列细致的处理，加深对医护人员的信任感。待婴儿处置好后及时抱在母亲面前，做局部皮肤接触，如贴贴脸，或妈妈用手抚摸自己的婴儿，既有利于母婴感情的建立，又能减轻术中疼痛，同时为母乳喂养打下良好的基础。新生儿的畸形可给父母心理上造成损害，有人研究两性畸形可使父母产生忧虑心理，又可使孩子产生社会心理方面的创伤，对此除早期的专业化外科矫治和适当的内科治疗外，心理咨询也是十分重要的。

五、剖腹产对婴儿健康的影响

由于新生儿未经产道挤压，有三分之一的胎肺液不能排出，出生后有的不能自主呼吸，患上所谓的“湿肺”，容易发生新生儿窒息、肺透明膜等并发症。正常分娩的婴儿比未经历分娩过程的剖宫产婴儿肺容量大且较少患呼吸系统疾病。剖腹产也可能因未真正达到胎儿成熟而造成医源性早产，引发一系列早产儿并发症，如颅内出血、视网膜病或残废甚至死亡。剖宫产的婴儿，由于没有经受分娩时阵阵子宫收缩的影响，长大后往往性情急躁，缺乏耐心。分娩过程中缺氧或受麻醉剂影响的婴儿，性格可能孤僻，且不善于交际等。据一所医院的统计资料显示：1995 年至 1999 年剖腹产儿的死亡率为 10%，是同期自然产儿死亡率的 2 倍多。剖腹产费用和保养费用昂贵，是自然产的 3~4 倍。

第二节　产后出血量的影响因素

产后出血量的多少，不仅关系到产妇是否会发展成产后出血，也关系到其产后的恢复。预防、控制产后出血量，了解产前及产时影响产后出血量的生理病理、心理和社会环境因素，制定减少产后出血量的预防保健措施，对于提高产科质量，预防产后出血的发生，保障妇女的生命安全、降低产褥病率，都有着极大的现实意义。产后出血量除有个体差异外，还受多方面因素的影响。生理病理因素、心理因素及社会环境因素均与产后出血量的多少有关。

一、生理、病理因素对产后出血量的影响

（一）腹围与产后出血量正相关

腹围过大（如多胎妊娠、羊水过多等）则子宫膨胀度大，子宫肌纤维过度伸展，分娩时宫缩力量降低而引起产后出血量相应增多。但单纯的因肥胖引起的腹围过大却不一定会引起产后出血。因此，产前检查时需警惕孕晚期腹围较大的妇女，以便在产时注意其出血多的倾向，及早采取止血措施。

（二）胎盘残留、粘连与产后出血量正相关

胎盘娩出不全（胎盘残留、粘连）与产后出血量正相关。据报道，胎盘残留、粘连与初次分娩前的人流或引产等宫腔操作引起局部感染、粘连导致子宫内膜的损伤有关；人流次数越多，粘连发生率越高。因此，为减少产后出血量，应避免人流和减少人流次数。

（三）剖宫产术、胎位异常、会阴裂伤与产后出血量正相关

手术产较自然分娩出血量多。其原因一是手术伤口增加了出血量，二是手术产对产妇的心理会造成不良影响，从而通过内分泌系统影响血流量及缩血管物质的活性，致产后出血量增加。会阴裂伤亦因裂伤伤口增加了出血量。胎位异常可使产程延长，子宫收缩乏力，并增加了手术产的机会。

二、心理、社会因素对产后出血量的影响

珍贵胎儿指孕妇年龄大于35岁，或有异常妊娠史、分娩史、多次流产史的孕妇所孕的胎儿，其存活率低，对于母亲又特别宝贵者，亦属于高危妊娠。由于我国目前一对夫妇只能生一个孩子，这类孕妇产程进展稍有不顺，家属便要求手术。排除产妇身体方面的原因外，珍贵胎儿往往给孕产妇造成极大的心理压力。她们常见的情绪反应是焦虑、抑郁，其结果会导致一系列的病理生理反应。心理因素对产后出血量有着举足轻重的作用。有研究表明，日常焦虑常会导致一系列的躯体或生理反应，如交感神经、肾上腺髓质、下丘脑-垂体-肾上腺皮质系统的活动增强。血浆中儿茶酚胺和皮质醇增高。分娩期不安、产后情绪波动，导致过度的焦虑或抑郁可使体内去甲肾上腺激素及其他内分泌激素发生改变，使产时子宫收缩力减弱、产程延长，出血量增多。因此，围产期保健

应将生理和心理保健相结合，才能更好地促进孕产期妇女的健康。

三、环境因素对产后出血量的影响

使用吸尘器、电话暴露组与对照组产后出血量的差异有极显著意义（$P<0.01$）。以上二种电器长期使用产生的电磁辐射，对孕妇生活的空间环境可产生一种“音频污染”效应，可使 Ca^{2+} 通过细胞膜运动的特征改变，细胞兴奋性增加，血管收缩，由此导致腹腔处于充血状态，同时可引起内分泌调节紊乱，血液粘稠度改变、血小板减少，增加了产后出血量。随着人们生活水平的提高，吸尘器已逐渐进入了普通家庭，由此产生的噪音与振动是不容忽视的。一些学者发现，噪音刺激机体可引起交感神经紧张，导致心跳加快，心律不齐，噪音级越高，血管收缩越强烈。长期和反复接收噪音的刺激，会导致大脑皮层的兴奋和抑制过程的平衡失调，引起神经衰弱、头痛、易疲倦、易愤怒及睡眠不良等症候群。笔者调查时间为 20 世纪 90 年代前期，电话机、吸尘器普及率并不高，拥有此二种家用电器者收入较高。而付出与回报是等同的，她们的工作量较大而紧张，容易造成慢性疲劳，导致产后出血量增多。产后出血量因骑车、步行、乘车上班而逐渐递增，考虑为振动影响所致。已证明全身振动可引起全身多器官系统功能的变化，可引起生殖器官充血，产后出血、异常分娩增加。

众多因素对产后出血量有影响，在预防产后出血时，除了要加强孕期保健，产时监测外，同时要大力开展卫生宣教工作，避免环境中的有害因素，及时解除心理负担，以促进正常分娩，降低产后出血量，减少产后出血发生率。

第三节　产褥期心理特征及对婴儿的影响

产妇在产褥期的心理状态对其在产褥期的恢复和哺乳都有重要作用。分娩后两周内，产褥妇的心理处于脆弱和不稳定的状态，精神特别敏感，情绪不稳定，多思、多虑，若受内外环境的不良刺激，易致各种心身障碍，轻者可发生神经官能症，重者则发生产后精神病。

一、产后精神障碍

产后精神障碍：指产后 6 周内发生的精神障碍。分类及临床表现如下：

（一）产后忧郁

产后忧郁指常见的、轻微的、短暂的自限性情绪障碍。产后 3～5 天情绪不稳定、悲伤、焦虑、乏力、失眠、记忆减退、经常流泪哭泣等，发病率高达 50%。一般持续 2 天，不需要特殊治疗便会自愈。产妇因婴儿不规律的生活和无法预料的问题，被折磨得疲惫不堪，一时无法适应新的角色而产生无力感，或对自己信心不足，让自己和家人烦恼，如果在这个阶段能够得到家人的理解和帮助，短暂的忧郁情绪会不治而愈。

（二）产后抑郁症

①定义：产后抑郁症是产妇常见的精神障碍，在产后 2 周内突然出现、以抑郁发作

为主要表现，影响身体和精神健康。该病的患病率为10%～15%。产后抑郁症持续时间长短一直没有定论，一般为3周到3个月，个别情况可持续14个月甚至更长时间，研究表明持续时间和严重程度有关。

②产后抑郁症表现：情绪低落、愁容满面，一天到晚唉声叹气或整日以泪洗面。对家人也表现出不该有的冷漠；有的表现出疑病倾向，整天担心患病，总感觉身体不适或胃部不适、食欲不振、全身疼痛或极度乏力。患者在各科门诊之间转来转去，但各种检查并无异常，最后求助于中医中药仍无法改善症状。有的患者表现出严重的焦虑症状，坐卧不安、易激惹、心烦意乱、失眠，看到婴儿哭闹不知所措。有的患者出现严重的自责，感到自己是不称职的母亲，对不起孩子，极度严重者可能觉得不如一死了之，出现自杀危险。10%的抑郁症患者可能在分娩后一周左右出现轻度的异常喜悦、话语增多，但持续几天后便出现上述抑郁情绪。

案例12-1。"婴儿把我搞得晕头转向，在他还未满周岁以前，虽然已经熟悉和适应了他的哭闹，但对于小家伙半夜的'突然袭击'还是让我恨得牙根痒痒。深更半夜，睡得正香的时候，宝宝哭了，在半梦半醒之间给他换尿布并喂奶，指望着他吃饱后能尽快入睡，我也可以接着做我的美梦。可这个小坏蛋非要睡在我的手上，一放到小床上他就醒了，哇哇直哭，只好再抱起来，反反复复四五次。抱在手上看着他睡着了，轻轻地再一次放下去，哎！总算成功了。看看时间已经过了两个多小时，有时候恨不得把他从楼上扔出去。"

二、产后忧郁症发生原因

（一）遗传因素

遗传学研究发现有抑郁症家族史会增加产后抑郁症的患病危险，如果女性在非孕产期曾有过抑郁症病史，产后抑郁症的风险更高，可高达30%。

（二）生理因素

与神经内分泌的变化有关，分娩后雌激素和孕激素水平下降，催乳素水平升高。另外甲状腺激素水平降低，这会使产妇的各种生理机能处于迟滞状态，从而出现思维迟钝、躯体倦怠、情绪低落等表现。

（三）心理因素

产妇在产褥期的心理变化，与其在妊娠期的心理状态、对分娩过程的承受能力、产妇的性格倾向有关。怀孕期孕妇出现明显焦虑和抑郁症状是产后抑郁症最显著的征兆，焦虑抑郁状态下孕妇对分娩伴随的压力不能很好应对，从而使孕妇产生无能、无助、无望等不良情绪，加重原有的抑郁症状。头胎产妇如果没有充分的心理准备，很难体会到分娩的喜悦，睡眠不足、精神欠佳，久而久之造成情绪失控。同时她要面临角色的改变，要承担母亲的责任，会减少社会交往活动，减少工作学习的时间和精力，会增加对体形改变、容颜改变及性吸引力减少的担心等。

（四）环境及社会因素

产妇年龄、生活经历、婚姻状态、计划外生育、婴儿性别不符和家人的期望、家庭气氛、夫妻关系、夫妻间以及和家庭成员间的关系，也有重要影响，产妇在产褥期的心理变化，不单是产妇个人的问题，而是以家庭为单位的整体问题。减轻或消除产妇的心理社会压力能够降低产后抑郁症的发病率。

（五）喂养方式

产后全部是母乳喂养也会增加产后抑郁症的危险。一项研究表明，部分母乳喂养及产后不服用口服避孕药的女性，在产后 18 个月内患抑郁症的风险会明显降低，而全部母乳喂养或口服避孕药的女性在产后 3~5 个月内患抑郁症的危险有所增加，这可能与哺乳的妈妈体内催乳素水平较高而雌激素和孕激素水平较低有关。还有一项研究发现血中皮质醇水平在孕期的最后三个月较高是产后抑郁症的预兆。

（六）剖腹产对产妇心理的影响

剖腹产的产妇不但要照顾婴儿还要照顾自己的手术切口，睡眠不好，而且手术本身及疤痕对心理的影响也不能忽视，对产妇也是一种较强的刺激。

（七）孩子的抚养方式

照顾婴儿是一项非常繁重的劳动，使人身心憔悴。如果在没有人协助的情况下，完全母乳喂养的产妇是非常辛苦的。5 周大的婴儿每天 24 小时应哺乳 4~10 次，每次持续 5~90 分钟，婴儿每天平均哭闹 90 分钟，有的多达 300 分钟。在大多数情况下，都需要母亲照顾；母亲可能还要洗尿布、给婴儿洗澡、做家务等，如果夫妻关系又不好，家庭气氛紧张，夫妻经常吵架，这都会增加产后抑郁症的发病危险。

三、产前产后抑郁症对婴儿的影响

母亲产前抑郁和产后抑郁的存在已经为医学研究所证实。戴耀华研究员从 1995 年开始，在首都儿科研究所附属医院和北京大学第一医院的产科选择 380 名孕妇，做产前、产后抑郁及婴幼儿发育的影响，经过 6 年的追踪研究。研究采用 MMPI（明尼苏达个性量表）问卷方式进行评估，发现产前抑郁者占 17.4%，产后抑郁者占 14.6%。从中确定 125 人进行纵向追踪，对母亲进行孕期评估、产时随访、产后一个月 MMPI 问卷评分，对婴儿 8 个月时用婴儿气质问卷修订版（RITQ）进行气质测评。

结果发现，产前、产后抑郁母亲所生的婴儿困难型气质发生的危险性分别为正常母亲的 2.94 倍和 3.06 倍。产科抑郁对婴幼儿情绪、智力发育、行为发展均有一定影响，约 3/4 抑郁母亲的孩子发生行为问题。而且使后代慢性疾病增多、身体素质下降，易感很多疾病，甚至使儿童发生意外事故的危险性增加。产后抑郁症会妨碍母亲与孩子之间的正常相处，导致婴儿的行为失常、情感障碍等，影响婴儿的正常生长发育。孩子长大后好动、认知事物能力低下、焦躁不安、食欲不振、抵抗能力低、易于患病。患产后抑郁症的产妇往往表现出对婴儿不感兴趣、甚至漠不关心或厌恶，拒绝拥抱孩子、喂养孩子，对婴儿的生命安全构成威胁。

产科抑郁对后代产生影响的原因，是由于母亲在情绪消极时，体内肾上腺皮质激素水平上升，通过血液经胎盘进入胎儿体内，使胎动频率和强度成倍增加；同时肾上腺皮质激素使血管收缩、胎盘血流量减少，胎儿供氧降低；加上母亲抑郁时，生活无节律性、易失眠，对腹中的胎儿产生不利影响。

四、对策

1. 注意休息。如果晚上睡眠不足，可以第二天睡个午觉，保证精力充沛。

2. 制定合理的饮食，少食多餐，合理搭配营养，增强产妇的体质。

3. 应学会自我调节：放松心情，努力适应新的生活状态，不要勉强自己做不愿意做的事，保持心理平衡。心情不好的时候，强迫自己分散注意力，想一些高兴的事情。

4. 勇于寻求和接受帮助，告诉家人你的困惑和烦恼，及时沟通。让他们了解你需要什么，不要把事情都隐藏在心里。对付产后忧郁情绪的方法，就是把自己的担心说出来，让别人帮助化解。

5. 家人应理解和关心病人并做好相应的防范工作。家人尤其是丈夫应该理解妻子产后的痛苦和烦恼，要多体贴关心妻子。产妇的母亲可排解育儿的困惑和疑虑，家庭每一个人都很喜欢孩子，愿意分担照顾婴儿的工作。不管有没有偏见，在娘家坐月子的妈妈是很少会患抑郁症的。熟悉的环境、至爱的亲人、全无二致的生活习惯可以帮助新妈妈们化解养育新生儿的手足无措。“婆婆再好，相处总是客气的成分多一些，累了、烦了的时候，总不能像在娘家那样把孩子往婆婆面前一推。有什么不周到的地方也不好意思开口，陌生的环境和生活习惯也会带来诸多不便，如果丈夫再粗心一点，很容易给新妈妈带来委屈和抑郁情绪的。”“本来就不会带孩子，婆家人又不肯真真正正地帮忙，连心里话也没有人说，经常偷着流泪或是找理由和老公吵架发泄一下。”抑郁在产后五个月上班以后都会自然好转，因为变换了环境和转移了注意力。零零碎碎的、洗洗涮涮的事留给其他人去做，这需要有一个和睦的家庭来做后盾，对其他家庭成员为你和孩子所做的一切事情可以不表扬，但绝对不可以批评。

（李增庆　王绍海）

第二部分

优　育　学

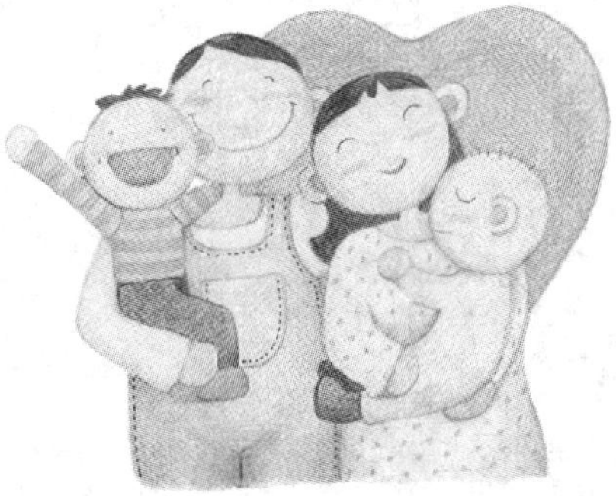

第十三章 哺乳期保健与优育

一旦胎盘娩出，产妇便进入以自身乳汁哺育婴儿的哺乳期。哺乳期（breast feeding period）为产后至婴儿一周岁断乳为止，时间长短因人而异，如有人因婴儿死亡或疾病停止哺乳。产褥期和哺乳期有交叉，胎盘娩出、乳腺分泌功能开始，产褥期即哺乳期早期。哺乳有利于生殖器官及有关器官组织更快得以恢复。母乳喂养有利于母婴身心健康，对母婴均有益处。

第一节 乳腺的解剖位置与结构

一、乳腺的位置与外部形态

乳腺位于两侧胸大肌之上，乳头位于中心，周围有环状的乳晕。成年未孕妇女的乳腺多呈圆锥形或半球形，其大小和形态随人体的胖瘦、乳腺内含脂肪的多少而有很大的差异。已生育、哺乳过的妇女，乳腺较大、多下垂，老年妇女在形态上变异更大，有的可下垂至肋缘甚至脐平，外侧可达腋中线。

乳腺外观一般对称，但经产妇的乳腺通常左侧大于右侧，这是由于哺乳时习惯于右侧喂奶，且次数较左侧为多，在哺乳期间增生肥大，断乳后反而较左侧更易萎缩退化；但也有相反的情况，这是在检查乳腺时应加以注意的。在乳腺的四个象限中，乳腺位于外上象限的组织较其他象限为多，故肿瘤发生于外上象限的机会多。

二、乳腺的构造与组织结构

乳腺为人类最大的皮肤腺，乳腺的腺组织连同外表皮统称为乳房，由乳管、腺小叶、脂肪组织和纤维结缔组织所构成。乳房的前面有皮肤覆盖，其下有浅筋膜、深筋膜（含弹性纤维）、乳腺被膜、乳腺小叶、脂肪、弹性纤维、平滑肌纤维。每支乳管自乳头开口至管的终末部各自形成一乳管系统，构成乳腺小叶，乳腺有15~20个腺小叶导管系统。小叶由10~100腺泡形成：柱状分泌细胞构成泡状体，小叶内乳腺管、输乳管、输乳窦、开口于乳头表面。输乳管管径约2~3mm，以乳头为中心呈辐射状排列，通过不同量的脂肪和结缔组织分开。输乳管在乳头的基底部呈壶腹样膨大，口径约5~6 mm，称为输乳窦；输乳窦在乳头尖端处再行变细，最后以点状开口于乳头。

在乳头近开口处有2~3个皮脂腺。但也有人认为输乳管在到乳头之前即互相汇合，所以输乳管的数目比乳腺小叶的数目为少，这些都为选择性乳管造影提供了便利条件。自乳管开口至乳窦的一段乳管，被覆复层鳞状上皮细胞；自乳窦以下至乳晕下方的大乳管则为双层的柱状上皮细胞；由此而后的各级乳管皆为单层柱状细胞。

乳头和中央的乳晕大小不一，色泽深浅各异，双侧乳头通常指向外下方向。乳头可因输乳管缩短、炎症及外伤等引起先天或后天的回缩，也可因肿瘤的侵犯而使乳头的指向有所改变。在妊娠后乳头和乳晕的色泽普遍加深，乳头表面有细小的陷窝，是乳管口的末端；乳晕范围内的皮肤含有丰富的皮脂腺、汗腺及神经末梢纤维。乳晕区的许多圆形突起是乳晕腺（Montgomery's gland）的位置，其分泌物起润滑作用，在哺乳期间起到保护乳头的作用。

三、乳腺在妊娠期、产褥期及哺乳期的变化

（一）妊娠期

非孕时乳腺管和乳腺叶都不很发达，腺叶间的结缔组织丰富。乳腺在妊娠期（gestation period）变化明显，妊娠期由于胎儿、胎盘系统产生大量雌激素、孕激素和人胎盘催乳素，使乳腺进一步生长发育；妊娠中期增大最明显，可见皮下静脉曲张，有时皮肤出现白纹、乳头增大，皮脂腺此时也开始明显，分泌皮脂为婴儿吸奶做准备。

1. 妊娠前期

在妊娠初 3 个月，乳腺小叶增大、增多，末端乳管增生、分支繁多，有新生萌芽性小管，常见此小管侵入周围间质中，管胞内充满增生的细胞。乳管上皮细胞增生甚为活跃，呈小椭圆形，常见核分裂相，细胞拥挤闭塞管腔，管周围间质中可见幼稚纤维组织增生，且有游走细胞浸润。

2. 妊娠中期

增生的末端乳管融合成较大的乳腺小叶，管腔扩张成为腺泡，上皮呈立方形细胞，细胞内可出现脂肪小滴，管周围纤维组织疏松可见淋巴细胞浸润。

3. 妊娠后期

妊娠最后 3 个月，导管末端出现小腺泡；腺泡扩张明显；其内的分泌物逐渐增多，小叶间的纤维组织受压而减少，毛细血管逐渐增多，充血而扩张；全乳管系统继续增大，腺泡上皮排列整齐，由矮立方形变为高柱状，常见分泌颗粒。某些腺泡高度扩张，腺泡细胞分化为含脂质的初乳细胞，有如开始泌乳状态。胞浆面出现大小不一的脂肪小球、蛋白质、腺泡及小管表面有一层网状肌上皮细胞，具有收缩功能，对乳汁的排出具有十分重要的意义。

（二）产褥期与哺乳期

产褥期乳房变化是妊娠期变化的继续，哺乳期是乳腺发育的高峰时期，乳腺机能极为旺盛，产后乳腺的主要变化是泌乳。分娩后胎盘娩出，雌、孕激素浓度迅速降低，垂体催乳素分泌量迅速增加，乳腺开始分泌乳汁，使乳腺小叶更大、上皮数量更多，上皮细胞的分泌物使腺体高度扩张，小叶腺管变成乳液的储存场所。产后 2~3 天乳房增大，皮肤紧张，表面静脉扩张、充血，有时可形成硬结并使产妇感到疼痛。产后由于乳房充

血影响血液和淋巴回流，可导致淋巴结肿大；严重者腺管堵塞，乳汁不能排出、乳头水肿，同时可有不超过38℃的低热，称之为泌乳热。

婴儿吸吮时，反射性地引起乳腺导管肌上皮细胞收缩，乳汁从乳头排出。初乳虽于妊娠中期即可出现；但正式泌乳多在产后3～4日开始，产后到正式泌乳期间，乳腺明显充盈，并伴有不同程度的胀痛，一旦哺乳开始，胀痛即消失。乳汁的分泌量与妊娠期间乳腺小叶发育的程度有关，即使同一个人，两乳腺的分泌量也不尽相等，哺乳期中乳腺小叶有分泌及储存乳汁的功能。

在哺乳期导管和腺泡更为发达，小叶间结缔组织内几乎无脂肪，成为薄层的小叶间隔，小叶内可见处于不同分泌周期的腺泡。有些腺泡细胞呈柱状，腺泡腔较小、内无分泌物，为分泌前的腺泡。有些腺泡呈扩张状态，扩张的腺泡上皮细胞是主要分泌乳汁的细胞，腺叶高度增生肥大，小腺泡上皮细胞成单行排列在基底膜上，这些细胞呈立方形或扁平或呈柱状，细胞形态不一，胞核位于基底或顶部，胞浆苍白色、颗粒状，胞浆内布满乳汁小体。乳腺为顶浆分泌腺，顶端脱落形成乳汁，授乳期各腺体不是同时分泌乳汁，而是轮流分泌。

腺管周围的纤维组织极为稀少，内有大量毛细血管，但乳腺小叶周围有明显的纤维组织包绕，腺泡及乳管普遍扩张，内储乳汁和细胞脱落物。在妊娠期乳腺小叶未能充分发育者，在哺乳期中仍处于比较静止的状态。惟多次妊娠可使此种发育较差的乳腺小叶得到发育，因而发育不良的乳腺小叶数目即大为减少，多次妊娠哺乳可使乳腺癌的发病率下降，可能与此有关。

（三）哺乳后期与断乳

如分娩后未行哺乳，乳腺可在数日后迅速退化。如哺乳则乳汁继续分泌，其期限各有不同，但一般在第9～10个月时乳汁分泌量开始减少，趋向于退化，断乳后不久，分泌即完全停止。断乳后的组织形态学变化包括：①腺泡变空、萎缩、腺泡上皮细胞崩解，细胞内的分泌颗粒消失，腺泡壁及基底膜破裂，彼此融合成较大的且不规则的腺腔。②末端乳管萎缩变窄小，崩解的上皮细胞分散于其附近。③乳腺小叶内及其周围出现淋巴细胞浸润，亦可见到游走细胞。④淋巴管及淋巴结内可见含有脂肪滴的游走吞噬细胞。⑤腺泡及管周围的纤维组织再生，但再生数量远不足以弥补哺乳期中的损失，故断奶后的乳腺趋于下垂和松弛。⑥最后末端乳管再生并出现乳管幼芽，至此，腺叶脂肪组织和结缔组织增多，腺组织恢复到静止期状态。乳腺在断奶数月后大致恢复原状，惟常见残余性乳汁分泌，偶可持续数年，残余性乳汁分泌者容易引起继发感染，临床与病理检查易与乳腺癌混淆。

（四）乳腺的复旧

断乳后乳汁停止分泌，乳腺开始出现复旧现象，腺体萎缩、数目减少、塌陷消失，扩大的导管变小或残存，间质增多、组织占优势。在退行性变过程中，间质中有细胞浸润，大约三个月乳腺逐渐恢复到未哺乳前状态；可见妊娠变化的残迹腺体不规则，但难以恢复到原来的状态。

四、乳腺的神经内分泌调节

（一）调节乳汁分泌的激素

乳腺为生殖系统的一部分，其生理变化与生殖系统的变化有密切关系，受丘脑下部—垂体—卵巢轴的调节。妊娠期乳房的发育主要由胎盘分泌激素的调节，即胎盘分泌的雌激素、孕激素、胎盘催乳素。产后随着胎盘剥离排出，产妇血中胎盘生乳素、雌激素、孕激素水平急剧下降，胎盘生乳素在6小时内消失，孕激素在几日后下降，雌激素则在产后5~6日内下降至基线。

1. 下丘脑释放激素

下丘脑各种释放激素通过对其相应靶腺的调节，间接影响乳腺的发育及功能。当新生儿在生后半小时内吸吮乳头时，由乳头传来的感觉信号，经传入神经纤维抵达下丘脑，可能通过抑制下丘脑多巴胺及其他催乳激素抑制因子，致使垂体催乳激呈脉冲式释放，促进乳汁分泌。

2. 垂体前叶激素

垂体前叶是调节正常乳腺生长发育的核心，只在有雌、孕激素的协同作用下，并在垂体功能完整的情况下才能充分发育。垂体催乳素对乳腺具有重要的生理作用，可刺激局部腺泡增生，刺激黄体分泌孕激素以及促进雌激素对乳腺腺管的作用。垂体催乳激素是泌乳的基础，但以后乳汁分泌很大程度上依赖哺乳时的吸吮刺激。

3. 卵巢激素

①雌激素：雌激素使乳腺腺管增生，持续大剂量也可引起腺泡的生长，人类乳腺的生长与退化主要决定雌激素水平。雌激素有增加垂体催乳激素对乳腺的发育作用，但又有抑制乳汁分泌、对抗垂体催乳激素的作用。②孕激素：孕激素使腺泡发育，间质水肿充血，乳房肿胀。产后呈低雌激素、高催乳激素水平，乳汁开始分泌。

4. 促肾上腺皮质激素与促甲状腺激素

促肾上腺皮质激素及促甲状腺激素作用于肾上腺及甲状腺，间接影响乳腺的功能，促进乳腺生长。

5. 促性腺激素

调节卵巢激素的分泌，影响乳腺生长、发育。

6. 生长激素

生长激素可促进雌激素、孕激素及催乳素刺激乳腺生长发育。

7. 胰岛素

大量胰岛素可促进雌激素与孕激素对乳腺的发育。

（二）乳汁分泌的神经内分泌调节

产后乳腺分泌乳汁的神经体液调节复杂，吸吮动作能反射性地引起神经垂体释放缩宫素，缩宫素使乳腺腺泡周围的肌上皮细胞收缩，增加乳腺管内压喷出乳汁。吸吮、喷乳是保持乳腺不断泌乳的关键，不断排空乳房是维持乳汁分泌的一个重要条件。此外，乳汁分泌还与产妇营养、睡眠、情绪和健康状况密切相关，保证产妇休息、睡眠和饮食，避免精神刺激至关重要。

五、乳腺的泌乳机制

（一）泌乳的先决条件

胎盘娩出是泌乳的先决条件，分娩后随着胎盘剥离娩出，产妇血中胎盘生乳素、雌激素、孕激素浓度急剧下降，消除了对 PRL 受体的抑制作用，PRL 持续增加，使发育成熟的乳腺细胞开始合成和分泌乳汁。胎盘生乳素在产后 6 小时内消失，雌激素、孕激素则在产后 5~6 日内下降至基线，泌乳机能在胎盘娩出后才完善，并能维持下去。

（二）泌乳过程

排乳是在激素、神经反射性调节下完成的，垂体后叶分泌的催产素通过血液循环到达乳腺，使乳腺周围的网状肌上皮细胞收缩，将乳汁排入导管，通过乳头开口流出。婴儿吸吮乳头时，对乳头产生机械刺激的感觉信号，经传入神经纤维冲动传入下丘脑，反射性地引起催产素和 PRL 的分泌；催产素使包绕在腺泡外壁的肌细胞收缩，从而将腺泡中的乳汁挤入导管迅速到达乳头而射出，形成射乳反射。电刺激丘脑下部通过垂体柄使垂体后叶释放催产素，也刺激乳腺排乳。

（三）泌乳维持：吸吮刺激，不断排空乳房

婴儿吸吮可反射性地刺激泌乳功能，只要有足够和反复的吸吮刺激，就可长时间地维持泌乳；而且该期所需要的 PRL 远比始动期为低。泌乳开始并维持下去由于垂体的作用，其中催乳素更为重要，将母鼠垂体切除，补以催乳素，乳量不减少。

六、影响乳汁分泌（或母乳喂养）的因素

（一）喂奶时间、喂奶次数对泌乳的影响

分娩后开奶时间早，增加吸吮次数及时间，能够使泌乳始动，增加泌乳量及时限。

（二）精神因素的影响

精神紧张、不愉快、焦虑、悲伤、睡眠不足（值夜班休息不好）作用于大脑皮层，可抑制乳汁分泌，致泌乳量减少。婴儿的哭声形成条件反射，亦可使乳汁溢出，较长时间有规律的喂乳，时间一到乳汁即可溢出、分泌。

（三）母婴健康状况对泌乳及母乳喂养的影响

1. 母体疾病

母亲因疾病造成食欲差、营养不良，导致泌乳量减少或无乳；或因病住院治疗而被迫中断哺乳。

2. 婴儿有疾病时拒乳

婴儿生病时不愿吃奶，吸吮刺激减少，同时加上母亲焦虑，使泌乳量减少。

（四）药物因素的影响

母亲因病用药，药物能够通过乳汁直接影响婴儿健康，而中断哺乳。由于多数药物可经母血渗入乳汁中，故产妇哺乳期用药应考虑药物对新生儿有无不良影响。药物可从乳汁排出，某些药物如：阿托品、阿片类、红霉素、四环素、碘化物、磺胺类及苯巴妥

等，都可从乳腺排出，较长期或大量服用可使婴儿发生中毒症状，因而在喂奶期间服用药物均应慎重考虑。灭滴灵可导致血液障碍；抗癌药可引起骨髓抑制；烟草对胃肠功能有影响。

（五）乳房因素的影响

1. 孕前乳腺的发育

泌乳与乳腺组织成分多少成正比，与乳房的大小、形态无直接关系。

2. 孕期的乳腺准备性发育

妊娠期乳腺发育的程度是决定产后分泌乳汁多少的重要因素。

（六）社会因素及环境因素的影响

因经济条件差、环境的改变或担心身材变化，母亲不愿哺乳。

（七）产科因素的影响

剖宫产、难产，使产妇伤口疼痛，可影响哺乳。

第二节 正确指导哺乳

一、乳汁的分期

1. 初乳

初乳（colostrum）是指产后7日内分泌的乳汁，因含β-胡萝卜素，呈淡黄色，含较多有形物质，故质稠，产后3日内乳房中乳汁尚未充盈之前，每次哺乳可吸出初乳2~20ml。初乳中含蛋白质较成熟乳多，尤其是分泌型IgA（SIgA）。脂肪和乳糖含量较成熟乳少，极易消化，是新生儿早期理想的天然食物。

2. 过渡乳

产后7~14日分泌的乳汁为过渡乳，蛋白质含量逐渐减少，脂肪和乳糖含量逐渐增多。

3. 成熟乳

产后14日以后分泌的乳汁为成熟乳，呈白色，蛋白质约占2%~3%，脂肪约占4%，糖类约占8%~9%，无机盐约占0.4%~0.5%，还有维生素等。

二、母乳喂养的优点

1. 母乳是婴儿的最理想食品

母乳中的蛋白质含量约为0.9~1.3g/100ml，其中以乳清蛋白为主，α乳清蛋白不仅具有一定的抗菌作用，在合成乳糖方面还能起到关键作用。乳汁中含有丰富的营养成分，适合婴儿的消化吸收和婴儿生长发育的需要。婴儿在出生6个月内用纯母乳喂养，能足够维持对蛋白质的需要量。母乳是最价廉的婴儿食品，采用纯母乳喂养的“投入产出率”远远高于其他代乳品。

2. 长链多不饱和脂肪酸含量较高

人乳所提供的能量约有半数是脂肪（3.4～4.5g/100ml），其中5%是必需脂肪酸，1%为长链多不饱和脂肪酸，如花生四烯酸（AA）和22碳6烯酸（DHA）。它在大脑皮质和视网膜中的含量较高，参与神经和视觉活动。

3. 乳糖比蔗糖益于婴儿健康

乳糖是人乳内碳水化合物的主要成分，除提供能量外，还能诱导双歧杆菌等肠道益生菌生长，减少肠道感染，促进钙吸收。

4. 母乳免疫活性物质含量高

初乳及成熟乳均含有大量抗感染作用的免疫球蛋白、乳铁蛋白及溶菌酶，具有杀死细菌和病毒、排菌、抑菌作用，减少过敏反应，促进新生儿的肠道发育。人乳中的核苷酸是重要的生理调节物质，对人体免疫功能、肠道菌群和脂类代谢都能产生良好的作用。例如SIgA经新生儿摄入后，在胃肠道内不受胃酸及消化酶所破坏，大部分粘附于胃肠道黏膜，故母乳喂养的新生儿患肠道感染者甚少。据统计，从出生至6个月内，用纯母乳喂养的婴儿其患病率低于婴儿配方奶粉喂养的十几倍。初乳是婴儿最早获得的口服免疫抗体。

5. 纯母乳喂养哺乳期长，可提高儿童智商

通过哺乳婴儿与母亲频繁接触，强化肌体刺激和神经反射，密切增进母婴感情交流，加深母子感情，有利于婴儿心理健康，有助于婴儿智力发育。

6. 母乳喂养可防病

母乳喂养可防白血病、儿童性肥胖、孩子长大后冠心病发病率低等。

7. 能减轻婴儿肾脏负担

人乳所含盐类及电解质比牛乳低，钙、磷、钠尤为显著，因而能减轻婴儿肾脏负担。人乳锌、铁、锰的含量均不高，但利用率较高，4～6个月的婴儿一般不会缺乏，无须额外补充。

8. 母乳喂养不仅最经济，而且天然消毒、温度适宜、方便易行。

三、如何哺乳

于产后半小时内开始哺乳，此时乳房内乳量虽少，但通过新生儿吸吮动作可刺激泌乳。废弃定时哺乳，推荐按需哺乳。出生后24小时内，每1～3小时哺乳一次。生后2～7日内是母体泌乳过程，哺乳次数应频繁些，母体下奶后一昼夜应哺乳8～12次。最初哺乳时间只需3～5分钟，以后逐渐延长至15～20分钟。让新生儿吸空一侧乳房后，再吸吮另一侧乳房。第一次哺乳前，应将乳房、乳头用温肥皂水及温开水洗净。以后每次哺乳前均用温开水擦洗乳房及乳头。母亲要洗手。哺乳时，母亲及新生儿均应选择最舒适位置，需将乳头和大部分乳晕含在新生儿口中，用一手扶托并挤压乳房，协助乳汁外溢，防止乳房堵住新生儿鼻孔。每次哺乳后，应将新生儿抱起轻拍背部1～2分钟，排出胃内空气以防吐奶；哺乳期以10个月至1年为宜。乳汁确实不足时，应及时补充按比例稀释的牛奶。

第三节 乳母营养与母乳喂养对母体的影响

WHO 规定 80%婴儿应有 4 个月完全母乳喂养。母乳喂养率：我国城市为 44.3%。农村为 69.9%。应鼓励母乳喂养：启动母乳分泌、保证充足乳汁分泌、母婴同室。专家呼吁重点是如何保证母亲有充足的乳汁供应婴儿需要。

一、母乳喂养与母亲的健康和体型

产后 2 个小时后，母亲就可以给孩子哺乳。可以抑制排卵，产生哺乳闭经期，达到避孕目的，减轻母亲生育手术引起的痛苦。母乳喂养时，伴随新生儿吸吮而产生的催产素，刺激、促进子宫收缩，有效地降低了产后出血的危险，促使子宫复原。母亲体内的蛋白质、铁和其他所需营养物质，能通过闭经得以储存，有利于产后的康复。有数据表明，母乳喂养能够减少女性患子宫肌瘤、乳腺癌和卵巢癌的危险。

二、哺乳不会引起乳房下垂

过去妇女生育多胎，不讲究对乳房护理，很少使用乳罩来支持保护乳房，导致乳房下垂。哺乳能够促进母体催产素的分泌，而催产素会增强乳房悬韧带的弹性，哺乳是对乳房的最好生理运动。坚持正确哺乳能带走产妇多余的热量，使妇女在哺乳期结束后基本保持产前体形，乳房更丰满。快速解除乳汁淤积症和正确佩带哺乳胸罩可以使乳房回复产前原状，有的还能比过去更加丰韵。

三、乳母的营养需要及供给量

（一）乳母的营养状态对婴儿的生长发育有着极为重要的意义

1. 乳母营养对乳汁分泌量的影响

影响泌乳的因素很多，包括健康状况、心理因素、工作状况等，营养状况是重要因素之一。乳母营养不良达到一定程度时将影响乳汁分泌量及泌乳期的长短。

2. 乳母营养对乳汁成分的影响

乳母营养对乳汁成分有一定影响，对乳汁中脂肪酸的含量及水溶性维生素含量的高低影响更甚。

3. 乳母营养对母婴健康的影响

如引起母体减重，出现营养缺乏症（如缺钙）；婴儿出现营养缺乏性疾病（如婴儿脚气病）。为补偿妊娠、分娩时营养素的损耗及保证分泌乳汁的需要，乳母热能、蛋白质、无机盐（钙、铁、锌、碘）、维生素 A、维生素 B_1、维生素 B_2、维生素 C 等的需要量均大大增加，还应增加水的供给，以保证泌乳所需。

（二）乳母的合理膳食

乳母对各种营养素的需要量都增加，故其在食物的选择上要尽量做到品种多样、数量充足、营养价值高。膳食的配制应以供给量标准为依据，并注意保持各营养素之间的含量比例，各种食物合理搭配，组成平衡膳食。乳母的膳食安排应注意：①保证供给充足的优质蛋白质；②多食含钙丰富的食品；③重视蔬菜和水果摄入；④粗细粮搭配，膳食多样化；⑤注意烹调方法；⑥合理安排产褥期膳食。

四、不哺乳的危险

1. 从未生育或生育后未充分哺乳的女性易患子宫肌瘤和卵巢癌。

2. 从未生育或生育后未充分哺乳的女性极易患乳腺小叶增生，是乳腺癌的高危人群。

3. 婴儿未获纯母乳喂养者健康素质下降，容易生病。不但加重家庭经济负担，更加重国家的医疗开支。

4. 婴儿未获纯母乳喂养者影响脸部肌肉发育和心肺功能，智商与情商也相对较低。

5. 牛奶中普遍存在抗生素残留量，新生婴儿大量食用奶粉导致抗生素耐药性。

6. 第三世界贫困家庭若不母乳喂养，由于使用廉价劣质奶粉和受污染的饮用水，婴儿健康将受到严重威胁，人口素质无法提高。

五、母乳喂养的误区

在竞争日益激烈的环境下许多女性担心母乳喂养影响自己体形等原因而拒绝母乳喂养，通过研究表明母乳是婴儿最安全、最有营养的食品，并且母乳喂养也不是影响母亲体形的直接原因，母乳喂养要避免一定的误区。母乳喂养对母婴都有益处，但同时又要注意母乳喂养期间母亲服药的禁忌，以免进入母乳喂养的误区。

据调查目前我国母乳喂养率越来越低，出现这种现象的原因是多方面的。对母亲来说，母乳喂养的最大缺点是她们完全被拴在婴儿身边了，当婴儿饥饿的时候，必须立即给婴儿喂奶，很多职业女性，生育后不得不离开心爱的岗位；还有一些女性担心哺乳会引起乳房下垂，这对爱漂亮、讲体形的现代女性来说可不是一件小事；随着剖腹产数量的上升，也导致了母乳喂养率的下降；还有现在的奶粉之类广告说得天花乱坠，使得一些父母过分相信牛奶而严重误导了他们。

第四节　哺乳期常见异常情况

哺乳开始后，遇到以下情况应分别处理：

一、乳房胀痛

（一）乳房胀痛的原因

①由于乳腺管排出不畅，乳汁在乳房内淤滞形成硬结和疼痛，伴乳腺间质水肿。②乳腺淋巴回流障碍或副乳腺有乳汁淤滞。

（二）处理

长期乳汁排出不畅是造成乳腺感染的诱发因素，应予以以下积极处理。①尽早哺乳。②哺乳前热敷乳房，促使乳汁外流。③两次哺乳间用凉毛巾湿冷敷配以揉乳房，减少局部充血，促使乳计畅流。④吸奶器将乳汁吸出，哺乳时充分吸尽；可口服维生素 B_6 或散结通乳中药，常用方剂为柴胡（炒）6g、当归 12g、王不留行、木通、漏芦各 15g，水煎服。

二、乳头异常

乳头平坦、凹陷、过大或过小都影响乳汁的排出和正常哺乳的进行。如有乳头平坦、凹陷，在妊娠中期以后即可以开始予以矫正，用手法将其引出，反复进行可以纠正这种异常。

三、乳头皲裂

好发于初产妇，哺乳方法不当，容易发生乳头皲裂，轻者可继续哺乳，哺乳后在皲裂处涂敷 10%复方安香酸酊，10%鱼肝油剂；蓖麻油铋糊剂（次碳酸铋和蓖麻油各等量组成），于下次哺乳前将乳头洗净。皲裂严重者应停止哺乳，并涂以上述药物。若有吸乳器，可用吸乳器将乳汁吸出后喂给新生儿。哺乳疼痛用乳罩，严重者停奶 24~48 小时。

预防：妊娠期作哺乳护理，每次哺乳时间不宜过长，防止乳头皲裂；

四、乳汁不足

（一）原因

①乳汁的分泌与乳腺的发育、胎盘功能以及全身情况有密切关系（难以纠正）；②综合性因素（可以纠正）。

（二）催乳处理

①指导产妇正确哺乳，调节饮食、保证产妇有足够的营养和水分。每次哺乳后应将两侧乳房尽量吸空。②服用催奶中药：肝郁气滞型选用下乳涌泉散（当归、川芎、花粉、白芍、生地、柴胡、青皮、漏芦、桔梗、木通、白芷、山甲、甘草、王不留行）加减；气血虚弱型选用通乳丹（人参、黄芪、当归、麦冬、木通、桔梗）加减，纱布包好，用猪蹄 2 只炖烂吃肉喝汤。此外，也可用成药催乳饮催乳。③针刺膻中、合谷、外关、少泽等穴位，用强刺激手法；气血虚弱者取足三里穴，用弱刺激手法，或用耳针取乳腺、胸、内分泌、皮质下等穴位，每日一次；

五、退奶

产妇因病不能哺乳，应尽早退奶。产褥早期即开始退奶效果好。坚持不哺乳，控制液体的摄入，并紧束双乳。

（一）雌激素退奶

大剂量雌激素抑制垂体催乳激素的分泌而退奶，但必须在分娩后 24 小时内尽早开始服用，常用己烯雌酚 5mg，每日 3 次，连服 3 日，以后每日服 5mg，再服 3 日，其后每日服 2mg，再服 3 日。同时紧束双乳，少进汤类，用药期间不可挤乳。

(二) 催乳素释放抑制剂

溴隐亭 0.25mg，每日 2 次，早晚与食物共服，连续用药 14 日，对已有大量乳汁分泌而需停止哺乳者，效果满意。停药后偶有少量乳汁分泌 2~3 日，以同样剂量继续服用数日即可停止。

(三) 针刺穴位

针刺足临泣、悬钟等穴位，两侧交替，每日一次，用弱刺激手法，7 次为一疗程。

(四) 中药退奶

生麦芽 60~90g，水煎当茶饮，每日一剂，连服 3~5 日；炒麦芽 60 克煎服，连续 3~5 天。芒硝 250g 分装两纱布袋内，敷于两乳房并包扎，湿硬时更换。

六、哺乳期受孕

哺乳期受孕后乳量突然减少，应及早确诊是否妊娠，及早终止妊娠。

七、长期哺乳妇女

妇女长期哺乳可导致卵巢功能衰退、雌激素水平低落，进一步使生殖器官萎缩、组织缺乏弹性、子宫韧带及盆底组织松弛无力导致子宫脱垂，并伴有阴道前后壁膨出。因此哺乳时间不长于一年。

(李增庆)

第十四章　新生儿期生理、心理特点

第一节　新生儿的日龄分期及各期主要特征

新生儿期即从胎儿娩出脐带结扎时起到生后足28天。

一、新生儿早期

（一）初生儿期

初生儿期指从出生至生后24小时。胎儿出生后，从脐带结扎的一瞬间起，切断了与母体的血液联系，左心与右心之间的卵圆孔关闭，胎盘循环停止，变成独立的个体。由于不能依赖母体呼吸，血液中产生CO_2不能排出，刺激呼吸中枢开始自主呼吸，大声啼哭时吸进氧气，肺部充盈。生后2小时是新生儿死亡率最高的阶段，如呼吸道阻塞可导致窒息死亡，肺泡表面存在活性物质，缺乏表面活性物质可导致肺不张。孕母患糖尿病，新生儿24小时内易发生低血糖休克、死亡，以及先天畸形所导致死亡。常见病理状态：①呼吸功能紊乱，特发性呼吸窘迫综合征。②新生儿溶血。

（二）围产新生儿期

围产新生儿期指出生后满24小时～出生后7天。新生儿各系统器官功能显示出生理性演变过程，对外界环境适应能力差、抵抗力弱、病情变化快。其临床表现及病理状况如下：①生理性体温不稳定（寒冷冬天、炎热夏天尤为明显）。②生理性呼吸不稳。③生理性肺不张，肺泡表面活性物质缺乏。④生理性黄疸。⑤生理性尿少。⑥生理性脱水（夏天出汗多，进水少）。

二、新生儿中期

新生儿中期指出生后7～14天。各系统器官生理性变化逐渐趋向内在平衡，新生儿机体与外界环境逐渐适应，开始形成条件反射，可开始新生儿心理训练。病理状况为易形成感染和呼吸功能紊乱。

三、新生儿晚期

新生儿晚期从出生后满14天至28天。生理特点为内在平衡基本趋向成熟，但仍继续迅速发育，生理性体重下降停止，逐渐恢复至出生时体重水平。

第二节 新生儿解剖生理特点

一、正常新生儿解剖生理特点

(一) 新生儿呼吸

新生儿出生前肺是瘪的，出生后1分钟开始第一次吸气，随着新生儿一声长啼，空气灌进肺内才开始进行呼吸，直至终生。正常新生儿肺部有液体30ml，经阴道分娩时挤压出1/2，其余经淋巴重新回流。结扎脐带可兴奋交感神经，加速血液循环，使颈动脉体的敏感性、本体感受器和皮肤感受器受刺激。

新生儿呼吸系统不稳定，肋间肌薄弱、不耐疲劳，肺泡数量少、呼吸表浅、效能低、节律不均，呼吸频率快、波动大，呼吸运动靠横膈的升降、膈肌运动辅助呼吸，以腹式呼吸为主。呼吸频率40~60次/分，亦可达80次/分，两天以后降至20~40次/分。

出生后重点为迅速清除口腔及咽部粘液和羊水，防止吸入性肺炎，保持呼吸道畅通。

(二) 新生儿血液循环

因胎盘循环停止，血液动力学发生变化，卵圆孔和动脉导管关闭，但只是功能性的关闭，而解剖性的关闭约需2~3个月。心率120~140次/分，血流集中于枢干及内脏，四肢容易发冷、出现紫绀，出生后1~2分钟断脐为宜，过迟可出现血细胞增高症。

(三) 新生儿泌尿系统

新生儿肾脏浓缩功能差，膀胱的生理容量仅有20~50毫升，每天排尿十余次；排钠能力低，摄入过多钠，易发生组织水肿。因此乳母不能吃过咸食物，应多饮汤汁；新生儿排磷功能差，易出现手足抽搐。

(四) 新生儿消化功能

从脐带结扎的一刹那起，由母体血液中供给的营养成分中断，新生儿必须通过自己摄入食物来维持生命。新生儿口腔黏膜细嫩、供血丰富，但唾液腺发育不全，分泌唾液较少，常呈中性，唾液内含有10%的粘液素，有胶体保护作用，能防止乳汁凝固，有利于消化。

酶在消化过程中起相当重要的作用，新生儿消化道能分泌足够的消化酶，其种类繁多、各具有专一性。其中凝乳酶对于消化蛋白质起了较大的作用，蛋白质的消化能力好。新生儿胃液中有解脂酶，但相对不足；新生儿肝脏产生的胆汁较少，都可影响脂肪的乳化。母乳中有解脂酶，对于脂肪的消化起主要作用，所以母乳喂养的新生儿85%~90%的脂肪能被吸收，这充分说明了母乳喂养的好处。而牛奶喂养的新生儿，由于牛乳中缺乏解脂酶，如果喂养不当就会引起新生儿脂肪泻。新生儿期唾液中淀粉酶分解碳水化物的作用较弱，对淀粉的消化能力较差。4~5个月以后，唾液分泌量才明显增加，其作用才逐渐加强，婴儿在出生4个月以后喂一些淀粉类食物，可促进此酶的分泌。

新生儿胃容量小、肠道相对长、肠壁薄、蠕动快，血管丰富，有较大的小肠消化、吸收面积，有利于消化与吸收，能适应大量流质食物；贲门括约肌不关闭，容易溢乳。蛋白质被分解为氨基酸，脂肪被分解为甘油与脂酸，碳水化物分解为单糖后均在小肠吸收，大肠仅吸收其中的一部分及大量的水分。整个消化吸收的全过程，均必须有中枢神经系统的参与。新生儿食欲状况、进食时间、进食种类、本身体质和疾病因素都可以影响消化功能。

（五）围产新生儿体温调节特点

1. 热的产生

新生儿产热率逐渐上升，随着日龄的增加而增加。内温差指温度由直肠到皮肤，靠血流调节；外温差指温度由皮肤到空气，靠环境调节，如空气对流（物理方式）。外温差的传递依靠物理媒介，与体表面积密切关联。早产新生儿产热 2 周内低于足月儿，2 周后超过足月儿；早产儿的体表与体重关系为成人的三倍，散热快。

2. 分娩后新生儿的生理性体温下降

胎儿在子宫内的生活环境温度恒定，新生儿刚从温暖的母体娩出，体温比一般人略高；新生儿直肠温度为 37.6~37.8℃。刚出生的新生儿体温调节中枢发育不完善，皮下脂肪较薄、保温能力差，体表面积大、散热快，因此新生儿出生后很快就有一过性的体温下降，直肠温度下降 2~3℃而达 35℃；此后 4~8 小时又逐步恢复到 36℃左右。

3. 环境对新生儿体温调节的影响

新生儿出生后体温调节中枢开始独立工作，但生后 4~6 小时新生儿的体温调节功能较差，因此新生儿体温不稳定，体温可随外界环境温度下降而下降。遇寒冷刺激时，皮肤血管收缩，使皮肤散热减少，另一方面体内特殊的棕色脂肪分解，热耗量升高，使产热增加。因汗腺发育不完善，夏季如环境炎热、室温过高，皮肤血管扩张、出汗，增加皮肤水分的蒸发散热，导致水分不足、血液浓缩，体温骤然上升引起脱水热。

能维持正常深部体温而产热最低的环境温度称中性温度，新生儿所需中性温度与成熟度和胎龄有关。所需中性温度裸体成人为 26~29℃、新生儿为 32~34℃，低出生体重儿更高一些。新生儿出生后 24 小时应置于温箱内，保持 32~34℃，再进入常温环境，新生儿穿衣时理想的室温是 24~28℃左右，应避免穿堂风。

（六）新生儿酶系统

生理性黄疸在出生后 2~3 天出现，4~6 天达高峰，7~14 天消退。原因：RBC 过多、被破坏，肝功能不健全，肝内葡萄醛酸转移酶功能不足和低下，影响胆红素代谢导致高胆红素血症，产生生理性黄疸。

（七）新生儿免疫系统机能

新生儿免疫系统发育尚不成熟。

1. 第一道抵御外来感染的防线——皮肤和黏膜

新生儿皮肤角质层薄，黏膜也很薄弱易受损，损伤后细菌和病毒即可侵入体内，此外脐部未愈合易致感染。大小便污染未及时清洗引起红臀。皮脂可保护皮肤和防止散热，但刺激皮肤，应清除。

2. 第二道防线——吞噬细胞

新生儿血液内吞噬细胞较少，局部保护能力也较弱，IgA、IgM 自身形成，主动免疫尚未充分发育，一旦感染很容易播散，容易引起败血症。

3. 第三道防线——抗体

胎儿 7、8、9 三月从母体获得 IgG，婴儿半岁前不易患麻疹、白喉、百日咳等病，即是从母体获得被动免疫；早产儿抗病能力较足月儿低。母乳喂养和出生后 24 小时接种卡介苗和乙型肝炎疫苗是增强小儿免疫力的最佳方法。

（八）新生儿的睡眠

观察证明，新生儿出生后大部分时间都处在睡眠状态，每天要睡 18~20 小时左右，这是由于新生儿的大脑皮层还不能适应外界刺激物的强度，一般的普通刺激对新生儿就是超强刺激，会引起保护性抑制——睡眠。新生儿有六种状态：①深睡：眼闭合，身体平静，呼吸规则；②浅睡：眼虽闭合，但面部表情丰富，有微笑、皱眉、噘嘴等，身体有少量自然活动，呼吸不规则；③瞌睡：眼可半张半闭，眼睑闪动，有不同程度的躯体运动；④安静觉醒：眼睁开，显得机敏，活动少，对视、听刺激有反应；⑤活动觉醒：眼睁开、活动多，不易集中注意力；⑥哭：对感性刺激不易产生反应。

（九）新生儿体重

生后 2~4 天出现生理性体重下降，平均比出生时下降 6%~9%，一般不超过 10%，4 天后开始回升，2~10 天恢复到初生时体重。

（十）新生儿内分泌

出生时垂体前叶已具有正常功能，而后叶功能稍不足。甲状腺功能良好，生后因寒冷刺激使促甲状腺激素（TSH）迅速升高，故新生儿有生理性甲状腺功能亢进。肾上腺在胚胎期分为胎儿带和成人带，出生后胎儿带退化，成人带增宽。

1. 促性腺激素

在新生儿期临床不能检查证实，若 9 岁前检查结果为阳性，一般可认为病理性。

2. 雌激素

新生儿出生时仍处于母体激素影响之下，主要是雌三醇，以后逐渐排出，至出生 3 周，其值几乎下降为零。

二、新生儿运动能力

胎儿在子宫内就有运动，即胎动。出生后新生儿已有一定活动能力，如新生儿会将手放到口边甚至伸进口内吸吮。四肢会做伸屈运动，会随音节有节奏地运动，表现为转头、手上举、伸腿类似舞蹈动作，还会对谈话者皱眉、凝视、微笑。这些运动和语言的韵律是协调的，有时试图用手去碰母亲说话的嘴，实际上是在用运动方式和成人交往。新生儿还有一些反射性活动，如扶起直立时会交替向前迈步，扶坐位时头可竖立 1~2 秒或以上，俯卧位有爬的动作，口有觅食的活动，手有抓握动作，并有抓住成人的两个手指使自己悬空的能力。

三、新生儿内外生殖器的变化

（一）外生殖器的发育

大阴唇（labium majus）充血、浮肿，外生殖器明显突出。小阴唇（labium minus）完好较厚，处女膜呈暗红色、肿胀，有时遮盖尿道外口。由于母体激素的生长刺激，个别新生儿可见处女膜伞（humenal fimbria）。阴蒂（clitoris）：出生时较大，高出于两阴唇间 0.5cm。

（二）内生殖器（卵巢、输卵管、子宫、阴道）的发育

1. 阴道

在母体激素的影响下，新生儿阴道（vagina）覆盖着一层发育完好的复层上皮细胞，雌激素水平下降，上皮细胞层减少，浅灰黄色阴道粘膜显示出玫瑰色，一直保持至青春期。出生时阴道深 3cm，静止期缩短为 2.75cm，初潮前才开始生长，第一次阴道出血时，阴道平均长度为 7.5cm。出生时阴道分泌物为强酸性，pH 值为 5.7，三周后，由于缺乏糖原酵解及乳酸形成而呈碱性，pH 值在静止期等于 8。出生时，阴道仍是无菌的，2 小时后出现首批杜德来因杆菌（doderlein's bacillus）。随着阴道分泌物的进行性碱化，杜德来因杆菌又减少，而被外来的球菌及白喉样杆菌替代。

2. 子宫的发育

胎儿出生时，子宫（uterus）是一小的伸直的器官，长 3.5cm，重 3 克（g），粗大的宫颈（cervix uteri）部分约占子宫长度的 2/3，宫颈与宫体比例为 2∶1～3∶1。子宫内膜在母体激素影响下，自胎儿 20 周开始缓慢生长，部分成熟新生儿的子宫内膜大量增殖后，转变为分泌期内膜。此外，还可发现一种中性及酸性富含糖原的黏膜顶浆分泌，出生后分泌停止，内膜萎缩，可发生小量出血。用微量检测法检测，25%新生女婴有这种血，其中 2%肉眼可见，即所谓 halban 反应。自孕 6～8 个月起，宫颈腺体分泌活性及生长趋势增加，如产前的高峰及产后复旧，并有一定分泌。

3. 输卵管

新生儿期输卵管（fallopian tube or oviduct）薄呈丝状，位于腹膜皱襞中，与宫体及宫颈黏膜相反，对激素刺激反应较小。它的生长与子宫不同，与整个身长相平行地增长直至初潮。

4. 卵巢

出生时，卵巢（ovary）约豆子大，长 1cm，重 0.3g；与性成熟期的刻痕不平形状相反，在新生儿期其表面光滑，大约含有 50 万个始基卵泡，其中一部分至初潮时消失。在新生儿期、儿童期及成熟期偶尔可见到 Gran 卵泡，一般并不引起内分泌紊乱，其原因不明。卵巢在新生儿期对子宫似无激素作用，直到成熟期始能证实有内分泌作用。

四、乳腺的发育

乳腺出生时增大，偶尔对尚存的母体激素有反应，约在出生后 2 周，由于母体激素进入新生儿体内，约 60%的新生儿期乳腺可有某种程度的生理活动，一般出生后第 3～4 天，可出现乳头分泌物或乳头下出现 1～3cm 硬结。约在出生后 2 周，乳腺增大达高峰，个别病例可自乳头流出初乳样液体，即所谓新生儿乳（lacneonatorium），早产婴儿

反应不如成熟儿明显。局部呈现肿胀、发红，1~3 周后逐渐消失，称为生理性乳腺肥大。镜下可见乳腺中含有中度分支的导管，管腔明显扩大，内含粉红色的分泌物，末梢部上皮细胞呈柱状，导管周绕有疏松的结缔组织，含有充血的毛细血管。上述改变在1~3周时开始消退，4~8 个月后完全消失，乳腺即进入婴幼儿期的静止状态，表现为乳腺的退行性变化。

第三节 新生儿神经生理及心理特点

一、新生儿神经系统特点

从胎儿时期起脑便处于领先发育地位，新生儿出生时，脑占体重 10%~12%（成人2%），脑容积相当于成人的 63%。出生后几天的新生儿，其大脑虽然在结构上已初具成人脑的规模，但脑的重量、容积、机能还远远不够发达，不易在大脑皮层上形成比较稳定的优势兴奋中心，运动是泛化的、无规律的、不协调的。

二、本能行为

人生下来就具有一些本能性的行为，或叫无条件反射，构成了其后一切行为发生的基础，包括如下。

（一）摄食行为

机体为了个体生存、保障身体各器官的功能活动和从事各种活动的能量需要，所进行的寻食、进食、消化、吸收等各种有关活动，称为摄食行为（feeding behavior）。人类的摄食行为，具有规律性的特征，即具有一定的行为模式。这种摄食行为模式包括食物习惯、进食方式、食品贮藏、食品选择和食物偏爱等。摄食行为与健康有着密切的关系，它对人类的生长发育、优化、智力开发、健康、衰老都起着重要作用，摄食决定人类的种系发育、个体发育和健康状况。摄食行为不科学就可导致许多疾病，如冠心病、脑血管病、癌症、糖尿病、高血压、动脉粥样硬化、高血脂症、肥胖病等。

（二）性行为

性是人比较强的一种动机或驱力，性欲的力量是人类天性中最强大的力量之一，它的产生是以性的需要为基础的。性驱力和饥、渴驱力不一样，它不是个体生存和维持生命所必需的，性驱力与个体的性成熟有着密切的关系。人类的性中枢位于脑边缘系统下丘脑部分，性活动最高中枢在大脑皮质，性的兴奋从人出生不久就产生，但只是一种单纯的、不自觉的生理活动而已。新生不久男婴的小阴茎偶尔会自发勃起，出生 2~3 天至一岁以前的男婴哭泣时，在膀胱充盈、排尿以前，往往产生阴茎勃起，勃起时更加强烈地表现出吸吮拇指和烦躁行为，包括伸展手脚、肢体僵硬、烦恼哭泣。

（三）防御行为

防御反射（害怕）的生理基础是本能性复杂的非条件反射，如见到猛兽，不需经过学习，便会本能地逃跑，以避免损伤和保存生命。有人曾深刻体验过人类的这种本能防御反射，在深山里还没有看到狼之前，突然出现害怕、恐惧的心理，而且头皮发麻、身上出现鸡皮疙瘩，猛然一抬头，就见到了狼在不远处。此人当即采取自救措施，才幸免于难。

三、无条件反射与条件反射

（一）无条件反射

新生儿具有对外部世界的反应能力，这种能力是遗传的、与人类生存相联系的、固定的本能行为。新生儿具有视、听、嗅、味、触觉等多种感觉器官，具备了对外界刺激作出反应的神经通路，可以进行无条件反射。无条件反射或非条件反射又称先天性反射，是生来就有的由生物遗传得到的反射。新生儿初生时只具备最简单的吮吸、吞咽、啼哭、排泄等本能的非条件反射能力。

1. 食物反射

食物反射指新生儿一出生即具有的先天性觅求食物的反射活动，如吸吮、吞咽、觅食等反射。①吸吮反射：新生儿对母亲的乳房有天生的吸吮反射，当母亲把乳头（或其他物体）接触他的嘴唇或放入新生儿口中时，他立即就会发生吸吮动作；这是哺乳动物都具有的特征，为新生儿的第一本能。②吞咽反射：乳汁进入口中，出现吞咽动作。③觅食反射：新生儿第二个本能反射为觅食反射，如将乳头触及新生儿一侧面颊时，可将头转向该侧，即觅食反射。

2. 适应反应

新生儿对环境的变化所产生的某些行为，称适应反应。出生后 12~48 小时的婴儿有 78%可做出对事物的追随、注意，这些都是天生的本能反应。

3. 防御性反射

新生儿的眼已有光觉反应，当给予强光时可引起闭目；当鼻孔受刺激时，就会打喷嚏；当抓挠他的小脚心时，他会缩脚、双手双脚乱蹬。当一种新的刺激抵达听、视及其他感觉器官时，新生儿会变得较为警觉，头可向刺激方向转动，伴心率加快等生理方面的改变，当对这种刺激适应时，心率降低。

4. 各种躯体反射的形成与消失时间

反射	出现日期	消失日数
拥抱	初	3~6m
吸吮、觅食	初	4~7m
握持	初	3~4m
交叉内收	初	2m
立足	初	6m
踏步	初	6m
侧弯	初	3m
不对称颈紧张	2m	6m

（二）条件反射

条件反射是建立在非条件反射基础上，由外界给予的信号（生理学称第二信号，如声音或视觉的刺激信号）与引起非条件反射的信号（生理学称第一信号）相结合，共同反复地作用于大脑建立起来的。随着大脑中枢神经系统及各感觉器官迅速发育，新生儿在先天性反射的基础上产生各种后天性反射。在条件反射形成之前，新生儿的脑机能还处于比较低级的水平，许多先天条件反射是在中脑进行的。由于条件反射的形成，新生儿能更快、更好地熟悉并适应环境，出现了心理活动；条件反射是新生儿心理产生的标志，是学习活动的开端。

新生儿出生后 10 天左右，在母亲抱起准备喂奶时，只要一做出要喂奶的姿势，不等乳头放到口中，他就会做吸吮动作；后来看见母亲乳房或奶瓶便表现出快乐和满意的表情，说明新生儿在多次吃奶后得出经验，学会了把喂奶姿势与吸吮乳汁的动作直接联系起来，意味着小儿大脑皮质鉴别功能的开始。人们常认为新生儿是无能的、被动的个体，现代科学研究证明：新生儿从出生之日起就具有主动探索外部世界的潜在能力，具有相当“惊人”的反应和学习能力。为了生存，他必须学会适应新的生活环境的本领，他在已具有的无条件反射的基础上，开始主动地探索生活的小世界，感受到各种刺激，并在不断地重复、强化的过程中建立起新的条件反射。皮质的复杂功能是靠身体与外界经常的相互作用和相互影响而获得的，在此基础上，新生儿与环境会建立新的更复杂的联系。

四、新生儿的哭

（一）新生儿为什么会哭？

新生儿一落地来到外界世界，首先发出的声音是哭声。新生儿为什么会哭？新生儿出生后哭可能与：①分娩时受到不适，被从舒适的子宫赶出来，被迫在产道内做各种动作，下降、旋转、俯屈、仰伸等，在产道内受到挤压。②母体的子宫是一个温暖的摇篮（宫内羊水在 37~37.2℃之间），新生儿出生后，其所处的外界环境与宫内舒适温暖的环境相比，发生了剧烈的变化，外界的温度（分娩室温度 23~28℃）低于子宫内温度，由于其皮温下降，新生儿骤感寒冷，感到不适而啼哭。如有研究报道，新生儿对冷的反应很敏感，胎儿娩出后，外界的气温较低，新生儿即啼哭，放入温水浴池后，就立即安静下来。

（二）哭是人类新生儿的本能和特殊语言

新生儿哭是先天性反应，新生儿生出来就会哭，如果不会哭，就不能生存。哭是人类新生儿的本能和特殊语言，因为新生儿虽有发音器官，但不具备语言表达能力，出生后营养和温暖等生理需要不再是自然恒定地得到，而是通过母亲喂养和照料行为满足。新生儿哭代表生理需要尚未满足，例如饥饿不适时以啼哭为信号，向母亲传递了饥饿的信息（信号功能），啼哭呼唤了母亲的到来和喂奶、照料行为的发生。当他们吮吸到乳汁时，便立即安静下来，吃饱了奶后，饥饿得到解除，便会酣然入睡。因此新生儿哭可以引起人们（母亲）的注意，含有新生命诞生和要求母亲爱护的信息，

（三）哭是新生儿与成人交往的一种方式

哭声是人类为释放和发泄不快或痛苦而发出的声音信号，它是一组相当复杂的感情信号，新生儿哭是向外界表达心理感受（信息）并与成人交往的一种方式，饥饿、寒冷或燥热、口渴、尿布湿、疼痛、疾病等不适及新生儿的一切需求，都用啼哭、甚至大声嚎哭表达。新生儿还用表情，如微笑或皱眉及运动等，使父母体会他们的意愿，起支配父母行为的作用。

（四）哭表达消极的情绪

我国心理学家林传鼎曾对出生1~10天的新生儿动作变化进行观察，发现新生儿对环境变化所造成的不适应，导致相对较多的消极情绪，并以频繁的啼哭形式表现出来，表达对强烈噪音、强光突然照射等强烈刺激以及身体活动受束缚等不适应的反应。新生儿情绪表现为弥散性的兴奋的激动，是一种杂乱无章的未分化的反应，包括一些不协调的肌肉和内脏反应，由一些强烈刺激所引起。

情绪的定义：在心理学中，情绪（emotion）有广义与狭义之分，广义的情绪包括情感（affection），情绪和情感是人对客观事物的态度体验；狭义的情绪指有机体受到生活环境中的刺激时，生理需要是否获得满足的反映。基于情绪而产生的行为称为情绪行为。情绪与情感的区别：①情绪更多是与生理需要满足与否相联系的心理活动；而情感则是与社会需要满足与否相联系的内心体验，是意识体验的主观反映，指人的恐惧、愤怒、喜悦、悲哀、惊讶、爱慕及憎恨等心理表现，它高级而复杂。②情绪是人和动物所共有，比较低级简单，如饥渴而获得饮食后的满足情绪，危险状况下出现的恐惧情绪等；情感则是人类所特有的，如控制力、创造力、表情等个性的表现特征及集体感、荣誉感、责任感、羞耻感等，它们受社会关系和社会历史条件的制约。③情绪一般是不稳定的，而情感却有较大的稳定性、深刻性和持久性。④情绪的表现有明显的冲动性和外显性，情感多以内在体验的形式存在。⑤情绪是在大脑边缘系统中形成的，而情感则是额叶联合区对是否满足意欲进行整合的结果。⑥女性情绪节律（emotional rhythm）一般28天为一个周期。

新生儿啼哭表达的不愉快情绪状态，可能是笼统的、模糊不清的，谢尔曼（Shermen）曾用四种不同的刺激情境来引起新生儿的情绪反应，这四种刺激是：轻微针刺、过时不喂、身体失去支持、限制手和脚的活动。然后让医生、大学生来观察新生儿的反应情况，要求他们指出新生儿哭表达了什么情绪？造成哭的原因是什么？结果这些观察者们对这两个问题的回答都是各不相同的，说明新生儿情绪的未分化状态。这种由笼统的不愉快情绪引发的啼哭仍然起到了信号或信息交流的作用，在这里，啼哭所表达的情绪显然具备了情绪的社会化性质和适应性功能。

新生儿睡眠时的呼吸率为32.3次/分钟，哭闹时则达到133.3次/分钟。新生儿的哭有利于肺泡的充分扩张；哭还会伴以手脚的舞动，四肢和心肺机能因此得到锻炼。如果新生儿的哭声是尖叫声，突发、发直的，且是沙哑声、哭不成声、哭声低微，在解决吃、尿、拉后仍然不停地哭，应考虑有无特殊情况。

五、新生儿心理

（一）新生儿心理特点

新生儿具有很强的心理反应发展潜力，在后天环境刺激下能够产生心理活动，他们的心理发展需要外界环境通过感觉器官不断地给予刺激，而缺乏刺激对于正在生长发育的新生儿是不利的。新生儿的心理活动与饥饿感、大小便及其感觉器官的感觉有关，小儿大脑皮质功能的发育，较其形态学的发育为晚。据研究新生儿从第 2 周起，就学会模仿母亲的面部表情，如模仿母亲伸舌头、张嘴等动作。

（二）新生儿的笑

新生儿已具备愉快的情绪反应，最早在睡眠时或是接受面颊、腹部的抚摸，听到父母的低声哼唱时，新生儿会出现自发性的微笑，表现为新生儿用嘴作怪相，而与此同时，眼睛周围的肌肉并未收缩，脸的其余部分仍保持松弛状态，有人称之为“嘴的微笑”，这是“生理性的微笑”，这是生来就有的。布拉泽尔顿（T. B. Brazelton）认为：这种微笑可能反映了新生儿处于平静状态，常使母亲感到欣慰。爱笑的婴儿其智力发育水平比不爱笑的婴儿要略高一些。因为不爱笑的婴儿，往往心情压抑、感情忧郁、不愿意与人交往，势必影响婴儿获得信息，而不利于智力发育。

（三）新生儿的视觉、听觉、味觉和触觉

1. 新生儿的视觉

新生儿对光的刺激十分敏感，对光线的明暗变化会做出反应，如闭眼时开了灯，他就会有所反应；新生婴儿看见亮光就会把头转向亮光之处。出生 3 周左右，他就学会注视视野中出现的物体，并追随物体转移视线。要使新生儿看清物体，应将物体放在距眼 20 厘米左右处。如给新生儿看红球，当新生儿觉醒时，持红球距脸约 10 厘米处轻轻晃动。看到后慢慢地移动红球，眼和头能追随红球移动的方向，头从中线位向左或向右转动，有时会稍稍抬头向上看，有的还转动 180 度看红球。看你的脸时，你可以说话或不说活。当他注视你后，慢慢移动你的头向一侧，然后向另一侧，他会不同程度地转动眼和头部，追随你脸移动的方向，90% 以上新生儿都有这种能力；新生儿追随移动东西看，是大脑功能正常的表现。新生儿生后 20 多天可出现认生反应。

2. 新生儿的审美

新生儿生下来第一天就喜欢看图案，不喜欢看单色的屏幕，对类似人脸图形的兴趣超过对其他复杂的图形。英格兰西南部的埃克塞特大学儿童心理学家阿兰 · 斯拉蒂尔和他的同事经过一系列试验证明，新生儿出生时视觉非常稚嫩，但他们所有的感官系统都在工作。新生儿天生就喜欢观看动态的物体，不喜欢看静止的物体；喜欢看三维的有趣的东西。识别人脸是新生儿在子宫里就开始发育的先天能力，新生儿出生 15 个小时后，就可以认出自己的母亲。

新生儿不仅可以区分不同的脸，还显示出他们更喜欢漂亮的脸蛋，如果将长相各异的人的照片展示给新生儿看，他们更愿意看那些相貌漂亮者的照片，观看的时间也更长。新生儿的这种识别人脸的需要和喜好很大程度上是基因决定的，是人类进化的需

要，因此爱美之心人皆有之！美也在新生儿的大脑里，他们具有天生的审美能力。新生儿喜欢漂亮脸蛋并不影响他们对自己母亲的脸的兴趣，不管母亲的脸漂亮与否，新生儿都喜欢看母亲的脸。

3. 新生儿的听觉

新生儿对强大的声音有瞬目震颤的反应，甚至出现惊吓反射，新生儿听到巨响的声音会有哭叫的反应。有人曾对刚出生 24 小时的新生儿进行试验，对正在哭的新生儿摇铃，他马上安静下来，眼睛也睁开来。3~4 天后，婴儿则能逐渐学会分辨不同的声音，如对一种声音连续响两次，将婴儿的头转向左边给他喝糖水，几次以后，婴儿听到这种声音就主动地向左转头。新生儿出生 1 周后，就能辨别出给他喂奶的妈妈的声音，新生儿能辨别简单的音乐旋律，因为这时如放胎教时使用过的音乐，就会很快安静下来；4 周后就具有对语言不同发音的辨别力；新生儿对声音有定向力，用一个装有黄豆的小塑料盒，在婴儿看不到的耳边轻轻地摇动，发出柔和的咯咯的声音，新生儿的脸显得警觉起来，他的头和眼转向小盒的方向，并用眼睛寻找声源。在另一侧耳边摇动小盒，头会转向另一侧；换一侧呼唤，他又转向另一侧。但不爱听尖锐、过强的音响，当听到这类噪音时，头会向相反方向转动。或以哭表示拒绝这种干扰。满月后婴儿能集中注意力听声音，当听见成人说话声时，就停止哭而期待成人出现在他面前。有些父母认为婴儿易惊醒、怕声响、房间里安静得鸦雀无声，大人连走路也蹑手蹑脚，反而影响了孩子听觉细胞的发育及听觉功能的提高。应给新生儿听声音的机会，可以时而听音乐，时而讲话逗笑，时而安静休息，时而唱歌游戏。让新生儿有机会倾听各种声音的变化，感觉到声音时有时无，从而加速他学听的能力。

4. 新生儿的味觉和触觉

新生儿出生后第一天，就表现出对浓度高的糖水有兴趣，吸吮强、吃得多；出生 5 天后，能区别乳母和其他母亲奶的气味。足月新生儿对不同味觉食物反应不同，对苦、酸及咸味显出拒绝的表情；反之，如给以甜食，则表现出乐于接受。

新生儿的触觉很发达，对冷热的刺激特别敏感，如对牛奶及洗澡水的冷热都有反应。哭闹时只要用手放在他们的腹部或同时限制婴儿的双臂就可使他们安静下来。动物实验证明，出生没多久的小猴子会选择包着毛巾、有温暖柔软感觉的假妈妈，而不选择虽然有奶水但是冷冰冰、铁丝做的假妈妈。

六、先天声感功能

许多动物都存在先天声感功能，如雏鸡这小小的生灵，刚出壳就听得懂母鸡的叫声，母鸡温柔地“咯咯”呼叫，小鸡就懂得信号的含义，会随着声音的指示去觅食；当小鸡的天敌老鹰出现在天空，母鸡会发出一种威胁性的“嘎嘎”声，这时小鸡从四周向母鸡靠拢，迅速地钻进母鸡的翼下，免遭老鹰的伤害。试验证明，如果将母鸡发现老鹰时的警告信号用录音机录下来，拿到人工孵化的鸡群中播放，这些从未见过老鹰的雏鸡同样会吓得东躲西藏。显然，雏鸡对这些声信号的破译是从母体遗传下来的。这是动物在漫长的生存斗争中形成的声信号感觉，并以遗传的方式一代代继承下来。刚出生不久的婴儿具有一种天生的本能，通过对母亲感情声信号的感觉，来发现母亲情绪的变化。当母亲对他轻声细语地说话时，会流露出安静舒适的神情，当母亲不耐烦或发怒而对他高声讲话时，将表现出惊慌，并马上用哭声来表示自己的反应，这说明人类的遗传因子中同样包含有先天声感的密码。由于人类大脑的高度进化，遗传因子中所含的先天感机制比其他动物复杂得多，对声信号的解释和感受层次高得多。传统心理学不承认未经亲身经历的记忆的存在，然而实际上动物的遗传基因中确实存在记忆的因素。否则将无法解释雏鸡刚出壳就听得懂母鸡的叫声，为什么新生儿刚落地就会大声哭喊，为什么新生儿在睡梦中会露出笑脸和哭相。有人会说，这些现象都反映了动物的"本能"，从现代信息加工的角度看，"本能"就是信息的遗传，实质是前人记忆的延伸。

第四节　新生儿保健

新生儿（newborn）死亡约占婴儿死亡总数的50%～60%以上，新生儿死亡中又有2/3、70%以上发生在出生后第1周，其中以出生后第1天、第1小时死亡率最高，所以加强新生儿出生时保健极为重要。新生儿保健必须从胎儿期开始，做好围产保健和高危妊娠的处理。高危产妇分娩时应有新生儿科医生在场，以便指导及参加新生儿复苏抢救工作。

新生儿死亡中，新生儿窒息（neonatal asphyxia）、呼吸道感染、消化不良、早产和先天畸形是主要死亡原因。围产新生儿医学包括产科、儿科（新生儿科）。新生儿期（neonatal period）保健任务：①包括妊娠后期部分胎儿保健。②产科婴儿室、家庭产室的治疗、护理与管理。③新生儿家庭生活管理。④新生儿环境温、湿度调节。⑤新生儿营养。⑥新生儿免疫，后天感染的预防。⑦新生儿病理状态的预防及处理。目的：①降低围产、新生儿发病率、死亡率。②尽量减少后遗残疾儿（包括智力在内）发生率。③预防身体素质轻微虚弱儿的发生。

一、新生儿出生时的保健

新生儿出生前，应充分了解胎儿的病史，以便作好复苏的思想准备及物质准备，例如预热的辐射保暖台或加热器、氧气、一次性吸管或吸球、电动吸引器、面罩气囊复苏器。

1. 清理呼吸道，处理好第一口呼吸。

2. 做好保暖，防止失热。

应注意保暖，娩出后即用清洁、柔软、温暖而干燥的毛巾包裹；接生的棉垫下可放置热水袋，将衣物烘热，以减少体热丧失；冬季早产儿易发生硬肿症，更应注意保暖。

（1）产房室温24～26℃为宜；而早产儿为26～28℃，特别小早产儿为30℃，应有舒适、温度适宜的环境，可放入温箱，注意保暖。

（2）沐浴时动作快、轻、迅速擦干。

3. 处理脐带：保持脐带清洁干燥。

4. Apgar 评分。

5. 测体重及进行体格检查。

6. 新生儿衣着须清洁、柔软、宽松。可用 0.25%氯霉素滴眼。在新生儿护理工作中应注意消毒隔离，以预防感染。

二、母婴同室的新生儿保健

1. 做好产前健康教育。

2. 室内要求空气清新、环境卫生。

3. 注意观察新生儿生命体征。

4. 加强出生后护理。

三、新生儿访视

初访：生后 1~2 天；周访：5~7 天；半月访：15 天；满月访：28~30 天。

四、新生儿期疫苗预防接种

（一）卡介苗

卡介苗（Bacille Calmette-Guerin，BCG）是一种减毒的活菌疫苗，由 Leon Calmette 和 Camile Guerin 首创，目的是用来预防结核病的发生。用卡介菌种在综合培养液中培养后，收集菌膜，混悬于适宜的灭菌的保护液内，经冷冻干燥制成。所得到的活菌制剂，具有产生抗体、增强免疫力、诱导 γ-干扰素产生的作用。

1. 作用机制

结核菌是细胞内寄生菌，因此人体抗结核的特异性免疫主要是细胞免疫。接种卡介苗是用无毒卡介菌（结核菌）人工接种进行初次感染，经过巨噬细胞的加工处理，将其抗原信息传递给免疫活性细胞，使 T 细胞分化增殖，形成致敏淋巴细胞，当机体再遇到结核菌感染时，巨噬细胞和致敏淋巴细胞迅速被激活，执行免疫功能，引起特异性免疫反应。

释放淋巴因子是致敏淋巴细胞免疫功能之一，其中趋化因子（MCF）能吸引巨噬细胞及中性多核白细胞，使其趋向抗原物质与致敏淋巴细胞相互作用的部位移动，巨噬细胞抑制因子（MIF）能抑制进入炎症区的巨噬细胞和中性多核白细胞的移动，使它们停留在炎症或病原体聚集的部位，利于发挥作用。MIF 可使巨噬细胞发生粘着，并使吞噬反应显著增加。巨噬细胞激活因子（MAF）主要作用是增加巨噬细胞的吞噬与消化能力，并加强巨噬细胞对抗原进行处理的能力，从而提高抗原的免疫原性作用。因此在结核菌侵犯的部位，出现巨噬细胞的凝聚，大量吞噬结核菌。在分枝杆菌生长抑制因子的作用下，还能抑制细胞内的结核菌生长，及至消化，最后消灭，形成结核的特异性免疫。

卡介苗进入肌体后，引起特异性免疫反应的同时，还产生了比较广泛的非特异性免疫作用，这与 T 细胞产生的淋巴因子，T 细胞本身的直接杀伤作用及体液免疫因素相互作用有关。

2. 使用范围

①出生3个月以内的婴儿及用5IUPPD（PPD为结核菌素纯蛋白衍化物）或5IU稀释旧结核菌素试验阴性的儿童（PPD或结核菌素试验阴性后48~72小时，局部硬结在5mm以下者为阴性），皮内接种以预防结核病。②亦可用于治疗恶性黑色素瘤，或在肺癌、急性白血病、恶性淋巴瘤根治性手术或化疗后作为辅助治疗，均有一定疗效。③死卡介苗还用于预防小儿感冒、治疗小儿哮喘性支气管炎以及防治成人慢性气管炎。

3. 适应证

预防结核病，接种对象为出生3个月以内的婴儿或用旧结核菌素试验阴性的儿童。

4. 不良反应

接种2周左右出现局部红肿、浸润、化脓，并形成小溃疡，严重者宜采取适当治疗措施。接种中偶可发生下列反应：①淋巴结炎症：接种后1~2个月左右，颈部、腋下、锁骨上下等淋巴结肿大（大于1.0cm）。反应过强者，淋巴结肿大明显，可形成脓疡或破溃，或在接种处有小脓疤。皮内注射者反应往往较划痕法者强，另外旧结核菌素（OT）试验呈阳性者，接种后也可产生较强反应。②类狼疮反应：与结核菌菌株剩余毒力有关。③疤痕：因丰富的肉芽组织形成疤痕突起，有时呈疤痕瘤，多见于不作OT试验而直接皮上划痕接种者。

5. 用法用量

上臂三角肌外侧皮内注射0.1ml，儿童皮内注射。

6. 注意事项

患有结核病、急性传染病、心肾脑等疾病、极度营养不良、湿疹及其他皮肤病、HIV感染者不予接种。使用前须先做结核菌素皮试，呈阴性者方可接种。

7. 禁忌证

①结核病、急性传染病、肾炎、心脏病、免疫缺陷症、湿疹或皮肤病患者。②急性疾病、烧伤患者、疾病恢复期（疾病结束及健康恢复之间）、近期接种天花疫苗、泌尿道感染患者。③由于使用下列药物或治疗而致免疫应答抑制：烷化剂、抗代谢药、放射治疗、类固醇。④由于下列疾病导致免疫应答降低：全身恶性肿瘤、HIV感染、γ干扰素受体缺陷、白血病、淋巴瘤。⑤由感染性疾病导致的发热或未知病因的发热不得使用卡介苗。⑥免疫力降低的婴儿或儿童慎用。⑦结核菌素反应强阳性的患者慎用。⑧哮喘患者。免疫原性物质可引起哮喘发作或过敏反应。⑨新生儿体重低于2500克。

（二）乙型肝炎疫苗

乙型肝炎疫苗是由乙型肝炎表面抗原灭活后制成。乙型肝炎疫苗接种后，可刺激机体产生对乙型肝炎病毒的免疫力，用于预防乙型肝炎。

1. 接种对象

所有可能感染乙肝的人，尤其是下列人员：新生儿、特别是母亲为HBsAg、HBeAg阳性者；从事医疗工作的医护人员及与接触血液的实验人员。

2. 用法与剂量

①本疫苗注射时要充分摇匀。②注射部位为上臂三角肌肌内。③新生儿第1针在出生后24小时内注射，1个月及6个月后注射第2、3针；其他人群免疫程序为第0、1、6个月，剂量均为5μg/支。如1月1日接种第1针，第2、3针分别为2月1日和7月1日。第2、3针的日期可延迟，但不能提前，在一年内完成全程接种。

3. 接种反应

本疫苗非血液制品，安全可靠，很少有不良反应。极个别人可能有中、低度发热，或注射部位微痛，这种疼痛与疫苗中含有的吸附剂有关。这些轻微反应一般在24小时内消失。注射疫苗侧上臂避免剧烈运动。

4. 禁忌

肝炎患者以及发热、急性传染病者，严重慢性病患者，有免疫缺陷的人、严重过敏体质者和正在使用免疫抑制剂的人不可接种乙肝疫苗。

五、高危儿保健

对于在出生前后由于窒息、早产、颅内出血或持续低血糖等原因可能影响智力发育的高危儿（high risk infants），更应从新生儿期开始早期教育，因为大脑愈不成熟，可塑性愈强，代偿能力愈好，早期教育可以收到事半功倍的效果。研究证明早期教育可有效预防这些高危儿智力低下发生，使他们赶上正常儿水平。新生儿的大脑已具备了接受外界良好刺激的条件，早期教育从新生儿开始，可使大脑获得足够的刺激，即使大脑在功能上和结构上更趋完善，又促使潜在能力得到较好的发挥。

六、串联质谱仪筛查遗传代谢病

通过婴儿的一滴血就能筛查33种遗传代谢病，只要配合早期治疗，将大大降低儿童残疾率及死亡率。开展新生儿疾病筛查，建立新生儿筛查标本专收、专递绿色通道，使得新生儿筛查覆盖率达到98.5%。筛查4种主要代谢病：新生儿疾病筛查是防治某些先天性代谢及内分泌疾病造成的儿童智力低下最有效的方法。4种主要代谢病筛查：先天性甲状腺功能低下（呆小病）、苯丙酮尿症（智力低下）、先天性肾上腺皮质增生症代谢病（女性男性化或男性假性性早熟）和葡萄糖-6-磷酸脱氢酶缺陷病（蚕豆病）。对血液样本进行检测并撰写报告，对阳性或者可疑阳性的个案，再次对婴儿采血复检。

（李增庆　方为民）

第十五章 婴儿期生理、心理与行为特点

童年期（childhood）指从新生儿期后到青春早期（通常为婴儿期至10周岁）的阶段，包括婴儿期、幼儿期、学龄前期与学龄期。童年期的划分如下：①婴儿期或乳儿期，指出生28天~未满1周岁。②幼儿期，指满1周岁~未满3周岁。③学龄前期，指满3周岁~未满6周岁。④学龄儿童期，指满6周岁~青春期前，一般指在小学1~4年级。这一阶段是儿童身心迅速发育成长的时期，此期能否顺利成长对一生的健康影响极大。

第一节 婴儿期或乳儿期生理特点

一、婴儿体格发育

（一）体重的增加

婴儿体格生长发育特别快，缺乏营养时易患佝偻病和贫血；消化力弱，容易腹泻和呕吐；婴儿肺比较稚嫩，呼吸肌不发达，呼吸时胸廓运动不充分，肺的换气量较小。此期婴儿体重增加较快，出生后3月，每周体重增加200~250g；3~6月每周体重增加150~180g；6~9月每周体重增加90~120g；9~12月每周体重增加60~90g。与出生体重相比，4~5月时体重为出生时2倍；1周岁时体重为出生时3倍。

（二）身高的增长

身高增长受种属、遗传、环境、营养影响，出生后第一年身高平均增加25cm。

二、神经系统的发育

（一）脑的重量

大脑在出生后迅速发育，婴儿9个月时增加一倍；刚满周岁脑重量比出生时增加2.8倍，相当于成人脑大小的82%，因此婴儿看起来总是头大身子小。

（二）条件反射不断形成

婴儿中枢神经系统迅速发育，随着视觉、听觉的发育，条件反射不断形成，此时婴儿脑接收的信息量是无限的。但大脑皮质功能还未成熟、适应性差，从出生到3个月的婴儿以睡眠为主；心理意识尚保留原始状态，不能忍受高热、毒素或其他不良刺激，易出现惊厥等神经症状。

三、感觉器官的发育

（一）听觉器官的发育

婴儿在大量的声音信号不断刺激下，听觉器官逐步发育，大脑皮质两侧听觉部位渐渐发展成为听觉优势区域。听觉中枢在对声信号大量积存、分析、整合、处理的过程中成熟，听觉区及中枢的建立是声刺激的结果；倘若在听觉区及听觉中枢发育过程中，耳部因伤病失聪，听觉区及听觉中枢将停止发育。

（二）嗅觉和味觉比较敏感

婴儿的嗅觉和味觉比较敏感，能分辨不同的气味，如闻到奶香气味，会露出笑脸并将头转向奶瓶；若闻某些刺鼻的气味就转头避开。婴儿还能区分不同的味道，喜吃甜水、不愿吃酸水、苦药。对策：父母可以让婴儿闻花香、肥皂香等有气味的东西，还可以给婴儿尝尝甜、咸、酸及无味的食品，以增强嗅觉、味觉能力的发展。

（三）婴儿的触觉

婴儿一般都是通过嘴和手去触摸感知外界的刺激，婴儿早期触觉的发展与长大后手的灵巧程度有很大的关系。有的父母将衣袖做得很长，并用带子扎缚衣袖，使婴儿手臂不能弯曲，小手无法触摸东西，影响其触觉功能的发展。

（四）感觉剥夺

感觉剥夺指机体与外界环境刺激处于高度隔绝的特殊状态。最新一项研究结果表明，过多使用婴儿车和儿童座椅，使婴儿与母亲身体接触的机会减少，有可能造成婴儿“感觉剥夺”。英国 10 位母亲中至少有 8 位用婴儿车携带婴儿，而不是把婴儿抱在胸前；只有六分之一的母亲经常双手抱孩子，抱孩子可使母亲和婴儿保持经常的身体刺激。在许多发展中国家，母亲通常都将孩子背在背上或者抱在怀里；不同的文化造就了截然不同的携带孩子的方法，我们提倡这种“袋鼠式的关爱”。伦敦夏洛特女王医院的婴儿护士彻丽·邦德说：“与过去相比，婴儿在椅子上的时间更多，经常接触的是设备而不是人体，这个阶段是婴儿感觉正在形成、需要刺激的时候，其大脑需要吸收更多的刺激与信息。”

四、女婴生殖器官的发育

满月时女婴体内的性激素已消失，婴儿的垂体促性腺激素与性腺激素处于抑制状态，性激素几乎不能测出。外阴皮肤平滑苍白，黏膜菲薄。阴道长度由新生儿期的 3cm 缩短为 2.75cm，阴道 pH 值为 8；随着阴道分泌物的进行性碱化，杜德莱因杆菌减少，而被外来的球菌及白喉样杆菌替代。婴儿期子宫较小，颈部与体部比例为 1∶1，宫颈阴道部有时出现宫颈腺体区域，称之为“先天性糜烂”，多见于 1/2~1 岁时。卵巢如豆子大小，长 1cm，重 0.3g，表面光滑，约有 2×250 000 个始基卵泡。

第二节 婴儿期心理特点

一、婴儿的心理活动与生理性动机有关

需要（need）指机体对延续和发展其生命的必需客观条件的需求，通常是以一种“缺乏感”体验着，以愿望和意向的形式表现出来，成为推动人进行活动的动机。需要分为生理需要和社会需要，按照需求的对象又可将需要分为物质需要和精神需要。欲望（desire）指表现强烈、经常浮现于意识中的生理需要。需要是机体自身或外部生活条件的要求在大脑中的反映，是产生活动的原始动力，形成一种寻求满足的力量，驱使人们朝一定的目标去活动。

婴儿的心理活动与生理性动机（需要）有关，生理性动机是先天的、与生俱来的、以人的本能需要为基础的动机。生理性动机也称驱力，它以人体自身的生物学需要为基础，例如饥、渴、缺氧、疼痛、性欲、排泄等动机，都是生理性动机。生理性动机推动人们去活动，以满足某种生物学需要，当这种生理的需要得到满足时，生理性动机便趋于下降。

二、婴儿惊人的学习潜力

婴儿具有主动探索外界的潜力，其学习潜力很大。当哭时有人抱他，久而久之就学会了要人抱时就哭；听见成人发出“嘘嘘”声会排尿；看见奶瓶知道要吃奶等。不能忽视婴儿日常表现出来的反应，要及时地、积极地做出应答，以避免无意中限制婴儿潜在能力的发展。不应在婴儿出生后，用小包被将婴儿捆绑成一个蜡烛包，婴儿的手脚和身体都不能自由活动。应让婴儿睡在宽松的睡袋里（穿衣裤），手脚和身体不受束缚，双手能从袖洞中伸出触摸各种东西，眼手能协调一致活动，不断地探索，其学习潜力将进一步发展。

三、婴儿的交往能力和模仿能力

婴儿有与外界交流、与人交往的需要，对于符合需要的刺激会做出积极的情绪反应，并促进他们生理和心理的成长。婴儿早期的交往能力在母亲搂抱、爱抚、笑玩中得到发展，婴儿喜欢人逗引，有人接近就笑、离开就哭，和他讲话会发音应答。

婴儿具有模仿能力，母亲经常训练婴儿就会跟着模仿，稍大时婴儿学会模仿拍手、摇头、挥手再见等动作，婴儿最初学会的本领都是通过模仿获得。

四、婴儿哭的心理本质

（一）“哭”逐渐发展为条件反射

当婴儿饥饿或不舒服啼哭时，引来了母亲的喂食、怀抱和抚摸，于是婴儿对哭声有新的发现，即哭声可以解除饥饿和带来亲人的爱抚。在成长的过程中，婴儿通过自己和

他人的实践，以及通过反馈方式，辨认了自己的哭声，不断给“哭”这个信号叠加新的信息，婴儿“哭”逐渐发展为条件反射，是以后作为“人的思维”的重要基础。

（二）哭是婴儿表达内心感受、与人交往的一种方式

婴儿哭声包含有复杂的信息，是婴儿表达内心感受、与成人交往的一种方式，如寂寞的婴儿用啼哭发泄不愉快情绪。加拿大某医院的专家经过长期研究，发现婴儿的哭声有10多种不同信息，其中包括饥饿、要求抚爱、不适等。

（三）婴儿哭的种类

婴儿期哭是真哭（有别于幼儿期的假哭），随着婴儿的发育，他的哭声有了分化。①饥饿性哭闹：饥饿性哭的特点，缓慢开始到强烈、再到无力，给奶后立即安静，全神贯注、得意、欣快、满足。②不适性哭闹：不适性哭闹的原因有寒冷、燥热、尿布湿、大便排出刺激，感到湿、冷或者过热；其特点是吃奶后仍不安静，换尿布安静。③疼痛性哭闹：包裹太紧、局部挤压等引起疼痛，表现强烈尖叫不停，四肢乱动。④疾病性哭闹：哭声脆弱，伴有发热、咳嗽、呕吐、腹泻。

五、婴儿的笑

大约自出生后5周起，人脸和玩具特别容易引出婴儿的微笑，这时就产生了社会交往的需要，由初生时不久的“生理性微笑”转变为“社会性微笑”。微笑时眼睛明亮，但持续时间较短，这是一种无选择性的社会微笑。到出生后第8周时，婴儿会对一张不移动的脸主动发出持久的微笑，这是最早有选择性的社会微笑。开始婴儿的微笑反应未分化，无论是熟悉照料者的面孔、陌生人的面孔、甚至假面具都可以诱发婴儿的微笑。虽然对陌生的脸孔仍表现出微笑，但却明显频繁地对母亲熟悉的脸孔，发出无拘无束的笑容。婴儿的笑声常反映婴儿吃饱、睡足、身体舒适或被父母所逗引。

六、0~1岁婴儿的心理发展阶段

婴儿从出生到1岁这段时间，不会讲话，不能用语言表达他们的愿望。0~1岁婴儿的心理发展可以划分为四个小阶段。

（一）从出生到3个月

婴儿眼睛能够随着呈现在他面前的物体移动，能注视人的面孔微笑；能追随声音转头；能够抓握接触到的东西。如果把周围的环境布置得丰富一些，让孩子经常接受各种视觉和听觉刺激并受到亲人的爱抚和照顾，就会促进他的神经系统的成熟、心理的发展。

（二）3~6个月的婴儿

视、听能力比前一段有进步，能有目的地伸手抓面前的东西和较长时间地玩胸前的玩具，喜欢把东西放进嘴里。这时婴儿是靠眼、耳、手、口等感觉器官认识事物。父母多逗引婴儿，经常抱婴儿到室外散步，多与他“说话”对婴儿有好处。

（三）6~9个月的婴儿

能用眼睛长时间地注视某一件物品；能分辨出妈妈的声音；会两手交替拿东西或用

双手拿东西，在双手臂的支撑下，能挺起身子；爱扔东西玩，会用玩具相互撞击；能听懂一些简单的语言，如“拍手”、“再见”、“谢谢”等，并且能照着去做。这一阶段，家长应多帮助婴儿练习站、坐、转等动作；给婴儿一些中等大小的软球、彩色积木、布制小动物和小摇铃等玩具，用正确的语言告诉他玩具的名称。

（四）9~12个月的婴儿

能够在东西不见了时用眼睛去寻找；能模仿自己听到的声音，比如鸭子小车的“嘎嘎”声等；学会叫爸爸、妈妈；能自己拿着奶瓶或杯子喝水；能拉着大人的手或扶着家具行走。对探索周围的世界表现出极大的兴趣，对什么都想看看、摸摸或把东西放入口里。

第三节 婴儿情绪

一、婴儿情绪由自身的生物需要激起

情绪是人对客观事物的态度体验及相应的行为反应，是人类在种族进化过程获得的天赋属性；情绪有三大作用：即信号作用、适应作用和动机作用。需要是情绪产生的基础，婴儿情绪是婴儿的需要是否得到满足的反映。婴儿语言功能尚未建立，婴儿与成人交往是情绪的交往，婴儿用愉快的情绪向父母表达他们的满足，用不愉快的情绪告知父母哪些方面不足；父母根据婴儿情绪的反馈，了解自己抚养行为的优劣，并据此作出调整，给予婴儿恰如其分的照抚，婴儿通过情绪表达而得到了父母最恰当的哺育。

二、婴儿情绪是其社会性需要是否得到满足的反映

人类的情绪不像动物，只在满足生物需要方面起作用，婴儿从出生那天起，就在与环境的相互作用中，实现由“生物人”向“社会人”的转化，并显现一定的接受社会性刺激的潜力。与生理需要联系在一起的社会刺激，不仅满足、同时也发展了婴儿的社会需要，生理需要满足的同时，社会交往的需要也得到满足。喂奶过程伴随着母亲的拥抱、抚摸，渐渐熟悉的母亲面容和声音。随着坐、爬、站立、行走及手的动作的形成和熟练，婴儿不仅与母亲、父亲交往，也与家庭其他抚养者交往，并逐步试探在陌生环境中与陌生人交往。兴趣情绪充分体现了情绪的动机和适应机能，婴儿的脸部的表情、动作也可表达心理感受。

三、婴儿情绪的产生与分化

（一）婴儿基本情绪的种类

人类婴儿从种族进化中获得的情绪大约有8~10种，称为基本情绪。采用先进的新生儿情绪研究技术，对基本情绪的发生时间有初步的了解。随着儿童的成长，各种不同基本情绪以不同的种类、不同的强度，发生组合形成诸如忧郁、焦虑、淡漠、尊重、悔恨、羞耻等不可胜数的情绪，称为复合情绪。人类的情绪表现多种多样、千姿百态，这

些情绪都是自婴儿情绪发展而来。布里奇斯关于情绪不断分化之说，已为心理学家所接受，但一些心理学家认为，婴儿情绪出现比布里奇斯所认为的要早。

（二）婴儿情绪的产生与分化

情绪是如何产生和发展起来的呢？加拿大心理学家布里奇斯（K. M. Bridges）于1936年提出了有关婴儿情绪产生和分化理论，婴儿通过成熟和学习，大约在3个月时，原始的兴奋和激动分化出痛苦与快乐两种对立的情绪状态。6个月时痛苦情绪分化出恐惧、厌恶和愤怒，而快乐则于12个月时分化出高兴与喜爱；16个月后，痛苦中产生了嫉妒。婴儿情绪的社会化范围不断扩大，婴儿的个性和智慧也在这个过程中，带着气质、性格的特征逐步发展。

（三）婴儿何时开始出现安全需要的情绪

人的认识性动机一部分具有与生俱来的性质，婴儿对环境中的新事物表现惊奇和兴奋，这种原始的动机推动婴儿注视周围的一切，逐渐产生对物体的摆弄、抓握等行动。三个月开始，婴儿即可追寻活动着的玩具或人的所在；五个月开始，可以鉴别物体的颜色和形状，能认识母亲，开始有安全需要，当有陌生人将她抱起时，会做出伤心的样子，表示一种不安全感，进一步会大声哭泣。

四、婴幼儿情绪的发展阶段

与生俱来的探索环境的兴趣不断扩展，婴儿的情绪不断分化和发展，婴幼儿情绪的发展，有以下几个阶段。

（一）未分化的社会性反应阶段（出生~未满2个月）

由于感觉和知觉水平的限制，婴儿尚不能辨别不同的面孔、不同的声音及不同的拥抱姿势，婴儿无分化地与环境中的不同人同样地进行交往。婴儿对自己的情绪缺乏敏感性，不能理解父母的情绪状态（如愉快、悲伤等），因而他人的情绪不可能影响婴儿的行为。

（二）分化的社会性反应阶段（满2个月~未满6个月）

婴儿已逐渐适应环境，积极的情绪反应已占主导地位，对于母亲来说，感到这一阶段的婴儿相对较易于抚养（这与母亲的适应也有关）。婴儿能非常敏感地感受他人的情绪，学会对母亲的欢声和笑脸报以微笑、四肢舞动的快乐反应，对母亲的趋近发出愉快的情绪反应；对母亲的悲哀面孔表现出严肃的表情，开始出现悲伤的情绪。

①“三月绞痛”的婴儿啼哭：由婴儿的敏感性所致，婴儿持续啼哭，喂奶、腹部按摩、陪伴等各种措施都不能止哭。而当焦躁的母亲暂时离去，由另一个抚养者来予以照料或当母亲心平气和地回来继续抚慰时，婴儿停止了哭喊。

②延缓效应与预期失望：这一阶段的婴儿已能预料自己的情绪行为对母亲的影响，并于发出情绪信号后学会了等待。布拉泽尔顿在“婴儿与母亲”一书中描述了这一情景：“三月龄的路易丝饥饿了，她以一种特殊方式哭泣（哭声已有了分化），当她听到摩尔太太来喂奶的脚步声时……她期待地躺在小床上……并不啼哭。”这种期待称为延缓效应。“摩尔太太因为不得不出去一会儿，不能立即给路易丝喂奶，这时路易丝再也

表 15-1 婴儿基本情绪发生时间表

情绪类型	最早出现的时间	诱因	经常出现的时间	诱因
痛苦	出生后 1~2 天	体内生理刺激或痛刺激	出生后 1 周内	体内生理刺激或痛刺激
厌恶	出生后 1~2 天	不良(苦、酸)味刺激	出生后 1 周内	不良味刺激
微笑	出生后 1 天	睡眠中,体内节律反映	出生后 1~2 周内	吃饱、柔和的音响和人的声音
社会性微笑	3~6 周	高频语声,人面孔出现	3 个月	熟人面孔出现,面对玩耍
兴趣	出生后 1~2 天	随移动的灯泡转移视线	2~3 个月	人面孔、清晰图像
愤怒	出生后 1~2 周	药物注射痛刺激	4~5 个月	身体活动受限
悲伤	3~4 个月	疼痛刺激	7 个月	与熟人分离
恐惧	7 个月	陌生人出现	10 个月	陌生人或陌生环境,异常物体出现
惊奇	8 个月	新异物突然出现	12 个月	新异物突然出现

不能克制自己,开始嚎哭起来。”婴儿经常的预期失望,等待不能实现,将导致痛苦和愤怒。婴儿的期待必须经常得到实现,这是婴儿建立起对母亲信赖感及形成与母亲之间安全依恋关系的基础。

(三)特定的、持久的感情联结阶段(满 6 个月~24 个月)

婴儿倾向于要母亲喂奶、哄着睡觉,否则就哭闹拒绝。多数 6~8 个月的婴儿对母亲离去表现不安和悲伤,对陌生人表现出紧张和焦虑;当母亲出现使婴儿感到愉快,同时对陌生人的焦虑和不安亦得到减轻和消除。儿童形成“物体永久性”的概念是在感知运动阶段的中后期,即 1 岁以后。婴儿在形成此概念之前,已建立起了“母亲永久性”的意识,对特定的对象(主要是母亲)开始形成特殊的、持久的感情联结;对母亲的偏爱与母亲总是给予她愉快和解除痛苦的体验有密切关系。

附:母爱剥夺综合征

人出生时缺乏独立生存能力,父母必须为他们提供所需要的一切,乳汁、温暖的环境、轻柔的抚摸、慈祥的面容,因此婴儿对父母处于完全依附的状态,尤其特别依恋母亲,希望被父母占有,惟恐父母离开,当父母在身边则有安全感和满足感。哺育婴儿的母亲和看护者对婴儿的精心照料和温柔、热情的爱抚都会引起婴儿良好的情绪反应。安全而又丰富的环境刺激,会给婴儿提供一个良好的智力和情绪发展的条件,形成符合社会要求的各种行为,为他们一生的幸福成长建立一个良好的开端。如此期剥夺母爱,可造成母爱剥夺综合征,影响孩子身心健康,表现为不吃奶、不睡觉、不停的哭闹,应当避免出现母爱剥夺。

案例 15-1:详诊细查诊断婴儿对玩伴的思念。

“一小儿半岁时忽然终日郁郁不乐,昏昏欲睡,不想吃乳。儿科名医万密斋:‘莫非有所思念,思则伤脾,所以昏睡不思乳食。'起初父母觉得好笑,半岁小儿,有什么思念的呢?后来突然醒悟:'前些时曾雇一名小童与儿相伴,每日玩耍嬉戏,极为亲密。然而三天前,已把小童送往别处。'乳母也接着说:'自那小童走后,小儿便终日不乐,不思吃乳。'原因已明,父母急忙叫人把那小童唤了回来。小儿一见那朝夕相处的小童回来,立刻喜笑颜开,乳食恢复正常。患儿因朝夕相处的玩伴突然不见,所以思念成疾,郁郁不乐,不思乳食。"

第四节 婴儿气质

一、气质的定义

气质指人稳定的个性心理特征,是高级神经活动在人的行动中的表现。这些特征以同样的方式在各种活动中表现,不以活动的内容、目的和动机为转移。气质特点通过人与人之间的相互交往显示出来,是个体典型的、稳定的心理过程,主要表现心理过程的强度、速度、稳定性和指向性等方面的特点,如感知觉的速度、思考的快慢、注意力集中时间的长短、记忆在时间和数量方面的特点以及情绪体验的强度、快慢、意志的积极程度、心理活动的倾向性,如倾向于外部或倾向于内部,表现的隐显及动作的灵敏或迟钝。气质是在生理素质的基础上,通过生活实践,在后天条件影响下形成的,并受人的世界观和性格的控制。不同的气质类型对人的品质的培养、学习态度的形成及学习方式的选择有着不同的影响。

性格是个性心理特征,性格受遗传因素影响;但主要由后天的生活环境所决定。即性格有相对的稳定性,但也有一定的可塑性。随着年龄的增长,人类内在动力和外界环境造成一系列矛盾,个性则是对各种矛盾如何解决的反映。心理是内在思维,性格则反映在情绪和动作。在婴儿期,婴儿与父母作为心理学意义上的"我们"的一部分而存在,尚不具备自我意识,但可表现出他的气质特征。

二、婴儿气质的九种维度

心理学家认为婴幼儿气质表现在对外界刺激的反应强度和唤醒水平。美国医生托马斯和切斯对100多名刚出生到3个月的婴儿进行了长期追踪研究,发现这些婴儿出生仅几天就表现出很多的差别,比如哭声大小、情绪好坏、睡觉和饥饿的规律性等。他们将这些婴儿最初的行为反映方式总结成以下9种维度,这些婴儿的自然反应方式就称做婴儿的气质。①活动水平,动作数量的多少和速度的快慢。②节律性,饥饿、睡眠和排泄等生理机能是否有规律。③趋一性,对新刺激的反映特点。④适应能力,适应新环境或新刺激的快慢。⑤反映阈限,能够引起儿童注意的最小刺激强度。⑥反映强度,表达情绪反应时的能量水平,如哭声大小。⑦心境,在睡醒后几小时内的主要情绪是高兴还是烦躁。⑧注意力分散度,注意力是否从正在进行的活动中转移。⑨注意广度和持久性,从事某种活动时稳定注意时间的长短。

三、中美欧婴儿对比

北京大学精神卫生研究所和哈佛大学、都柏林大学的学者共同做了《婴儿气质特点的跨文化比较研究》，得出结论：中国婴儿天生和外国孩子不同，在行为特征上存在着差异，相对于欧美白种婴儿，中国婴儿活动量、哭闹和发声都比较少，而且对外界刺激不做强烈的情绪反应。这一研究选择了数百个4个月大的婴儿，他们分别来自中国、美国和爱尔兰3个国家。这些小宝宝除了肤色、头发和体态等外貌上的差别，连内在的气质也天生不一样。在北京、波士顿和都柏林，参加测试的研究人员和母亲，都是先将婴儿喂好并放在婴儿椅中。母亲面带微笑向下看着他们，如此持续1分钟，然后开始分别给予一系列的各种外界刺激，让婴儿听已录好的声音，拿塑料玩具在他们面前摆动，在他们头的上方拍破1个气球，观察他们的反应和举动。这时无论哪国孩子，男婴都比女婴爱笑，发声次数也多；而美国和爱尔兰的婴儿比中国婴儿发声次数更多。在唤醒他们时，美国婴儿最快，其次是爱尔兰，最后醒来的是中国婴儿。中国孩子与白孩子惟一没有差异的行为就是微笑。

美国婴儿比中国婴儿哭泣更多，运动活动水平和烦躁程度，美国和爱尔兰的婴儿更强。早在30多年前，美国科学家就对1周岁的亚裔和欧裔婴儿进行了比较，结果发现前者活动量比较小，较安静、稳定，变化性也较小，易于形成习惯，并在不安时能进行自我安慰。这次研究再次证明黄种和白种婴儿生下来不仅体质上存在差异，心理上也存在着差异。

参加这项研究的北京大学精神卫生研究所的王玉风教授说：很难把4个月大的中国婴儿在玩具、运动、听录音带讲话时发生较少运动，及活动性和哭泣的反应，归因为他们有什么特殊的早期经历所致，也就是说，这些区别不是因为生存环境的不同，而说明中国孩子与欧美的白孩子先天气质就不同。历史上欧洲人和亚洲人曾隔离繁衍了约4万年，经历约1500~2000代人，是曾经彼此隔离繁衍了很长久的不同种族的人类儿童，有遗传特点上的差异。而在很多动物中仅需15至20代即可造成行为表现上的差异。气质无好坏，此研究主要是在我国的文化背景下，对儿童身心潜能的开发提供了科学的依据。

四、婴儿气质类型自我测定

气质是婴儿出生后最早表现出来的一种较为明显而稳定的个性特征，是任何社会文化背景中父母最早能够观察到的婴儿的个人特点。由于气质在亲子交往及婴儿社会发展过程中具有非常重要的地位和作用，应了解孩子的气质类型并“对症下药”。

表15-2 婴儿气质表现

1. 孩子每天有没有固定的进餐时间？	有	没有	有时有，有时没有
2. 孩子每天有没有固定的大便时间？	有	没有	有时有，有时没有

续表

3. 孩子每天的睡眠时间固定吗?	固定	不固定	有时固定,有时不固定
4. 孩子在等待奶时的表现是	哭一哭,停一停	哭个不停	奶不进口誓不罢休
5. 孩子在遇到不喜欢的食物时	拒绝进食并把头转向一边	拒绝进食并大声哭泣	拒绝进食大声哭泣并伴有强烈的身体动作
6. 孩子对于新食物的反应	来者不拒绝,在尝试后可表现出对于新食物的喜恶	对新食物无任何特别的反应	拒绝一切新食物
7. 孩子在睡眠前的表现	安静入睡	大哭大闹	有哭闹但并不严重
8. 孩子怕黑吗?	不害怕	害怕	可以逐渐适应
9. 孩子可以独自入睡吗?	可以	不可以	需要大人陪伴,但入睡后成人可以离开
10. 孩子在你的陪伴下见到生人时	同陌生人微笑	见到陌生人就开始大哭大闹	对于陌生人不加理会
11. 孩子在面对陌生人提出抱一抱的要求时	腼腆地接受但很快要求回到家人身边	坚决拒绝此要求,不仅用哭泣来表示不满并加以强烈的身体动作	拒绝陌生人的要求,并用哭泣表示出自己的不满
12. 对于陌生人手中的糖果	大方的接受,并在大人的提醒下用动作或语言表示感谢	可以接受,但用哭声拒绝表示任何方式的感谢	不接受
13. 孩子对于湿尿布的反应	大声哭闹	发怒式的哭闹	无反应
14. 孩子是如何进餐的?	一口一口地吃自己的食物	快速进餐	喜欢长时间的把食物含在嘴里
15. 孩子经常	发笑	发怒	面无表情
16. 孩子对于环境	喜欢探索	拒绝进入表现出不安	对新环境表现出不安
17. 孩子在别人拿走他的玩具时的表现	无所谓	发怒的大哭大叫	用哭声表示出自己的不满
18. 在与同年龄的幼儿相处时喜欢	攻击别人	自己坐在一边不与任何人交往	自己独立玩

五、婴儿智力的八次飞跃

荷兰心理学家经多年研究观察发现,一岁内婴儿的智力发展有八次飞跃,每次飞跃发生的时间大体相同,而且在开始出现变化时婴儿总有几天或几周表现得不安宁。如果父母能掌握时机,理解和满足孩子的要求,那么孩子会更快、更容易地渡过这些阶段,对今后的智力发育大有裨益。

第一次:所有的感官都开始工作。婴儿在第 5 周左右出现器官的迅速成熟过程中变化最明显,婴儿在哭的时候第一次流泪,更多地微笑表示高兴,更经常地进行观察和聆听,对气味和动静会做出明显的反应。婴儿对环境的兴趣变得大多了。

第二次:婴儿在第 8 周左右发现,周围环境是不统一的,而且是由活动的具体东西组成的(例如自己的手)。这么多的新印象起初会引起恐惧,同母亲接触有助于消除恐惧感。

第三次:发现动作。婴儿在第 12 周左右会认识活动的过程。他自己的动作也不那么死板了,而且受到了控制。他会发出尖叫,格格地笑,兴奋地牙牙学语。

第四次:抓住一切。到第 19 周时,婴儿会抓东西,会转动和翻动东西,会注视物体的活动过程,这时他对一切都要研究,用手摸,或者干脆往嘴里放。

第五次:研究事物之间的关联。在第 26 周左右,婴儿开始理解事物之间的关联,例如按按钮同放音乐之间的关系。他开始能区分物品的位置与距离,如里外远近,最喜欢的游戏是把东西拿进拿出,把什么都弄得乱七八糟。

第六次:许多东西都很相似。婴儿在第 37 周时开始对东西和经历进行分类,从而开始像成人那样思维。例如,狗的“汪汪”叫,不论大小,不论白色褐色。

第七次:一切都按顺序。婴儿在第 46 周会认识到,做事情要有一定的顺序。他最喜欢的游戏是“自己动手”和“帮助家里干活”。

第八次:制定自己的计划。第 55 周的婴儿会发现“程序”,即先后次序。但这次序不是固定,而是可以自由变动的。这时的孩子会非常明确地表示他想要什么,例如当他想外出时,就有穿衣穿鞋的要求。

第五节　性本能理论与婴儿期的性意识

一、心理性欲的发展过程

Freud 认为,心理性欲的发展过程如果发生了停滞或退行,就可能导致精神异常。Freud 把心理性欲的发展过程分为以下几个阶段:

(一)口欲期(0~1.5 岁)

此期婴儿主要活动为口腔运动,母乳成了第 1 个爱的对象;婴儿通过吸吮来满足欲望。如果此阶段欲望受到挫折如断奶不当,则形成不信任别人、不安全感等人格特征。

(二)肛欲期(1.5~3岁)

此期婴儿要接受排便的训练,口腔快感转移到肛门快感上,排粪动作使肛门性乐区的黏膜兴奋得到满足。如成年人的性格发展仍滞固在肛欲期,则表现为整洁、吝啬和固执。

(三)生殖器欲期(3~6岁)

此期儿童开始注意两性的差别,并通过玩弄生殖器得到快感。男孩爱母恨父的感情被称为Oedipus爱慕;女孩对父亲有爱感,称为Electra爱慕。Freud认为儿童对父母产生这种爱的关系如不能正常解决,便会被压抑在无意识中成为恋母情结(Oedipus complex)或恋父情结(Electra complex),成为日后神经症发生的根源。

(四)潜伏期(6~12岁)

此期儿童处于一个相对平静的心理性欲发展阶段,性欲升华为对外部世界的兴趣。

(五)青春期(12~18岁)

青春期或叫生殖期。个体的兴趣转向异性,由只知寻求快感、逃避痛苦、自我爱恋的儿童转变为一个社会化的、成熟的人。

二、婴儿期的性意识

Freud认为人一切快感都直接或间接地与性有联系,性本能的背后有一种推动力称为性力(libido),性力驱使人们寻求快感的满足。性不再指狭义的和具体的性,不像传统认为的那样只在青春期以后才产生,人与生俱来就有性欲。因此关于婴儿期性问题的研究,弗洛伊德对性意识的指向非常泛化,他把吮大拇指、吮乳、排便等都归于性欲的表现。性满足始于婴儿时期,和喂食有关,婴儿的性欲开始出现在嘴,婴儿把所有的东西都放入口内,即是性欲的表达。

国外学者观察发现,婴儿期的小男孩在6~7个月就开始玩弄生殖器,一岁左右的男婴常不自觉地摸弄自己的外生殖器,或者骑在家具上摩擦生殖器,同时伴随面部充血,表情紧张。女婴不像男孩那样明显,约发生在10~11个月,表现为在卧位或坐位时,两腿交叉并扭曲身体,也伴随着面部充血,表情紧张及大汗(有人称为"夹腿综合征")。婴儿有上述表现时,可出现类似性高潮的生理反应。金西等报告9例一周岁以下男孩在摩擦外生殖器时,随着阴茎的明显震颤和挺伸,身体发生节律性的运动,然后肌肉紧张、痉挛,有节律的收缩突然释放,接着松弛下来。贝克温也曾描述过三例女婴的类似情况,也出现由紧张到松弛这样一个过程。

第六节 保健对策

1. 婴儿最适宜的营养为母乳喂养,6个月以后,需逐渐添加辅食。

2. 婴幼儿期应勤洗尿布,女婴外阴部擦洗次序应自上而下、由前向后,依次擦洗尿道口、阴道口及肛门周围,洗净后保持外阴干燥。

3. 使婴儿学会天暗了、要关灯睡觉;天亮了可睁开眼看和玩,要让婴儿感觉到白天亮、晚上暗、开灯亮、关灯暗,能刺激婴儿视觉的发展,并建立条件反射。被称为"智慧之窗”的眼睛能获得外界80%的信息,充分发挥婴儿的潜在能力,将有利于其智力发展。

4. 父母亲应该尽力避免婴儿经常持久的预期失望,引起婴儿过多哭泣及感情淡漠,对今后人格的发展产生重大影响。只有当他在生活上得到悉心照料,在精神上得到爱抚和关怀,才会建立对这个世界的信任感和安全感,从而为其个性的健康发展打下良好的基础。

5. 应防止母爱剥夺综合征,母亲应当关心、疼爱孩子,不应将孩子置之不顾,如托付给小保姆,而自顾自去保养、享乐。

6. 出生后一年是人生的开始阶段,家长应增加和婴儿与外界的接触和交往,教婴儿说简单的话,尽量满足婴儿探索世界的要求,有利于婴儿早期的智力开发。

(李增庆)

第十六章　幼儿期生理心理行为特点与保健

第一节　幼儿期生理特点

一、幼儿体格的发育

幼儿在断奶后,如供给饮食不适当,易致体重缓增、营养缺乏。2 岁以后到青春期前,体重稳速增长;2 周岁时体重为出生时 4 倍。常用体重计算公式:1 岁以后体重(kg)= 年龄(岁)×2+7(或 8)。出生后第 2 年身高平均增加 10cm,第 3 年增加4~7.5cm,至 6 岁每年平均增加 5cm。2 岁身长增高的计算公式:1 岁以后平均身长(cm)= 年龄(岁)×5+80。幼儿期女童的身长、体重均略低于男童。幼儿从母体获得的免疫力已消失，故急性感染较多，应重视预防措施。幼儿期性激素与内外生殖器官仍维持在抑制和静止状态，犹如婴儿期。

二、神经系统的发育

幼儿从出生到 3 岁这一阶段，可塑性最大，智力潜力也很大。4 岁时脑重量比出生时增加 4 倍，5、6 岁时脑的大小与重量已基本接近成人水平。幼儿脑神经的兴奋过程占优势，暂时性的联系较容易形成，对外界事物的分析综合能力加强；皮质的抑制过程进一步加强，减少了儿童的冲动性，从而有利于儿童心理过程的发展。幼儿易激动、易疲倦和易受外界刺激的影响，注意力不集中、不稳定，但随年龄增长心理活动日趋完善和复杂。

第二节　幼儿期心理特点

一、幼儿的语言表达能力逐步提高

幼儿中枢神经系统发育迅速，逐步发展语言能力和感知觉，幼儿在与成人进行语言的不断交流过程中，语言得到了迅速发展。1 岁左右能听懂的词约 10~20 个，幼儿从 1 岁半开始学习说话，用语言表达感情，是断续用“电报句”的单词句时期，即用一两个词来代表一个句子。到了 2、3 岁时，在成人正确教育的影响下，词汇量日渐增加。3

岁左右儿童掌握词汇约1000~1100个，能按照词的指示来调节自己的行为。成人往往利用“好”、“可以”、“对”来进行阳性的强化，而利用“不好”、“不可以”、“不对”来进行阴性的强化，儿童自己对自己说“我要……”“我不要……”等，来表达自己的意愿。

3~4岁幼儿的语言能力发展极为迅速，语言表达能力逐步提高，掌握的词汇数量增加，开始出现多词句。他们变得特别爱说话，即使一个人玩的时候也会自言自语地边说边玩，跟小朋友或大人在一起时，话就更多。对这个时期的幼儿来讲，他们接触到的任何对象都是有生命的，天上的太阳、月亮，地上的树木、小河或公园里的动物、秋千等，都可以成为他们交谈的对象。例如，他们会对飘走的云彩招手说：“请再来玩!”会对被雨淋湿的童车同情地说：“你在哭吗？我来帮你打伞好吗？”这就是幼儿心理最突出的特点。到了4岁，幼儿的话题会更多，他们会交换看电视节目的感受，他们之间可谈的话题越来越多。

二、幼儿的情绪与欲求联系

三岁以内的幼儿，是成长最迅速的时期，也是幼儿逐渐形成性格基础的时期。幼儿思维活动尚处于低级形式，缺乏自觉性、目的性，想象是零散的、片段的，幼儿不但已经具有了各种愉快和不愉快的情绪，而且也开始有了比较复杂的情感体验，如喜欢与亲近的人交往，因为在交往中产生愉快的体验，在受到关心爱护时也会产生愉快的情感体验。在不正确的教育下，也会产生不良情绪和情感，如嫉妒、爱发脾气等。幼儿由于大脑皮层的兴奋和抑制过程不平衡，故情绪、情感不稳定，不能较长时间控制自己的行为，为了培养儿童良好的情绪，应经常和儿童交往，开展多样化的活动。

幼儿情绪既与生理需要相联系，感情也与社会需要和人的意识紧密相联；符合主观需要，则出现肯定的态度，爱、满意、愉快；不符合主观需要则表现为生气、憎恨、愤怒。

幼儿亦有高级需要，需父母陪伴、安慰、亲近，幼儿由于长期欲求不满，可产生自卑的心理。常想抚摸母亲乳房的幼儿：抚摩母亲乳房对幼儿而言是一种很好的感觉，太早断奶或未能与母亲相处较多时间的幼儿常有此动作，母亲应考虑是否缺乏母爱，以为警戒。

三、能自我初步评价——自我的产生

自我是从外部观察自己的能力，是人的本能特性，是最高品质的来源，它为人区别“我”和世界的能力奠定了基础，使他能够从目前脱身出来，想象昨天或后天的自己，因此人能够审视过去、计划将来，并影响他的发展。自我的能力是人使用符号能力的基础，将某物抽象出来的一个方法，人能在其思维中加进诸如“美”、“理性”和“善良”等的抽象成分。

（一）12个月以后的幼儿开始产生自我

一位心理学家弄了一只与婴儿年岁相同的小黑猩猩，他将这只小黑猩猩留在家中和他的男婴一同抚养，在最初几个月里，他们几乎以同样的速度成长，一同玩耍，没表现出什么差异，但约12个月以后，在男婴的成长中出现了变化，自此以后，他和小猩猩间便有了天壤之别，自我产生了，婴儿开始意识到他自己是一个“我”。

（二）幼儿自我意识的发展

两岁左右幼儿或多或少产生了对自我的意识，这是进化最根本、最重要的变化，但现在他第一次意识到了他的自由、他的存在。对客观现实环境的认识称环境意识（environmental consciousness），包括对环境中各种事物的内容、性质及其发生的时间、地点等方面的认识。对自身主观状态的认识称为自我意识（self-consciousness），包括对自己正在感知、注意、记忆、思维、体验以及正在从事的行为等心理活动。自我意识能进行自我评价与自我调整，同时能够将目前的自我状况与既往的经历联系起来。简言之，自我意识就是自己对自己的认识，是人类意识的最本质的特征，是人和动物的分界线。幼儿大约在3岁左右，自我意识开始发展，能产生同情心与责任感，但掌握自己是一个缓慢的发展过程。

（三）低水平的想象力和自我初步评价

幼儿由于此时中枢神经系统发育迅速，产生注意和记忆、自我意识等心理活动。至三岁时已具低水平的想象力，能自我初步评价，如对镜子说：“我长得相当漂亮！”

（四）幼儿的反抗意识

二岁末的幼儿开始进入第一反抗期，形成反抗意识，原因是有些事孩子自己能动手去做，却常受到干扰和压抑，即受自我意识与社会结构矛盾冲突的困扰，产生反抗心理。三岁幼儿常反抗外来的一切，反抗期可能持续很久，甚至影响一生，他们常跟妈妈闹独立，妈妈让干什么，总顶牛不干。这种情绪往往在吃饭的时候表现出来，不是厌恶吃饭，就是不吃蔬菜。父母应当辅导幼儿帮助他们渡过反抗期，以早日确立正确的、符合社会规范的“自我”。

第三节 幼儿的行为特点

一、幼儿行走的意义

1岁左右，幼儿就会站起来，并有可能开始行走。幼儿由于断乳、身体的行走、移动和学会说话，与外界环境、同成年人或年长儿接触的机会日益增多，大脑皮质功能逐步增强，第二信号系统迅速发育。约在2～3岁时，儿童不但学会了行走，而且也逐渐学会了跳、跑、攀登阶梯、越过障碍物等复杂的动作。行走动作的发展扩大了幼儿的生活范围，为空间知觉、初步思维活动的形成准备了条件，可以帮助儿童及早摆脱对成人的过多依赖，发展儿童的独立性，对儿童的心理发展具有重大意义。

二、幼儿游戏的重要性

（一）培养幼儿的想象力

游戏是3~4岁幼儿的主导活动，由于这个时期幼儿想象活动异常活跃，因而他们的游戏也非常有趣，他们可以给任何一样东西加上他们所想象的象征性意义，例如，一片树叶在过家家时可以当作盘子，在买东西时可以当钱用；一块木片，一会儿当火车，一会儿当手枪，一会儿又当木头人。每一种游戏都有孩子自命的意义，任何一个游戏里都藏有打开孩子心灵大门的钥匙。

（二）游戏能帮助幼儿发展人际交往能力

幼儿游戏的另一个特点是共同游戏，他们不再像1~2岁幼儿那样各玩各的，3~4岁的幼儿很喜欢结识伙伴，幼儿园是孩子们结识伙伴的好场所。为幼儿创造同众多的伙伴相互接触的机会，使幼儿在与伙伴的游戏过程中，能体验到完全不同于父母及其他成人之间的人际关系，幼儿的知识、想象力和人际交往能力都能得到较充分的发展。在伙伴帮助下的自主游戏活动，能使幼儿认识到自我的存在，对他们的心理发展是十分重要的。

三、意志行为力萌芽

意志（will）是人自觉地确定目的，并根据目的调节支配自身的行动，克服困难，以达到预定目标的心理过程。它是人类特有的心理现象，通过一系列的具体的行为表现出来，并对行为具有发动、控制和调节作用。二至三岁时开始出现意志、行为力的萌芽，有心里想做的念头，然后真的付诸行动，搞“恶作剧”，如将牙膏挤得到处都是。

案例16-1：在美国路易斯安那州新伊比利亚的一家名为“台湾花园”的餐馆里，一个两岁男孩在收银机前熟练地操作。他不但能够熟练结算顾客的账单，而且还能准确找零。小男孩是为父母打工，他们一家三口都是华裔，小男孩的英文名字叫卡顿，今年1月初刚刚过了两周岁生日。卡顿的收银“绝活”是在今年1月份被发现的，一月份通常是店里最忙的时期，父母都顾不上管他，当时卡顿爬上椅子，拿过顾客的账单，在收银机上算出价钱，然后收钱、找零，这一切都进行得准确无误。卡顿还能够区分信用卡和借记卡，能够在信用卡机上输入四位代码确认交易等。该餐馆的店员惊讶于卡顿天才的算术能力，“当我们第一次看到他在收银机前准确熟练地结账、找钱的时候，都惊呆了。”卡顿不仅能够胜任收银员的工作，在其他时间，他还喜欢在餐馆转转，帮助父母打点日常事务。他会及时通知父母新到客人的数量，他还知道每个桌子的座号，因此他可以轻松地给客人找座位。当储备间缺少虾的时候，他就会跑到厨房用中文通知厨房：“没有虾了！”

听说了卡顿的奇事之后，很多顾客专门来餐馆看他，还有人给他带来了礼物。卡顿的父母鼓励他“从事”这项工作，还不时给予指点。但卡顿坐在收银台前的时候，他会支开父母，因为他觉得自己完全能够独立干好工作。虽然工作干得不错，但不久卡顿还是要离开岗位，因为他该上幼儿园了。

四、幼儿的模仿能力

幼儿模仿能力进一步发展，家庭成员好的和不良行为都对幼儿有影响，夫妻关系、邻里关系、待人接物、礼貌语言等，虽然幼儿不懂事，但接受感观形象能力、模仿能力都很强，如张嘴、伸舌，孩子也会学习，父母的一言一行会在小儿脑海中留下深刻的影像，在今后的相应时候会自然流露或模仿出来。此时所发生的自我意识、态度首先在进食上表现出来，如家中人对食物的好恶，幼儿极易模仿。要养成孩子良好的生活习惯，父母应当为孩子树立榜样，即“身教重于言教”，父母本身要有规律的生活，避免生活上的懒散及粗鲁造成幼儿错误的示范。

案例 16-2：20 岁英国男子丹尼尔·兰贝尔患有糖尿病，需要依赖胰岛素调整血糖，丹尼尔单独留在家中照顾孩子时，突然由于血糖过低，昏倒在了起居室的地板上。2 岁的小查丽发现爸爸倒在家中地板上后，从厨房中拿来一袋食糖，一勺一勺喂入丹尼尔的嘴中。没过多久，丹尼尔就醒了过来。丹尼尔的妻子卡伦说：“当晚 7 点时，丹尼尔打电话给我，说查丽给他喂糖救醒了他，并且还给他准备了一碗谷类食品。我感到惊奇，因为这根本不是一个两岁小孩所能做的事，我们也从来没有教过她。她一定是在丹尼尔过去几次发病时，亲眼目睹我和救护人员抢救丹尼尔的场景，然后不知不觉中学会的。”

许多人都认为幼童还不懂事，然而事实上，他们所有时刻都在观察和学习东西。

五、幼儿的哭与笑

知名的精神分析理论学家 Erik Erikson 认为，幼儿通过哭可以学习信任感和安全感，产生幸福的感觉；学会宣泄和及时地清除因各种伤害造成的负面情绪，学会逃避和转移对陌生事物、环境的恐惧。

（一）哭的原因

哭仍然是幼儿表达心理的一种方式，原因是他们习得的语言和词汇还太有限，不足以表达他们内心的挫折感。同时感觉自身能力的低下，加上控制情绪的能力还很差，于是只有哭，甚至可滚地撒泼。

（二）哭的性质

幼儿期有真哭，又有假哭，哭较婴儿期具有更复杂的意义，哭可以表示恐惧、对妈妈的依恋或得不到心爱的玩具时用来表示要挟。有的小孩发现，当他（她）啼哭时，父母就能满足他们的要求，于是从实践中学会用哭作一种与父母进行抗争、要挟的武器；这时他们会从指缝中偷看父母的表情，当父母对他们的不合理要求不予理睬时，他们又会自顾自的去玩耍。因此对孩子的不合理的要求，父母不能因他们的哭而让步，盲目娇惯。营养不良的小儿常烦躁好哭，但哭声无力，缺乏正常的生气和音色，表明身体感觉不适。

（三）笑

笑声包含有欢喜和舒畅的信息，幼儿的笑声常常代表某种愿望的满足或突然遇到开心的事；婴儿、儿童和少女格格笑声最富有感染力，这是因为他们的笑声是真情的流露，笑声信号未受社会压力而发生变型的缘故。

六、幼儿酒精成瘾

案例 16-3：因为从五个月就开始“饮酒”，一名一岁半的男童已经不满足只是用筷子蘸酒喝，而是成了一个“小酒仙”。无奈之下，家长只能带着这名男童到医院就诊。由于他爸爸平时爱饮酒，从孩子五个月大开始，爸爸就在每晚喝酒时，用筷子蘸点白酒，放进儿子嘴里。初时，受到酒精刺激的儿子会咧咧嘴，做出痛苦的表情，还会咳嗽几下。大人见此情景，也会一笑置之。到后来再用筷子蘸酒喂给儿子时，儿子不仅不会再咧嘴、咳嗽，还会有滋有味地吧嗒几下嘴。当时，他们认为孩子的这种表现很有趣，也没有在意。儿子一岁生日时，爷爷、姥爷也都来庆祝。勉强能够坐上桌子的儿子，已经不满足只是用筷子蘸酒喝。虽然他还说不清楚话，但竟然表示要用杯子喝白酒。母亲刚刚阻拦，几名老人却说道：“今天是孩子的生日，应该让他高兴，就让他喝点。小孩子怕什么?”令他们诧异的是，儿子竟然喝下了一两白酒。此后，儿子每每看到爸爸喝酒，就在旁边哭闹。直到端起杯子一起喝起来，孩子才会停止哭闹。近一段时期以来，孩子的酒量不断增加，甚至晚上不喝点酒就睡不着觉。他们试着给孩子戒酒，但儿子随即就出现了情绪烦躁、失眠的症状，最近在他的颈部还出现了大面积的湿疹。无奈之下，他们才带儿子到医院就诊。医生告诉他们：“你的孩子得了酒依赖症。”

案例 16-4：不到两岁的小女孩每天要喝二两白酒，这成了当地的大“新鲜事”。小女孩出生才 16 个月。爸爸在他 6 个月大，就常用筷子蘸点酒放到女儿口中逗她玩，没想到后来孩子竟喝上了瘾，每天都要喝 2 两。她一次喝得最多时竟有 3 两多，喝下后什么事也没有，连他也“自叹不如”。小女孩正处于长身体的关键时期，酒喝多了会影响孩子的健康成长，家长应帮她尽快戒酒。

案例 16-5：有一个 13 个月女孩 Q，还没有学会说话、牙齿都没有长几颗，可她就是喜欢喝酒，一餐无酒就不吃饭。据她父亲介绍，小 Q 自从断奶后，每天至少喝二三两酒，每到吃饭时，就会又哭又闹，嘴里发出“嘘、嘘”的喝酒声音，无奈父母亲只好拿起筷子在酒杯蘸一点酒，让小 Q 吸，再用点菜汤喂她调胃口，但她似乎觉得不过瘾，父母用杯子给她大口喝，这时小 Q 会快活地发出“啊”的叫声，而且天天如此。其父亲说，其家人并无酗酒的嗜好，小 Q 母亲从不喝酒，他也只能喝少量酒。

第四节　幼儿性意识、性心理与性行为

一、幼儿性意识

幼儿过了一岁半，已具有小男孩或小女孩的雏形，他们的心理活动渐趋复杂。研究已证明，在幼儿身上虽存在着某种性的行为，但强烈的性驱力只发生在性成熟的人体身上。儿童早期刺激阴茎和阴蒂就可以得到快感，弗洛伊德把从性器官开始得到快感的时

期定在3岁以后的奥狄浦斯期。幼儿3岁开始性欲增强，对性器官有兴趣，这可由其摆弄性器官看出，并从中追求快感。马丁森（Martinson S. M.）亦认为，男孩过了两岁半，女孩过了三岁（有时会把小豆子塞入外阴），会从这种游戏中追求快感。幼儿性欲带集中于口唇与肛门，其心智、情绪的成长都和发生在性欲带或称性感带部位的焦虑满足及与社会互动有关，个人的兴奋、紧张及满足等都集中在生殖器官上。

二、性别认同的定义

性别认同也称性别角色认同、性心理认同、性别自我辨识，是机体学习适合所属种属的雌性个体或雄性个体行为的倾向，即个人关于自己是女性还是男性的认识、理解。儿童期的性别认同对人的心理发展具有重要意义，它将在很大程度上决定儿童今后一生的"性"（指有关性的一切特性、特点），影响到他们的性自认、性别自我表现、性别角色行为、动情反应以及今后的性目标选择。

自觉性别并非在出生时就已固定，生理因素及社会因素对刚建立的自觉性别有很大的影响，在儿童成熟过程中这种基本理解，在社会因素的影响下得到修正和扩展。性别的五个水平：基因性别（核性别）、激素性别（生理性别）、生殖器性别（解剖性别）、第二性征性别、社会性别，它们应在一个统一体中。社会性别指社会环境对性别在个体心理上的作用，包括外观、发式、服装、举止、习惯。

三、性别认知发展阶段

（一）区分性别（1.5~2岁）

儿童从2岁时就开始懂得一些性别认同，他们能认同自己的照片，并且开始懂得性别意义，不同的词和某些东西是属于哪一性别的（如领带是爸爸的、唇膏是妈妈的等）。可区分对方是男还是女。

（二）基本性别认同期（2~3岁）

2岁半的儿童开始能知道一些基本的性别概念，回答关于性别的问题，并对图片上的人物性别作出认同，并把自己与图上人物性别作出认同，即我是男孩，或我是女孩的观念开始建立，一旦建立起来很难改变。3岁左右儿童对性别的理解有所进步，幼儿由于男女间身体上的差异和行为特点而对性的区别发生兴趣，开始学习性别的区分，随后幼儿便知道自己属于何种性别，能识别自己是男孩还是女孩，开始习得同自己的性别相适应的态度和反应，但还不能了解性别是不能改变的。父母应当鼓励孩子从事与自己性别相符的活动，使孩子具有偏好性别化的行为。

（三）性别稳定期（4~6岁）

4~5岁幼儿性别概念已发展完全，渐渐地能辨别出即使别人在衣着、发型改变之后，性别并不会改变，知道自己长大后还是维持同一性别，开始寻找性别差异的相关讯息，努力表现符合其性别的角色行为。

（四）性别恒定期（6~7岁）

了解性别认同的全部内容，并学习所处文化环境所推崇的性别规范，一般以同性为榜样。女孩子们模仿母亲玩当妈妈的游戏，尽量地学着母亲的温柔、能力和女性的性别行为；男孩子们则模仿父亲的男子汉态度和行为，希望自己像父亲那样严厉、果断。

四、性别认同障碍

自觉性别通过父母示范作用，社会的强化以及语言的影响等而得以发展。在生活中，父母亲的心理状态，在家中的地位和行为对孩子影响很大，如性别认同障碍则可发展成性变态。心理学家的研究表明：父亲在母亲面前是“受气包”的家庭和母亲过于严厉的家庭中长大的男孩，自尊心和自信心都不同程度地受到损伤；而在这些家庭中长大的女孩，则常常继承了母亲的尖刻和凶悍。

第五节　幼儿期保健对策

幼儿期是培养健全人格的关键时期，而心理健康与否又直接影响人格的形成。父母要身体力行、言传身教，从孩子的生活习惯着手，如饮食、睡眠、大小便及清洁卫生等方面，严格要求、合理教育，使孩子逐渐养成良好的生活习惯。

一、控制大小便习惯培养，保护外阴局部清洁

两岁后应培养大小便良好习惯、训练便时姿势及便后会阴清洁方法。原则上满 1 周岁半后，能在地下自由行走和控制大、小便时，应及早让女孩穿上合裆裤，越早越好；以免幼儿在走动玩要时，任意坐在地下，让不洁或异物（污物、沙、草渣、甚至小虫）进入阴道，引起局部刺激、损伤。尿布或内裤均应选用柔软、吸水、通气性好的棉制品。洗涤时要充分清洗，以免残留有刺激性的肥皂或洗涤剂，刺激阴部皮肤。清洗后衣物以在阳光下曝晒为好。清洁会阴的用物用具如巾、盆，应各人固定自用，定期消毒，防止滴虫、霉菌、性传播疾病等交叉感染。

二、良好的饮食习惯培养

从幼儿期开始培养良好的饮食习惯，不挑食、偏食及吃零食；应保持合理、均衡、充足的营养，防止肥胖。孩子要按时吃饭，以按节令上市的水果为主或酸牛奶。不要吃过多甜食，甜食能损坏牙齿。食量小和食量大的孩子，差别很大。给孩子预备的美味点心，最好在他每次回家后由母亲亲自拿给他；让孩子知道，母亲在等着他回去。

三、睡眠习惯培养

由于内分泌系统释放的生长激素，睡眠时比平时增加，孩子应有充足的睡眠；应开窗睡眠，空气流通。睡眠习惯同生活方式有关，上幼儿园的孩子，每天早上必须按时离家，晚上自然早上床睡觉。有的孩子虽然晚上 10 点睡觉，早上 7 点以后起床，但白天也玩得很带劲。说明靠睡眠来解除疲劳，人与人的差别很大。不上幼儿园的孩子，冬天往往 11 点钟左右睡觉，早上过 9 点才起床。然而只要生活有规律，有锻炼身体的时间，

饮食次数按年龄能给予足够的食品，也不一定要拘泥于早起早睡。

四、卫生习惯培养

洗手吃饭，注意口腔卫生、视力卫生、行为卫生。洗澡时注意皮肤皱褶处，用刺激性小的肥皂，如洗澡时用香皂，擦洗适量，因外生殖器皮肤柔嫩，过度用力会损伤皮肤。大便后即清洗肛门周围，小便后用柔软、消毒的卫生纸拭擦尿道口及周围。

五、幼儿的语言与情感培养

由于儿童语言的调节作用不断发展，给儿童学习社会经验、道德品质的形成提供了可能性。在幼儿期应给儿童言语交流的机会，如讲故事、说歌谣等，多鼓励儿童说话，利用言语交流不断丰富儿童的知识。

目前我国的家庭中普遍只有一个独生子女，这个独苗受到父母及其他长辈的娇宠。另一方面由于住宅单元化，使不少儿童在半封闭的环境中生活，因而容易导致娇气、自私、任性、孤僻等不良心理的产生，以致进入幼儿园与小学读书缺乏适应能力。有的儿童甚至出现情绪不稳、多动、焦虑、抑郁、强迫观念等心理与行为问题。对幼儿情感培养，要防止嫉妒、恐惧、焦虑，应从小培养幼儿的自发性、自律性、创造性和合群、互助、互爱、谦让、诚实、勤奋及对集体的正确态度，以及应有的自信心，特别是女性的自尊心。

六、幼儿性教育——性角色心理的培养

（一）特定性别差异的性教育

为了让孩子能发育为正常、健康、幸福的成年人，性教育的实施应越早越好。儿童出生后，家庭和社会就开始根据孩子的性别确定对待孩子的态度。根据美国的一项研究，将11位刚刚生产过的母亲置于不同的房间，把她们的孩子相反的性别告诉她们，然后将包着的孩子抱给她们，这时可以注意到：母亲对男孩和女孩的态度是不同的，她们对待女孩更温柔。性别的分化，对于幼儿来说虽然只具有生物学意义，但是对于幼儿是按照男孩子或女孩子的行为规范来养育，具有确定的社会学意义。

（二）对自己的性别有明确的认识

幼儿期是性角色意识的重要培养阶段，孩子应对自己的性别有明确的认识，清楚地认识到自己是男孩还是女孩。在幼儿习得性别区分的过程中，父母及周围人给予的赏罚起着直接而巨大的强化作用，幼儿会从日常的家庭生活中进一步加深对性别、性角色的认识，因此应鼓励孩子从事与自己性别相符的、相适应的行为活动。

（三）应用适当的性别标志

与特定性别联系在一起的语言、装束和行为，有服装、发型、玩具、游戏等。父母总是给女孩选择一些色泽鲜艳的衣服穿，这种潜移默化的作用可以使幼儿逐渐熟悉自己的性别角色，当孩子长大，进入更广阔的社会中时，这些性行为会得到强化。否则，就会使他们对自己的性别产生困惑，将来则可能出现种种性心理障碍。

（四）建立与同性成人的“同化”

父、母亲要多和儿子或女儿接触，使孩子同时在父爱和母爱中摄取双亲气质中的良好方面，具有“双性化”，父母的良好“同化”对子女性的健康成长的影响是根深蒂固的。儿童选择父母亲作为自己性别规范，以同性家长为榜样，可由父母的行为逐步认识男女差别和男女职责，求得同样的行为和感受，这导致他们对同性的家长和成人进行“认同”，即性别认同或性角色认同。

七、早期教育与唤醒期

幼儿从出生到五岁左右，亦即大脑皮质功能区的定位过程中，听觉区及与声信息有关的区域（如语言区、音乐思维区、感情信号区等）存在一个“唤醒期”。在唤醒期内，幼儿对声信号刺激有一种本能的敏感和储存效应，不需外部的强制和监督，只要有一个适宜的环境和合理的诱导，幼儿的听觉器官如同海绵般对一切感觉到的声信号都吸收并储存于大脑皮质。唤醒期是人一生中声信号储存的黄金季节。据估计，幼儿在六岁前所储存的语言信号量，约占一个人一生中常规生活用语词信号的30%~40%。其规律是：如果一个人在六岁掌握的单词量越多，那么成年之后所掌握的词汇亦越多。

幼儿唤醒期声信号的辨认对人的一生起关键作用，幼儿在六岁以前，通过模仿来学习是在不知不觉中完成的事，而且模仿开始得越早，信息量掌握就越大。中国有句俗语：“3岁看小，7岁看老。或七（虚岁）岁定八十”，这里所说的七岁虚岁，实足年龄应是六岁，一个人六岁以前所吸收的东西，决定这个人的一生，如果一个人在六岁以前尚未开始对语言的模仿性学习，这个人一生都将失去语言功能。

不需要学习，仅通过自己的实践掌握的声信号，称为发现性声信号辨认。通过模仿来贮存声信号，是人类后天性声信号感觉的传递的重要途径，人类从漫长的生存斗争中，掌握辨认了庞杂博大的声信号群，倘若按部就班地将上一代人所掌握的声信号传递给以下一代，将耗费巨大的时间和精力。遗传的方式可以给后代传递一部分信号辨认功能，但是那仅占人脑无垠宏大信息库中的极少量。幼儿“唤醒期”帮了人类一个大忙，在极短时间内像录音机似的将上一代人所掌握的声信号辨认录下来。

对于一个幼儿来说，无法指望他们会充分而深刻地理解所接触到的众多信号群，即使是成年人，也不见得理解每一个信号的信息含意，但幼儿在自己的成长道路上会逐渐理解这些信号的内涵，并在自己的发现中不断给一个信号填充信息。对幼儿的唤醒期采取放任自流的态度是十分可惜的，原因是此时的幼儿大脑皮质如同海绵，假若不分良莠将声信号向幼儿灌输，那么即使是智商水平极高的幼儿，也会显得无所适从。一个有目的、有选择、由浅入深并充满趣味的模仿环境，对幼儿的培养将起到事半功倍的效果。

现代心理学等研究表明，儿童在生命的最初几年中，如果被剥夺了智力发展的机会，他就永远无法达到他应该达到的智力水平，他的个性心理品质也得不到正常的发展。“印度狼孩”卡玛拉被救回到人类社会时，约七、八岁，从动作姿势，情绪反应、生活方式等都表现出狼的习性。她用四肢行走，不会说话。她惧怕人，白天躲藏起来，夜间潜行。每天午夜到早上3点钟，像狼似地引颈长嚎。据研究，卡玛拉的智力相当于

6个月的乳儿水平，人们花了很大气力都不能使她适应人类的社会生活方式。卡玛拉4年内只学会了6个词，听懂几句简单的话，她在7年后才学会45个词，能勉强地学说几句话。卡玛拉死时已经十六七岁，但她的智力仅相当于3~4岁的孩子。

卡玛拉出生后，生活在狼群中，离开了人类社会环境，错过了智力发展的关键期，人类特有的习惯和智力得不到发展。辨认声信号的方式并非儿童独有的心理活动，成年人同样运用模仿手段掌握声信号，只是由于成年人在敏感程度上和记忆力上大大逊于儿童，所以成年人显得笨拙和成效较低。在第二次世界大战时期逃进深山的日本人横井庆一，当时他已成年，独自生活在自然环境中达28年之久。1972年回到人类社会后，仅经过83天就恢复与适应人类的生活了，并在当年结了婚。说明幼年时期的教育与社会生活环境的影响，在人的一生中长期地起作用。

如果在婴幼儿期缺少抚育与学习的机会，也将使儿童的智力发展受到压抑，个性心理品质得不到正常的发展。有的学者研究发现，在孤儿院的单调环境中成长的婴儿，同生活在一般家庭环境的婴儿相比较，其智力发展水平低下，并且情绪也异常。后来把这些婴儿分成两组，第一组迁居到丰富多彩的环境中，并且有成人的很好照顾；第二组仍处在单调环境中。经过一年后，两组儿童的智力发展水平有着明显的差别，第一组儿童的智力远远高于第二组的智力。这说明环境与教育对儿童身心发展有着重要的影响。

案例16-6：乌干达一幼儿战乱时被弃荒野，野猴将其“领养”4年。

德新社、乌干达《监督报》报道，“猴孩”塞本亚：一名幼儿的父母在战乱中双双身亡，只剩下他一人被抛弃在荒郊野外。一群野猴将其“领养”4年。

20世纪80年代乌干达“丛林战争”期间，塞本亚的父母为了逃避战乱，携带全家逃亡。然而在逃亡途中，塞本亚的母亲被乱枪打死，塞本亚的父亲看到妻子死亡后，上吊自杀，还没学会走路的塞本亚一个人被丢弃在沼泽荒野中。塞本亚的哭声惊动了附近的一群猴子，那群野猴将他带到附近的森林中，给他喂猴奶，慢慢将他抚养长大。塞本亚在森林中和猴群们一共生活了整整4年。直到有一天，一名妇女发现了这名和猴群一起欢闹的男孩，立即通报了当地一家孤儿院，一群当地人立即被派往森林，寻救这个在猴群中生活的小男孩。

人猴大战夺回孤儿：现年20岁的他居住在乌干达一家孤儿院中。据在孤儿院长大的比萨索回忆说：“将塞本亚从猴群中夺回来，真是一场人类和猴群的艰难恶战，因为那些猴子都将他当成了自己族群中的孩子。”人类最终仍然战胜了猴子，将塞本亚成功从猴子群中救了出来。

被解救时浑身黑毛：由于最关键的幼年时期都在猴群中度过，塞本亚的习性已经完全像一只猴子。他的手指像猴爪一样弯曲，他不会说话，不会用双脚直立走路，尽管被接到了孤儿院中，但他害怕听到人类的声音。塞本亚还讨厌洗澡，讨厌穿衣服，不喜欢吃人类的烹煮食物，孤儿院工人只好拿芒果、橘子、香蕉等水果来喂他。后来他才渐渐喜爱上了吃烹煮食品，可他仍然不懂得如何端盘子、如何用餐具，而是经常坐在地上用手抓食物吃。

孤儿院中的同伴比萨索说：“他的浑身都是黑毛，医生称，这些黑毛可能是为了抵抗森林寒冷自己长出来的，或者是吃了猴奶长大的，直到后来他身上的黑毛才渐渐褪掉。”目前，塞本亚的外表看上去和普通人已经没有什么区别。塞本亚学会了走路，不过仍然不太会说话，经常口吃，需要借助手势来表达自己的想法。当前去采访的媒体记者问塞本亚是否还懂得猴子的语言时，他开玩笑地说：“如果有人给我1万乌干达先令，我会到森林中显示给你看。”

盼望结婚安享幸福：尽管塞本亚能够结结巴巴地讲话，但他无论如何也学不会写字，现在他只会写自己的名字。不过，20岁的塞本亚像所有年轻人一样已经有了自己罗曼蒂克的梦想，他希望找一个女孩子结婚，过上幸福安静的新生活。塞本亚说：“我想建一座房子，人们会到我家做客。当我的房子造好后，我想找一个妻子，幸福地结婚。”

案例16-7：两岁半认识了3000多个汉字。

一位望子成龙的英国母亲，抱着两岁半的孩子去请教达尔文，引发这位大科学家“晚了两年半”的叹息，引起了母亲的悠悠思绪，“孩子一生下来，我就要下大力气!”巴甫洛夫曾经说过，婴儿降生的第三天开始教育，就迟了两天。除了天棚没有大字块外，墙上几乎贴满了，甚至冰箱上、厨房墙角、门边门框，满屋子贴满字块。孩子一出生，就用声音刺激孩子的感官，满10天后，用朗朗读书声去“唤醒”孩子的听觉，一点点，婴儿听得“出神入化”，饿了该吃奶也浑然不觉。有时妈妈放声读书读累了停下来，他就哭闹不止，而一读起来，婴儿就不哭闹了。后来将读音录下来，妈妈读累了，就拿录音“偷梁换柱”，而小家伙听到妈妈的声音就很“开心”，浑然不知被“骗”。

读书声把孩子的求知欲刺激得“精神十足”，“婴儿识字半岁即可开始，3岁便能脱盲……”，孩子对字的准确发音已经感知了半年了。半岁的婴儿刚刚走出认母期，他对身边的一切都觉得新鲜无比，当妈妈拿着字块给他看，他就格外兴奋。妈妈教孩子识的头两个字是“妈”、“爸”，她指着墙上的字块，小家伙的脑袋瓜就往前使劲，好像要把字块吃掉似的，“这是妈妈的妈！这是爸爸的爸！”成千上百次的刺激，使孩子在冒出“妈妈、爸爸”的发音的同时，也认识了这两个字。把其他玩具控制起来，少让小家伙玩，这时再让他识“书”字。而此时孩子听懂了父母教他的“书”字，就是手里玩的“书”。

1岁零半个月，每天都要教他认字，每次在20~30分钟，边玩边教一两个字。一月后，他的识字能力迅速提高，复习时对教过他的字，能识得35%。1岁1个半月后，每天教5~8个字，渐渐增多，最后把识字量增至66个字。孩子会说话以后，妈妈把孩子抱到书店、商店、公园、街头识字。在他居住的小区，几乎成了附近无人不知的小名人，问起该孩子，门卫也会丝毫不惊地说：“不就是那个识字的小孩吗！他家在×楼×门×室。”现已经认识了3000个汉字，能读报，还会简单的英语。

八、正确对待孩子哭

不要呵斥、打断孩子的哭叫，要轻轻地搂住他，柔声地对他讲，明白他心里难受，你喜欢他等等。孩子可能会努力挣脱你的怀抱，伴以更大的哭声或愤怒的大喊：他是在试探你的诚意。你可以先让他挣脱，再慢慢靠近，直到他不再抗拒，紧紧地搂住你的脖子。如果孩子要踢人，或者他的动作会伤害到自己，你要抱住他或是抓住他的脚，同时告诉他，你这样做是怕他伤到自己或伤到别人。让孩子能看到你充满关爱的眼睛，他会感到更安全。如果他哭得更厉害，这说明他信任你，不再掩饰自己。

（李增庆　李春华）

第十七章　学龄前期生理、心理行为特点

学龄前期是无忧无虑的孩提时代，称为“金色的童年”，是人一生中最快乐、最轻松、最无烦恼的时期。没有学业的负担，没有人际间的事态炎凉，也没有虚伪、假意和重重的困难，有的是父母的百般呵护，无忧无虑的玩耍、嬉笑。一位大学生回忆自己的童年说：“我们整天和童年伙伴尽情地玩，捉蜻蜓、过家家，偷偷跑到河里游泳，到地里偷红薯、捉迷藏、玩泥巴，玩得不亦乐乎，日子过的像神仙似的。”

第一节　学龄前期儿童的生理特点

学龄前期的儿童，体格增长较前两期略为缓慢，对常见小儿传染病仍应预防。6 岁儿童每天睡 11 个小时就足够了，这使儿童有更充足的时间参加游戏和学习实践活动。学龄前期女童的性激素与内外生殖器官仍呈抑制与静止状态。

学龄前期儿童中枢神经系统的结构及功能迅速发育，大脑的构造与功能日趋完善，兴奋和抑制功能不断增强，思考能力、想象能力、分析能力及记忆力等都已经开始形成。

学习说两种语言可以改变大脑结构，说两种语言的人在大脑语言区有更多的灰质，人们学习语言越早，大脑灰质区的面积越大。这一发现可以解释孩子比大人能更好地掌握第二语言的原因。相对于只说一种语言的人，能说两种语言的人在这大脑区域的灰质增加了。一个人在生命早期就开始学习第二种语言，这一现象会非常明显，而大脑灰质区大小与对语言的熟练程度有关系。

研究结果还显示，35 岁后学习另一种语言也能改变大脑结构，但这种改变不如从小时候就开始学习的人明显。迈克雷表示：“这说明早学语言比晚学好，因为在早期学习，大脑更容易通过改变结构来适应新语言。但随着时间的推移，这种能力逐渐减弱。”迈克雷和他的研究小组利用大脑结构照片，对 25 个仅懂一种语言的人、25 个在 5 岁以前就开始学习第二种语言的人以及 33 个在晚年能说两种语言的人进行研究，并比较了他们的大脑灰质区的大小。研究中所有的志愿者不仅有相似的年龄和教育程度，其母语也都是英语。

这一研究成果发表在《自然》杂志上。资料显示，能说两种语言的人在大脑左下头骨皮层的灰质区比只掌握一种语言或在 10 到 15 岁之间才开始学习第二种语言的人的面积大。迈克雷说：“我通过观察大脑结构改变的程度，就能知道一个人是否精通语

言，因为灰质区变化越大，语言的熟练程度就越高。”大脑灰质层由神经元或脑细胞构成。目前还不清楚掌握两种语言的人大脑结构的改变是否意味着脑细胞大小和脑细胞数量的增加以及它们之间是否存在某种联系。计划对学习语言有困难的人进行研究，以观察他们的大脑活动情况是否与众不同。他们还计划对掌握了几种语言的人进行相关研究，以确定大脑灰质层的增大是否与他们所精通语言的数量成正比。

第二节　学龄前期心理与行为特点

学龄前期儿童心理发育异常迅速，对周围事物因好奇而发生极大兴趣，表现出浓厚的求知欲望，对儿童的身心发育和日后个性的形成都将会产生极为深刻的影响。

一、语言表达能力

满 3 岁至 4 岁是说话最多的时期，尤其是女孩；4 岁幼儿脱离 3 岁时的反抗期，进入一个新的阶段，开始确立自我的存在，产生超然的想象力。五岁年龄被称为“人生第一完成期”，对线条和圆形都能很好描绘，甚至能以图画编故事，5 岁的幼儿已能把自己所想，用语言合适地表达。学龄前期是完整的口头语言发展的关键时期，也是连贯性语言逐步发展的时期，与外界环境的接触日益加多，利用语言与简单文字进行学习的机会也逐渐增多；在实践活动进一步复杂化以及在与成人交际的范围日益扩大的基础上，语言能力迅速发展。3 岁左右儿童语言的表达仅限于与其他儿童或成人对话提问，而缺乏连贯性的叙述，不可能讲述完整的故事。如能给予正确的教育，儿童语言的连贯性逐步发展，4~5 岁儿童的常用词约 2000~3000 个，5~6 岁则可掌握 3000~4000 个词，5~6 岁已能讲述完整的故事，语言连贯性的发展是儿童语言能力和逻辑性思维发展的重要环节。

女性控制语言的左脑半球发达，女孩的语言表达能力较好。加拿大的吉墨勒通过实验研究，认为年轻女性的脑子比男性进步快。正因为如此，女婴说话一般比较早，女孩早于男孩有较丰富的词汇，而且很少表现出语言能力上的缺陷。阅读书刊比较早，学习外国语也更容易些，因而日后她们进入与语言有关职业的人数也就多些，在未受过教育的女性中，多数也能用语言流畅贴切地表达自己的思想和感情。

二、情绪不稳定

学前期儿童的情绪、情感虽有了进一步的发展，但由于皮层下中枢的活动仍占优势，情绪的调节性差，故此期儿童的情绪易激动、不稳定，情感也具有易变性和富有冲动性，成人有时不得不用转移的方法消除他们的某种消极情绪。

到学龄前期晚期，随着儿童内抑制和第二信号系统的发展，情绪的冲动性逐渐减少，自我调节情绪的能力逐渐增强，情感的稳定性和有意性才逐步增长起来，并能多少有意地控制自己情感的外部表现，甚至控制情感本身。成人的不断教育和要求以及儿童所参加的集体活动，都有利于儿童逐渐学会控制自己的情绪，减少冲动性。儿童情感的发展对儿童个性的形成起着重要的作用，应从小培养儿童良好感情，如教育儿童爱祖国、爱人民、爱劳动、爱学习、爱公物等，同时也注意克服一些不良情绪，如虚荣心、嫉妒心等。

三、组织能力与自我控制能力

学前期儿童有一定的组织与自我控制能力，但想象与现实分不清，有夸大倾向；模仿多、创造少，易受环境与周围其他因素的影响。表情、想象力、主动性加强，主动行为遭到失败时可产生失望和内疚。

四、独立生活能力培养

4~5 岁的孩子自立能力增强，自己能穿脱衣服；在吃饭和吃午饭后的点心之前，有的孩子会自动洗手，这类孩子多半出生在母亲自己吃东西之前有洗手习惯的家庭里。孩子早上自己洗脸和刷牙，为了让孩子在饭后主动漱口刷牙，父母应当做出表率。洗澡的时候，凡是孩子自己能洗到的部位，尽量让他们自己洗。浴池对儿童来说，是个欢乐的游戏场所。4~5 岁的孩子，父母不必教他洗完澡后马上出来，男孩同父亲一起沐浴的时候，会一面玩水，一面同父亲讲话；这对于工作很忙，难得同孩子接触的家庭来说是十分必要的。幼儿最好不要与父母同睡一房间，让孩子从小养成独立性；夫妻性生活应加以注意，避免被幼儿看到。

案例 17-1：美国加利福尼亚州奥克兰市一名 5 岁的机智男孩，冷静面对即将分娩的母亲，站在一旁作为母亲的助手，帮助她生下一个可爱的女婴。凌晨 5 时，怀孕 9 个半月的奥克兰东部地区女子塔鲁·密尔丝忽然被一阵剧烈的腹痛惊醒。意识到腹中胎儿已经迫不及待地要来到这个世界，密尔丝急忙拨打求救电话，并打电话通知家人，要求他们到医院等待她的生产。喊醒睡梦中的 5 岁儿子德文，密尔丝拿起桌上的钱包和钥匙，单手捂着腹部，准备下楼等待救护车的到来。但是密尔丝还未跨出大门，就已经痛得无法移步。她跪倒在客厅中，痛苦地呻吟着。看到脸色苍白、头上冒着细细汗珠的母亲，懂事的德文急忙跑到母亲身边，抚摸着她的额头，试图减轻母亲的痛苦。他一边看着母亲生产，一边帮助母亲换毛巾，清洗所有带血的毛巾。看到家中的小猫也来“凑热闹”，懂事的德文害怕母亲受到影响，急忙将小猫抱到一旁，阻止它靠近母亲。小德文便冷静地蹲在一旁，紧紧握住母亲的手，不停地安慰她。

几分钟后，在儿子的支持下，密尔丝成功地生下早产 2 周、重量为 7 磅 15 盎司的女婴玛雅·戴勒尼。受尽痛苦、筋疲力尽的密尔丝在生完孩子后，将女婴放在一旁，虚弱地躺在地上，昏昏欲睡。看到双眼紧闭、即将睡着的母亲，德文立刻喊醒她，并鼓励母亲坚持住。他提醒母亲，告诉她女婴还躺在地上。受到鼓励，听到儿子警告的密尔丝立刻清醒过来，她使出全身力气，费力地站起来，将女儿抱起，放到旁边的沙发上，并用毛巾将她裹住。几分钟后，救护人员到达密尔丝家。坐在救护车中，德文依旧紧握母亲的手，用眼神支持着虚弱的母亲，直至将她送进抢救室。面对无数人的表扬，德文还不忘谦虚，他笑着称妹妹像巧克力。骄傲的母亲密尔丝微笑着表扬儿子：“现在，我们都叫他德文医生，他救了戴勒尼。在我生产时，他是如此镇定，尽管他的眼睛睁得圆圆的，他还是冷静地帮助我。”

第三节　学龄前期儿童的性意识

一、儿童与性有关的行为

据日本名古屋市青少年问题协会1970年对290名儿童的调查，幼儿园的儿童从裙子下面窥视、摆弄性器官、窥视厕所、摸小伙伴的性器官或乳房等行为的发生率是很高的。其中做掀裙子动作的有201人，在成人眼皮底下停止掀裙子的儿童占70%；窥视厕所者167人；从裙子下面窥视者164人；摆弄性器者108人。喜欢掀起女孩裙子之幼儿可能因为有些要求无法得到满足，因此想借此发泄内心的不平。

（一）性的觉醒与异性关心之萌芽，对异性感兴趣和关注

日本的生田氏以3~5岁的儿童为对象，当从电视上看到车厢中男女拥抱接吻的情景，问孩子：“他们在做什么？”“你怎么想的呀？”让孩子就这两个问题做出回答，不同年龄的儿童回答结果不同。3岁儿童已有半数以上知道是“接吻”；4岁儿童已有四分之三理解。3岁儿童说“不知道”和4岁儿童说“没羞”的最多。可见3~4岁的儿童即使知道是接吻，多数儿童对其也没有什么特别感触。但是到5岁情况就变了，回答“不知道”，说“不好”的剧增。当看影片时，5岁儿童容易静静地视听；但接吻场面一出现，就引起急剧的骚动，有的大声喊叫、发怪声。儿童开始在朦胧中对异性产生兴趣和好奇，幼儿园孩子们自发地做新郎、新娘游戏，男孩将女孩分配给每个“新郎”，然后做捉新娘的游戏。还有的做过家家游戏，男、女孩各自扮成爸爸、妈妈，手里抱着一个布娃娃当小孩等。这些游戏有好奇心表现的成分；有模仿影视中表现爱情的成分（如拥抱、接吻）；也可能有对异性有好奇心、关心感兴趣的成分。早期对于异性不会意识到性，与异性相处在一起或拥抱毫不介意，被人爱抚不会拒绝，男女混在一起玩耍、打架。

（二）对异性有爱恋的意识和行为

儿童从3岁左右就开始对异性有爱恋的意识和行为，马丁森（1980年）认为，3~6岁的男孩和女孩之间，会发生下面各种“爱情”的行为：有身体之接触、相互拥抱、接吻；把对方抱起来；喜欢小伙伴，与小伙伴在一起很惬意，排斥其他孩子，两人一分别就悲伤；赠给小伙伴礼物；为了小伙伴，克制自己，宁愿不要自己想要的物品和不做自己喜欢的事情；小伙伴与其他孩子成为好朋友就会嫉妒。

除了拥有性别意识外，不少幼儿也表现出一些朦胧的成人行为和意识，有的小男孩“追求”女孩子的手段相当高明，平时献殷勤，如帮女孩子擦汗、替她从别人手中抢玩具、跳舞时争着做舞伴……遇到节日尤其是女孩子生日时，男孩还会送巧克力和玫瑰花，一旦逮住机会，就会拉一下小手、亲一口脸蛋。小男孩和小女孩会许下“海誓山盟”，从这些情况看，青春期以后对异性的行为也与此相差无几。

案例 17-2：4 岁对异性裸体和性器官的神魂颠倒并非罕见。一名 4 岁男童，自小与叔伯辈一起看锁码频道，耳濡目染，画面中女性被性虐待的画面深植内心，言语表达中，净是与性相关的语句，出现严重性观念、行为严重偏差。男童长得很可爱，很多大人都抱他，但他只给阿姨抱，且只给有大胸部的美女抱。被美女抱起时，男童会趁机将手伸入美女文胸内，刚开始大家以为他只是调皮罢了，但是夜晚来临，他竟会脱下裤子，去“偷袭”熟睡中的幼儿园女老师，模拟性爱动作。这个满脑子性爱的男童，对同班的小女生毫无兴趣，他生活于“大男人”家庭中，这种不尊重女性的行为，却被家中的叔伯辈称赞是发育好、早熟，让他更肆无忌惮。

案例 17-3：“上幼儿园中班 4 岁的孩子，总把‘老公’、‘老婆’挂在嘴上，小小年纪便已懂得‘谈情说爱’。回家后失望地对妈妈说：‘妈妈，我今天约小 O 跳舞，可是她不愿意，还说她喜欢班里的另一个男生，对我没兴趣。’并紧张地问妈妈，怎样可以让女孩子喜欢。”

案例 17-4：“4 岁小孩经常和邻居女孩一起玩，最喜欢骑自己的童车载女孩。一次，他一本正经地对车后的女孩说：‘应该侧着身子坐，男孩子骑摩托车带女朋友都是这样的。’”

案例 17-5：几个幼儿园的男、女孩，喜欢成天抱着小猫小狗在身上磨蹭，或是骑着木马磨蹭性器官，他们说这样舒服。

案例 17-6：阿舅问 6 岁的外甥：“你在幼儿园有没有好朋友？”外甥立刻回答：“有啊，她长得很漂亮，我很喜欢她，以后我要娶她做老婆。”

案例 17-7：6 岁的男童在幼儿园交了一个“女朋友”，有一天，那个小女孩和另一个小男孩多说了几句话，他就醋意大发。本来那天他准备了一件小礼物要送给女孩，一赌气转身就送给了另外一个小女孩，结果事情就闹大了，两个小朋友从此互不理睬对方。“分手”之后，其实他还是很喜欢那个女孩，忍不住想要跟她套近乎。终于有一天，因为一个小小的契机，两人又重新开始说话了，和好如初。他从幼儿园回来，如释重负地跟爸妈说：“原来，她心里一直是想着我的。”看他们那架势，简直跟大人谈恋爱一模一样。

案例 17-8：6 岁的男孩遇到了感情上的“困惑”，有天晚上看电视时突然问：“我长大了是不是也要结婚？娶老婆会不会很麻烦？我不懂得讨女人欢心怎么办？”他的爸妈一边强忍着笑，一边还逗他说：“如果小 P（一个经常欺负他的女孩子）要嫁给你，你会答应吗？”小男孩痛苦地想了半天，说：“唉，那也只好这样了。”这些话从 6 岁的小朋友嘴里说出来，显然不像十几岁的小孩那么造作，他们真的已经开始思考人生的大问题了。

（三）4~5 岁开始出现羞耻心，在人前不愿脱裤

孩子目前成熟得相当早，不少小孩子已经意识到男女之间的差别，“懂事”的女孩常不愿当着男孩的面如厕，只能憋着。在某幼儿园，男孩、女孩都共用一个厕所，一直“相安无事”，但这学期却突生风波。4 岁的女孩玲玲和小丽忽然意识到自己长大了，这学期以来结成同盟，每次上厕所要轮流把风，绝不让其他小男生闯入。任凭门外的男孩

如何急叫，把风者都振振有辞地表示：“男孩和女孩是不可以一起上厕所的。”

（四）性原欲表达

①开始认识到男女差异、男女性器官之不同，是后天学习的结果。②对性及性器官方面可提出若干疑问。

二、性自慰与儿童手淫

儿童摆弄生殖器即儿童手淫。儿童手淫、自慰的现象十分常见，主要是男孩。在幼儿园的儿童已经产生了所谓男孩、女孩的概念，他们的求知欲旺盛，对所有的事情都很关心，更包括对人体器官的关心。有时是一个人，有时是异性伙伴之间，或者互相让对方看一看性器官，或者用手摸一摸。儿童在早期手淫时可能还无所顾忌，而6岁左右的儿童就开始知道害羞了，这是文化环境和社会教育的作用。

（一）儿童手淫与性自慰的原因

儿童手淫、自慰的原因如下：①孩子穿开裆裤生殖器经常外露，被人或孩子自己无意中接触玩弄，或对自己身体的好奇，逐渐形成习惯。②缺少玩具和令他感兴趣的活动，久呆坐无聊也容易发生这类事。③缺少爱，感情得不到满足或父母离婚、感情不和引起了孩子心理上的不安，由于孩子得不到父母的抚慰，只能从自身找到发泄的方式，进行自我安慰。④衣服太紧；⑤皮肤瘙痒或生殖器官感染；生殖器不洁引起的瘙痒也会诱发“自慰”行为；⑥曾受过性侵害。

（二）儿童手淫、自慰的后果

“自慰”行为偶尔发现问题不大，但是成为习惯后，就会像成人喝酒抽烟那样成瘾。由于发作时精神高度紧张，消耗体力，大人不正确的责骂和纠正会使孩子产生自卑心理。

第四节 保健对策

一、父母是性教育的启蒙老师

学龄前期的性教育，父母的作用无疑是最重要的。父母要示范尊重隐私权的观念，对裸体的自然态度、对于异性接触的自然态度，都有益于形成儿童健康的性心理，有助于减少成年后发生性的问题。

（一）正确对待孩子玩弄生殖器

幼儿对身体感到兴趣而予以探索，是幼儿学习认识自己的一种方式。在幼儿认识自己的身体时，性器官就如眼睛、鼻子、嘴巴、手或脚一样，都是幼儿身体的一部分，摸自己的生殖器就像摸他的耳朵一样，这种行为和吮手指、咬手绢是同一性质，属于下意识行为。如果父母采取错误的方式干预，怒骂、恐吓，或者用手强行拉开甚至给一顿打，会对孩子心灵造成很大的伤害，给儿童从小就形成了一种错误观念：生殖器官是脏的、见不得人的、摸不得的，因而凡与生殖器有关的活动是要抑制的，否则便受到惩罚，导致有害的“性心理”形成。有的孩子这种“性抑制”心理很强烈、很顽固，一生都无法改变，女孩长大以后可能因此而出现性冷淡，无性高潮等性机能障碍，男孩则可能在成年以后出现阳痿，成为一种严重的精神和肉体苦恼。

(二) 正确对待孩子过早出现成人意识

低龄幼童过早出现成人意识，家长应顺其自然，3~6 岁的幼儿并不真正理解大人的世界，孩子越来越早地从各类媒体接触到大量成人话题，因而似懂非懂地接受了这些内容，拥有复杂甚至是过分成人化的想法，是初始萌芽状态的性意识，他们的行为及语言只不过是对大人的一种模仿。大人不应对孩子的成人意识加以强化和肯定，但也不能对孩子进行斥责和阻止，过分压抑可能使孩子认为性是罪恶的，并产生挫折感和自卑感，干扰今后建立爱情和亲密关系的能力。家长应找出孩子感兴趣的内容或话题，把他们的注意力吸引或转移到其他内容上，让孩子在自然的过程中慢慢转变。

(三) 正确对待孩子手淫

家长或保姆常以抚摩幼儿的性器官来使他们安睡，这不是一种好习惯，有可能使儿童从性器官的机械刺激中得到某种性满足。一旦孩子出现手淫，父母不必过分紧张和大惊小怪，不要表现出厌恶和歧视，要冷静、耐心纠正，自然地引导。孩子的裤子不要太紧，不要再穿开裆裤；注意外生殖器和臀部的清洁；睡眠时不要让孩子俯卧，以免生殖器蹭着被褥；手要放在被外，大人陪伴在床边用温和的语言或轻柔的音乐促使他很快入眠，以避免无所事事寻找自慰。不要在孩子面前谈论他的这种行为，这是非常有害的；要给他更多的爱抚和注意，告诉他这是很重要的部位，不要让别人看到，也不能乱摸。孩子醒着的时候要多安排有趣的体力游戏活动，不要让他呆坐孤独而发生这种行为；如果发现他并腿摸生殖器要很自然地、不动声色地转移他的注意力。大多数孩子，随着年龄的增长，生活内容的不断丰富和自制能力增强后，手淫行为会逐渐消失。

二、学龄前期儿童的性教育

(一) 学习所处的文化环境所推崇的性别规范（性角色认同）

3~5 岁的孩子，应该在性社会学和性心理学的意义上使孩子的性得到社会和个体的确认。孩子在和周围的人接触过程中，让他们逐渐理解一个男孩应当如何？一个女孩应当如何？男孩之间、女孩之间、男孩和女孩之间在相互接触中应当如何的一系列规范教育。家庭和社会采取鼓励、赞许来奖赏那些符合社会文化赋予不同性别的行为特征，人们常常夸奖某位女孩如何安静和整洁，而某位男孩的腼腆和胆小却常常引起家长的焦虑。

人的性心理的发展和性别角色的形成若任其自然发展，往往是正常的；如果强加于孩子一些不正确的教育方法，则会形成畸形的结果。有的家长受重男轻女思想的影响，生了女孩以后把她当男孩来抚养；有的家长喜欢女孩子，生了男孩子却把他当作女孩子来抚养，这都是不正确的性别认同。在儿童期不通过性教育得到纠正，潜意识地存在异性化的心理，自觉或不自觉地拒绝基因和生殖器已经做出的性别选择，在心理上把自己划入异性阵营，就为长大后形成“异装癖”、“同性恋”、“异性癖”埋下了危险的种子。

（二）对自己的性别形成情感倾向性

绝大多数人的性别认同与生物学的性是吻合的，他们能适应正常的社会生活，能安然接受性的特征。这就是社会对男女不同性别角色期望和角色行为方面的性别差异，这种性别角色行为的教育又促使男女不同性别心理形成。儿童根据其性别的不同向不同的性别的活动方式分化，合乎自己性别的活动方式逐渐被固定下来，并且一代代传递和延续。

心理障碍和精神创伤和不良的社会环境影响，是造成性变态的重要因素与潜在的危险。如给一个男孩子取个女孩的名字，让他穿女孩子的衣服，玩女孩类的玩具，甚至教些女孩的歌谣和话语，那么这个男孩长大后就可能表现得“女孩子味”十足，成为所谓的“娘娘腔”，这样导致了心理病态，就不能很好地适应社会的生活，长大后可能会变成“恋物癖”，喜好穿戴异性衣物，模仿异性动作。

（三）正确地回答儿童提出的有关性问题

儿童对自然界的一切都感到新奇，求知欲也十分旺盛，看到任何不理解的事情都喜欢提问为什么、怎么回事？有的家长对儿童提问的问题做法很不好，一是骗、二是打、三是怒斥恐吓，这就使孩子减少了对父母的信任和尊重，使孩子在性问题上说假话，产生神秘感。当孩子问到外生殖器的名称时，大人应该像教认身体其他器官一样自然，父母的正确做法是不回避，更不要说谎话欺骗孩子，应有问必答、不说谎，根据孩子的理解能力简略真实地回答，应教以正确的名称。

（李增庆）

第十八章 学龄儿童期生理、心理、行为特点与保健

第一节 学龄期儿童生理特点

一、生理特点

8岁儿童脑重量达1400g左右，接近成年人水平，大脑皮质功能及第二信号系统发展迅速，能逐渐适应社会生活中的各种关系。压力对儿童的大脑功能发育非常重要，长时间压力负担过重会损害大脑健康，特别是社会经济地位较低的家庭中，孩子的压力荷尔蒙含量相对较高。

8岁以前，女童身体性征呈幼稚型。8岁以后，开始出现性的发育，卵巢开始有少数卵泡发育；子宫逐渐增大，宫颈又开始生长，并有少量分泌活动；输卵管黏膜也有分泌作用；大阴唇逐渐发育丰满，皮肤增厚有皱纹，色素变深，但前庭区及阴道黏膜仍较薄。8~9岁时乳晕增大。10~11岁时体内雌激素水平迅速升高。11~12岁时促性腺激素可被测出。9至10岁时开始出现性萌芽，如乳房开始发育，直至出现初潮进入女性青春期。

二、影响女童健康的因素

影响女童健康的因素，除遗传因素外，还有不同的社会伦理观念、文化传统、风俗习惯、社会经济发展水平。有些地区或农村重男轻女，女童被歧视、受冷漠、受不公正待遇；自卑、忍受、感情不能发泄、压抑，女童保健常被忽视。突出问题有营养不良（包括热量或成分的不足）、发育不良、虐待儿童（包括性虐待、女童工问题）、性传播疾病等，严重损害女童身心健康，影响其后的生殖健康与寿命。乡镇企业、农业、工业区的有毒物质及有害因素例如农药、重金属、毒物等可能对女童造成损害，需采取预防措施，未成年女性不宜参加有害作业。

三、激素决定的生命期

激素对机体的影响可分为：新生儿期、静止期、作用期。

（一）新生儿期（母体激素影响期）

母体激素影响期为出生至出生后3周，新生儿仍处于母体激素影响之下，受母体激素影响，新生儿出生时，生殖系统为增生性变化。出生后母体激素逐渐从体内排出，激素水平逐渐下降，至生后3周，其值几乎为零，因此生殖系统又表现为退行性变化。

（二）激素静止期

出生后3周至7岁，无母体激素的影响，生殖系统无变化。

（三）激素作用期

从8岁开始，激素缓慢发生作用，生殖器官开始成熟，至整个性发育成熟完成，其间个体差异很大。性甾体激素的变化如下：

1. 肾上腺功能初升

在青春期出现的肾上腺皮质功能初现（adrenarche）及性腺初发育（gonadar-che），虽然两者机制不同，但是彼此互为联系，是一种既独立又相关的过程。肾上腺皮质功能初现约在性腺初发育前2年发生，它们关系着性腺的发育成熟，性甾体类固醇分泌增加，从而导致青春期的一系列变化。

女童的肾上腺功能初现发生于约7岁时，男童约为8岁。由肾上腺皮质分泌的雄激素，主要为脱氢表雄酮（dehydroepiandrosterone，DHA）、硫酸脱氢表雄酮（dehydroepi-androsterone sulfate，DHAS）及雄烯二酮，它们是卵巢外合成睾酮及雌酮的前体。不论男女儿童，7~8岁时体内DHA及DHAS浓度均逐渐上升，直到13~15岁，并伴有17-酮类固醇及17-羟类固醇水平上升。这些肾上腺雄激素水平的上升，代表肾上腺皮质雄激素带（androgenic zone of adrenal cortex）的成熟，亦即肾上腺功能初现的开始。肾上腺功能初现发生于下丘脑-垂体-性腺轴的功能尚处于低水平状态，尚未出现与睡眠相关的促性腺激素分泌增加现象。临床上也见到，由肾上腺雄激素引起的腋毛及阴毛的生长，出现在月经初潮之前。

2. 性腺初育

性腺初期萌芽。

四、激素的作用

1. 促性腺激素：青春前期初潮前2年半查得，9岁前阳性，属病理性。

2. 雌激素（estrogen）：主要是雌三醇（estriol），产后雌激素立即大量排出，出生后3周，其值几乎为0，男性新生儿也相同。8岁时卵巢重新开始分泌，雌激素增加，可在尿中查到。11岁后尿中雌激素值直线上升，初潮后二年，才有周期性波动。

3. 孕二醇：10岁后测出，青春期后月经周期18~23天达最高值。

4. 17酮类固醇（17-ketosteroid）其情况类似雌激素，新生儿出生后第一天能测出以上四种激素，其他时间则测不出来。

五、外生殖器的发育

1. 外阴：大阴唇遮盖小阴唇。

2. 阴阜（mons pubis）：它的发育成熟期才开始，脂肪堆积、阴毛生长。

3. 阴蒂（clitoris）：儿童期生长较慢，成熟期生长持续。阴蒂大小是雄激素影响的一面镜子。阴蒂包皮偶尔生长过度，常易致包皮脂垢（smegma of prepuce）的积聚。

4. 巴氏腺（bartholin's gloud）位于阴道入口两侧，是儿童期患病的部位，为残遗器官，受激素刺激可产生反应。

六、内生殖器卵巢、输卵管、子宫、阴道的发育

1. 阴道（vagina）的发育，见表 18-1。

表 18-1　**女童激素期三个阶段中阴道的变化**

	阴道长度（cm）	阴道 pH	阴道细菌
出生时	3. 00	5. 7	无菌
静止期	2. 75	8	球菌、白喉样杆菌、大肠杆菌
初潮后（第一次阴道出血）	7. 50	4~5	阴道杆菌

大肠杆菌在成熟期由于得来因氏菌产生乳酸而消失。

2. 子宫的发育

初潮时，子宫又增大如出生时一样，此后迅速生长，16 岁时子宫长 5. 5cm，重约 30~35 克。激素生命期三个阶段宫颈、宫体比例的变化如表 18-2 所示。

表 18-2　**女童激素决定的生命期三个阶段中子宫的变化**

	子宫长度	子宫重量	宫体 :宫颈	子宫形状	子宫内膜	宫颈腺体
出生	3. 5cm	3g	1 :2 或 1 :3	小而伸直	增殖分泌	腺体分泌增加
静止期			1 :1	小而伸直	无变化	少量宫颈粘液
初潮	5. 5cm	30~50g	2 :1 或 3 :1	倒置的梨形	增殖分泌	宫颈腺体分泌

激素静止期，宫颈粘液生成未完全停止。宫颈阴道部覆盖着薄的扁平上皮，与阴道上皮有同样的细胞学特征。7 岁静止期后，宫颈又生长，进行分泌。成熟期才有一高层及多层富含糖原的扁平上皮。

3. 输卵管

静止期它的生长与整个身长相平行。8 岁时输卵管黏膜才有分泌作用，输卵管黏膜出现纤毛形成，初潮前才发生第一次蠕动。

4. 卵巢

女性在出生时就已具有全部的生殖细胞，约有 500000 始基卵泡，它们直到青春期前在卵巢内无变化。青春期当一个卵母细胞在排卵时，它的寿命已超过 12 年（初潮年

龄为 12 岁)。卵巢出生时如豆子大，长 1cm，重 0.3g。儿童期卵巢处于静止状态，青春期以后，开始有变化。青春期及成熟期卵巢呈杏仁状，长 2~3cm，重 3.5g，大小比例为 4∶2∶1。

七、乳腺的发育

静止期乳腺无活动，青春期前 8 岁开始生长，乳晕（areola）明显增大。女性的静止状态较男性不完全，女性偶可见乳管上皮增生的残余改变，此时乳管上皮逐渐萎缩，呈排列整齐的单层柱状及立方细胞，管腔狭窄或完全闭塞，乳管周围的结缔组织呈玻璃样变。一例 4 个月，一例 10 个月女婴，双乳房分别为直径 4cm、5cm，单纯乳房增大，临床及化验不支持真、假性早熟症。经对症应用男性激素治愈。考虑可能为从母体获得性激素过多，同时患儿对性激素刺激特别敏感所致。

临床上外源性激素引起者，追问病史多可有雌激素药物服用或接触史，某些中药滋补品，如人参蜂王浆、花粉蜂皇浆、蜂皇太子精、双宝素等，经测定，雌二醇含量很高，有些达 340pg/ml 以上，服用后可使女童产生性早熟，而表现乳房增大、乳头乳晕着色，白带增多，阴道出血，一般停药后会自然消退，恢复正常，应当引起临床医生注意。

第二节　学龄期儿童心理特点

一、对父母有依赖感

学龄期儿童仍然需要成人的照顾、保护，他们的独立性和自觉性都很差。童年时代的孩子心直口快，有什么想法脱口而出，快乐或苦恼，一开口就全部流露出来。

二、出现自豪感、荣誉感、安全感、友情感

学龄期儿童大脑皮质功能更加发达，尤其是第二信号系统发展迅速，因而能在学校及社会生活中适应各种错综复杂的关系。逐渐脱离低级的表达心理情绪的方式，而向高级的方式过渡，情感需要与社会需要和人的意识紧密相连，出现自豪感、荣誉感、安全感、友情感（开始认识友谊）。

三、学龄期儿童自我意识

儿童自我意识指对自我及自我与周围事物关系的认识、评价，包括自我观念、自我意识、自我理想、自我评价四方面。儿童自我意识与个体的社会适应、自觉幸福感密切相关，其发展直接关系到儿童的健康个性的形成。自我评价是个体心理和社会功能状态的知觉和主观评价，是个体与客观环境，尤其是与社会环境的相互作用过程中逐渐形成和发展起来的，是家庭环境、学校环境和社会各种因素共同作用的结果。

四、自尊心

案例 18-1：8 岁女孩 I 第三次自杀未遂，面对记者女孩称，她自杀是不想拖累父

母。I躺在床上，左手腕上缠着纱布，眼睛红肿着望着天花板，她的母亲J大妈陪在她的身边。记者还没开口，I却先开口了，她说："阿姨，你知道吗？我和其他的孩子不一样，我不是爸爸妈妈亲生的，我也没有户口，听说办一个户口要很多的钱，家里没有钱，爸妈都很发愁，妈妈老在半夜哭，我真的不想再拖累他们了，我想死。"I的第一次自杀是在去年的10月份："去年的10月份，在爸妈和乡政府计生委的人谈话中，I知道了自己不是爸妈的亲生孩子。跑到院子里，拿起一把锯子就割自己脖子，幸亏被我们及时抢下来了，只割破一个小口。"第二次自杀，I选择了吃安眠药，幸亏母亲及时将她送到医院。对此，J女士无奈地说，"这孩子心事太重，我们都不知道她哪儿来的药。""孩子是1996年6月25日在右安门附近捡的。我记得那天下着小雨，那时我还在右安医院做临时工，下班往车站走时，看到前面围了很多人，好奇地过去一看，天哪，是一个用黑色的破旧西服上衣包着的婴儿！当时我问旁边的人孩子是否还活着，一个20来岁的小伙上去就踢了孩子一脚，孩子开始喘气，我一急，什么也不顾了，抱起孩子就往医院跑。"说着，她疼爱地摸了摸I的额头，帮她掖了掖被子。"收养I的时候家里都不同意，那年我快五十了，二儿子都要去当兵了。可养了八年，跟自己的亲骨肉没两样。我在家看孙子孙女，老伴看大门一个月才600元，就算再没钱可我们也从来没有亏待过这个孩子。可给自己的孩子上户口，咋就要好几万呢？自从去年十月孩子知道自己没有户口，也不是我亲生的后，就蔫了很多……"J女士叹了口气，摇了摇头，"我真的不知道该怎么做了。"

北京市中小学生心理咨询专家温方说，不要刺激孩子，落户口是大人的事，不是一个8岁女孩能解决的。让孩子在平凡中成长，曾经自杀的阴影就会淡化。另外，不要因为孩子可怜，养父母就对孩子特殊照顾，这样会使孩子的自我保护力降低，长大后就会认为所有的人都应该对他特殊照顾而承受不了任何打击，从而造成心理畸形。社会应多给弃婴温暖：公民都有生存权。J大妈捡拾、收养弃婴是在为社会做好事，政策应该对这样特殊的情况有所倾斜，社会也应该多给孩子温暖。

五、独生子女家庭中溺爱心理与行为问题

城市中独生子女家庭溺爱子女，或父母对孩子的期望过高，除要求子女在学业上拔尖外，还要他们在文艺或体育上出类拔萃。过高期望对儿童造成身心损害；或过多责任、溺爱骄纵，家庭主要负责人身心疲劳不堪。

第三节 儿童学习问题

一、学习负担过重

困困困、睡睡睡，大约有四成以上的小学六年级学生和初三年级学生长假期间都以睡代玩，这些学生在长假期间做的最多的既不是出去旅行，也不是看电视、打游戏，而是"我太困了，要抓紧时间好好睡觉"。统计资料显示，许多稚龄的小学毕业生都面临

着竞争激烈、高费择校的处境，不得不靠“题海战术”来恶补。要考上第一流的重点中学，从暑假开始就很辛苦，每天睡觉时间都不够，趁着放假就让自己睡个够。据悉，功课紧张、考试压力大、缺乏宣泄渠道是这些学生长假渴望补觉的主要原因。一名接受采访的初三学生表示，升入初三之后明显感觉节奏快了许多，老师布置的作业量显著增加，家长的压力也明显增大。由于平时根本睡不够，因此这个长假只想睡觉。但即使是睡懒觉这样一个简单的愿望，仍有不少学生无法实现，因为假期里老师和家长布置了大量的作业。在采访中，还有不少家长表示担心，长假太放松容易耽误功课，一旦身心俱弛，便难以恢复到紧张的状态。所以，有的家长反而更希望孩子早点回学校上课，这样学习节奏就不会被打乱了。

二、学习障碍

学习障碍（LD）也称学习困难，指不存在智力低下和视听觉障碍，亦无环境和教育剥夺以及原发性情绪障碍而出现阅读、书写、计算、拼写等特殊性学习技能获得困难的一组综合征。有时与儿童多动综合征混为一谈。其检出率约占全体学龄儿童的5%～10%，男童多于女童，小学低中年级高发，原因复杂多样，障碍机制不详。目前教育界和医学界分类法不一，其典型特征是一门或多门功课成绩低下、阅读困难、计算困难、拼写障碍、手眼协调和动作协调困难、多动、注意力集中困难，自我意识不良、继发性情绪问题等，亦可伴有品行问题。对策：采用治疗教育和心理辅导方法，亦辅以其他类行为矫治。

三、厌恶上学的原因

孩子不愿意上学的最大原因，首先是没有和学习建立起真正的感情；学校一旦授课时数增加，厌烦课程的孩子“自卑感”就会加深。老师应对学生不愿上学感到内疚，人生中即使某门功课不好也能幸福生活下去，为了鼓励这些孩子，老师应该在体育和运动上下功夫。

其次是因为他没有交上朋友，在学校生活中，孩子要选择互相帮助的朋友，没有朋友的孩子，在学校里是没有愉快生活的。如果父母对孩子的朋友挑剔，他就会失去朋友，对孩子选择朋友，只要孩子能学习到朋友的长处就可以了。

四、儿童多动综合征

儿童多动综合征是常见于儿童的行为异常综合征，特征是智力正常的儿童，具有与年龄不相符的注意力集中困难、行为冲动和活动过度的特点，常表现为学习困难、学习成绩低和社会适应力差。男多于女，起病于学龄前后，患病率约3%～10%。该征原因复杂，常为多种因素作用的结果，可能与遗传、脑损伤、铅中毒和心理社会等因素有关。一般认为不宜药物治疗，应着重儿童行为指导和改善教育、教养方式，也有用感觉综合训练的治疗方法。

五、女童辍学、歧视女童、父母离异后的女童的心理与行为问题

少数民族地区和农村中，女童辍学现象较男童严重，初级中学在校女生仅占全体初中生的40%~41%。我国目前0~14岁的女孩有1.5亿，提高她们的教育文化水平，是搞好妇幼保健和女童保健的重要基础。女童的早期教育和家庭教育，以鼓励引导为主，循序渐进，要求不要过急过高。对女童要从小培养正常、健康、进取向上的精神与行为。母婴感情联系是女童早期身心发育的决定因素，感情因素对女童的学习、社会行为、人格特征方面的发育起着适应和推动作用。女童身心的健康发展有助于控制青春期少女吸毒、怀孕以及吸烟、酗酒、自杀、犯罪、性罪错等问题。

第四节 影响儿童学习的因素

儿童满6岁时进入小学，这是一个重大的转折时期，开始在学校从事正规学习；学习逐步成为儿童的主要活动，即系统地掌握知识技能和行为规范，是和成人的劳动一样具有同等社会意义的活动。

一、个人因素

(一) 学习动机

外在动机指人在外界的要求与外力的作用下所产生的行为动机，内在动机是指由个体内在的需要而引起的动机。由于动机是推动人的活动的内部心理过程，因此任何外界的要求、外在的力量都必须转化为人的内在的需要，成为活动的推动力量。在儿童学习动机发展的早期阶段，外在动机具有重要的意义，小学生为了得到父母或教师的嘉奖或避免受到父母或教师的责备、惩罚而学习。以后内在动机才逐渐发展起来，儿童认识到学习的意义或对学习有了兴趣，产生了强烈的学习需要，这种需要就会成为一种学习的动机，积极、主动、自觉地学习，当然其中老师与家长的启迪与教育也很重要。

(二) 自我观念

自我观念对学生的学习效率及学业成绩有直接的影响，它是学习活动及其他活动的发动者和调节者。如一个人认为自己不行，就会放弃一切努力，随波逐流；但实际情况并非如此，因此，形成正确的自我意识对学习是极其重要的。

(三) 注意力

注意力是学习活动的基础，在学习活动中起着主导和保证的作用。学生上课、做作业都要集中注意力才能完成，注意力不集中或分散，就无法进行学习，只有专心致志、聚精会神地学习才能提高学习效果。

(四) 学习习惯

爱好阅读、写作的儿童自我意识水平较高，可能因为广泛阅读，有较多的思考和比较，有良好的学习习惯，自我控制能力和自我调节能力较强。

（五）学习成绩

学习成绩是现在对学龄儿童的一个重要评价标准，学习成绩是影响儿童自我意识的重要因素，成绩好者经常受到各种形式的表扬，成绩差可能有的优点受到忽视，则经常被指责、训斥。根据艾里克森心理社会发展阶段的理论，学龄期儿童还处于勤奋-自卑的发展转折期，儿童若能通过努力学习，获得满意成绩，便可形成自我意识胜任的能力感。

Flum 认为书本知识的交流是青少年自我意识发展的基本过程，学生靠学习和与他人交流来认知自己，成绩优秀的儿童对自己的行为、智力、外貌特征和人际关系等方面均有较成绩低下儿童更积极的评价。因此对于学习成绩低下的儿童，除深入探讨原因，积极设法改善学习成绩外，还应给予他们生活、心理上的支持和情感上的关爱。

（六）业余爱好

爱好艺术（如音乐、绘画）的儿童能陶冶情操、精神舒畅、心情放松；喜爱运动的儿童行为、智力正常并与学校同学合群，体育运动能培养对行为的协调能力，培养协作精神和积极进取的思想。兴趣爱好与自我意识的关联性与儿童的先天性特征及家庭因素（如父母的爱好、兴趣）有关。

二、家庭因素

家庭是影响儿童心理、行为和自我意识最基础、最重要的因素。

（一）父母的文化程度

父母文化程度的高低决定了他们的人生观、价值观和道德观，决定他们的生活、思维方式和行为习惯，从而构成了对儿童教育的基础。高文化水平的父母更多的给予子女尊重、理解，能对子女进行正确干预、引导、沟通，注重同子女之间的情感交流，以促进孩子达到成人对他的期望，从而儿童能正确认识自我。

（二）父母的教养方式

父母的教养方式可在孩子身上留下较为深刻的印迹，父母的教养方式一致，在教育儿童时采取信任、鼓励的积极方式，从不打骂孩子，对儿童自我意识、正常人格形成有利。父母对儿童情感的理解、支持与关怀对儿童生活满意度的影响起非常重要的作用，儿童了解父母所建立的明确而一致的行为规则，了解父母对自己的期望，因此对自己充满自信。父母以身作则，为子女提供一个良好的社会环境，以保护和培养子女的自尊心和自信心。

（三）父母感情

人的个性上的弱点和心理健康方面的病变，起因于孩提时代，生活在夫妻关系冷漠、紧张、经常打骂的家庭中，孩子容易患心理方面的疾病；和睦欢乐的家庭气氛则是孩子心理健康的保证。父母感情融洽、家庭和睦、孩子与父母关系亲密能促进儿童自我意识正常发展，使子女产生良好积极的情绪体验，给子女带来安全感和责任感，对未来充满欢乐和希望。这种健康的心理状态无疑会有助于儿童在智力发育、体质、学业和人际关系等方面的健康发展。

父母关系紧张，家庭生活气氛不融洽、不和睦，孩子与父母关系不亲密，单亲家庭、家庭经济收入低，是人格障碍的危险因素，易使子女形成不安全感、残缺感，因而敏感、多疑、敌意、偏执、焦虑，从而成为人格障碍的高危人群。儿童得到的亲情不完整，促使其过早独立，自尊心过强，其自我意识偏高。家庭经济收入低可能使子女缺乏较好的物质文明和精神文明的环境条件，同时也影响父母的养育方式。

（四）父母的拒绝

父母的拒绝也是人格障碍的危险因素，父母的拒绝行为易使子女感到自卑、无助和不安全感，在社会交往中担心自己的行为表现被人指责，从而形成人格障碍。易法建等认为压抑心理源与外部环境，也有自身的原因，外部环境因素有：行为规范的影响，工作学习与生活上的压力和紧张的人际关系，从主观原因来看有两个因素：个体的某些身心条件较差和某些气质与性格更可能产生压抑感。

（五）父母的人格特征

外向型的父母开朗、乐观、善于交际，他们能够主动热情地与孩子交流、游戏，建立起父母与子女之间信任的关系，孩子也容易从父母那里得到支持与安全感。孩子与母亲接触机会多，外向型的母亲容易与孩子沟通，而且子女在父母遗传及后天生活的影响下，孩子的性格也多趋于外向，喜欢人际交往，社会适应良好，从而促进儿童自我意识的发展。

三、学校因素

（一）老师的喜爱程度

老师的不关心、不重视，甚至拒绝、批评、否认；焦虑水平也随老师的喜爱程度而升高或降低。这可能与这些学生受到的各方面压力较大，对自己的要求较严格有关。外界的评价结合自身的体验综合形成了不同水平的自我意识，成绩好有一定的优越感，一旦遇到困难和挫折就出现焦虑、抑郁。

（二）与同学关系

与同学关系好，能体验到接受信任、认同的情感，同时与朋友沟通多，儿童能正确认识、评价自我。同伴之间关系不合，嘲笑、讽刺会使孩子失去自信心、自卑，不能正确认识自己，对自己评价不高。参与按摩活动的孩子更愿意在学校学习，结交更多的朋友，学习更刻苦，注意力更加集中。克拉克博士说，按摩能刺激迷走神经（12对脑神经之一）的活动，而迷走神经可以舒缓中枢神经系统。这反过来使心率和血压降低，释放应激激素，心情会更加愉悦，注意力更加集中，学生的成绩会得到提高。血清素的增加可以改善人的精神状态。

四、对策：学校班级应成为快乐的集体

老师要具有吸引学生的魅力，师生之间和同学之间要亲密无间；老师在课堂里，父母在家庭里应使孩子愉快地渡过人生。老师的人格必须是独立的、自由的，必须给老师维持教师尊严及研究学问和艺术的充分时间，老师必须摆脱与教学无关的琐事。现在的

孩子被剥夺了放学后自由活动的空地，在家里一边看电视，一边吃方便食品，虽然体重和身高增加了，但体力却不足。因此，学校放学后要积极地开放校园，让孩子锻炼身体。家长也要考虑孩子假日可去郊游，寒暑假应到城市外面去生活，学校应尽可能组织海滨夏令营或滑雪训练班。合理安排生活、学习时间与节奏，按照儿童不同年龄有计划地系统地组织活动与体育锻炼，循序渐进，以促进身体全面发展。但高强度持久的运动锻炼，可引起下丘脑垂体功能失调，使体重下降，脂肪所占百分比下降，导致后来月经初潮推迟或月经失调等。

第五节　儿童心理行为问题与对策

学龄期儿童心理卫生问题，可能是由于生物、心理、社会等因素共同作用的结果，往往影响着他们的学习与生活，如不及时干预矫治，常容易影响日后的心理健康，如能够早期发现、早期矫治，大多预后良好。改善家庭、学校和社会环境，改正不正确的教养态度与方法也是重要措施之一。成人要对儿童的心理健康给予足够重视，做好预防工作，促进儿童心理健康地发展。

一、情绪问题

情绪问题是学龄期儿童行为异常的主要原因之一，他们的学习、交往、个性发展等都会因不良情绪而受到消极影响。童年期产生情绪问题的原因是多种多样的，较突出的有学校学习压力过大、生活太紧张、父母期望过高、师生和同学关系紧张、个性中的消极特征较多等。

过度焦虑：担心不能达到目标或不能克服障碍的威胁，使自尊心与自信心受挫，增加失败感和内疚感，从而形成紧张不安并带有恐惧的情绪状态。过度焦虑的儿童往往敏感、多虑、缺乏自信、害怕失败，他们平时比较温顺老实，守纪律和自我控制、学习认真，但总担心学习不好，自我意识不良。严重时还会出现睡眠不佳、夜惊、食欲不振、心跳出汗、尿频、便秘等症状。由此可引发过度退缩或暴怒、恐惧、拒绝上学等。过度焦虑还会影响到儿童的行为、智力及人格等多方面。须注意改善儿童所处的环境和教育方式，改变对儿童的不合理要求，消除引发儿童焦虑的刺激因素，必要时进行心理咨询与辅导。

二、强迫行为

强迫行为特点是重复出现缺乏现实意义的、不合理的观念、意向或行为，常导致焦虑、自责和忧郁。表现为强迫思维、强迫疑虑、强迫性穷思竭虑、强迫计数、强迫洗涤、强迫性仪式动作等。实质性的强迫症在童年期不多见，多属于一过性行为表现，会随着年龄的增长自然消失。强迫行为严重时需要心理咨询和心理治疗，同时应注意培养儿童良好的性格品质，鼓励他们多参加各种形式的集体活动，另一方面父母应提供帮助，积极合作，参与矫治。

恐惧：往往因某种情境的出现或参与某项活动时，过分强烈地或持续地出现紧张、恐惧和回避反应。童年期常见的恐惧反应可分为三类：一是身体受伤害的恐惧（如受伤、死亡、被诱拐等）；二是对自然事件的恐惧（如洪水、地震、电闪雷鸣、黑暗、动物等）；三是社交恐惧（如与父母分离、上学、见陌生人等）。一定程度的恐惧感在儿童中是普遍存在的，但恐惧感达到不可理喻的程度，或对某种刺激产生特别强烈的、不合理的、无法控制的恐惧，则通常是患了某种恐怖症。小学生常见的恐怖症为学校恐怖症，女孩多见，多发生在新入学时，发作时还伴有明显的躯体症状。

对策：为防止儿童产生过度恐惧，要注意培养儿童乐观、开朗、坚定的性格。不溺爱子女，应适当进行挫折教育。教师应注意教育的方式方法，使儿童不至于对学习、学校产生过度的焦虑和恐惧。

三、儿童癔病

儿童癔病多发生在少年期，女孩多见，许多患儿具有不良的心理素质及家庭环境。儿童期癔病常由于情绪因素所诱发，可受家庭、邻里或同学中类似表现者影响而发病。父母有癔病或性格不良，父母教养不当等均可导致症状出现。儿童群体癔病发作往往出现在教室课堂、集体宿舍或医院病房内，主要以抽搐、呼吸过度及晕厥症状多见。流行的发生常与当时的集体性忧虑有关，如同班同学死亡或脑膜炎流行造成的紧张，可使群体易感性提高而群体发作。癔病儿童大多天真幼稚、情绪不稳、浮躁、易受暗示等，且多来自文化与经济水平较低的家庭。这种儿童可伴有人际关系不良或对他人过分依赖等表现。

对策：心理治疗配合药物及理疗，对流行病例，应将首发患儿隔离开来，减少社会强化，及时解除其躯体不适，分散注意力，并稳定情绪。

四、品行问题

男女孩之间相互打闹、玩耍，不带有性的色彩。他们对世界充满好奇；他们活泼好动，上课爱开小差，下课跟别人追来追去，易发生意外。有些男孩在学校表现不好，天天去打游戏机、抄作业，成绩越来越差，父母天天责骂，他们会有一种离家出走的冲动，但真正付于行动是少数。

品行问题指以经常性说谎、偷窃、攻击行为、逃学等为特征的行为问题。其特点是，症状具有反复持续出现的倾向，这类儿童具有学校生活适应困难状态，严重时可发展为品行障碍（vicious）。较严重的品行障碍表现为斗殴、纵火、家庭暴力、离家出走、赌博、性攻击等。儿童品行不良除与其自身的心理品质问题有关外，教育不当和家庭、社会环境不良是重要原因。其中父母责任角色不当、溺爱、家庭不睦、父母分居或离异、无视孩子教育等是较直接的影响因素。因此，父母的榜样作用和教育方式在减少和预防儿童品行问题上有着极为重要的作用。家长和老师不应鄙视或放任不管有问题的儿童，家庭和学校应密切联系与配合，采取积极措施，尽早引导他们改掉不良品行。

五、顽固性不良习惯

顽固性不良习惯指有些儿童在不良环境条件下，或精神及躯体不适时出现的某些刻板的、不良的习惯性动作或行为。其表现形式多样，但无特殊精神异常。

（一）习惯性抽动

习惯性抽动是指同一组随意肌肉快速、突然、频繁、不自主无目的地抽动。如眨眼、耸肩、擤鼻等，以头面部最为常见。频率随情绪紧张而增加，注意力分散时减轻，入睡时消失。常见的心理因素为突然惊吓或慢性焦虑；常见的躯体因素为上呼吸道感染、扁桃体炎、鼻炎及其他急性病。防治在于消除原因，减缓心理压力，避免过度兴奋活动和紧张疲劳，进行韵律性体操训练。严重者有必要进行行为矫治。

（二）吮吸手指和咬指甲

一般儿童生下数月就有吮指现象，1~2 岁时最为频繁，至学龄期时基本消失，仅个别儿童仍遗留此习惯。咬指甲多发生在 4、5 岁以后，6 岁时达到高峰，以后逐渐减少，个别的可持续至成年期。儿童吮指大多是在感到无聊或想睡觉的松弛状态下出现的，而咬指甲则多发生在受紧张刺激时，这可能是用无意识的动作来掩饰或消缓紧张焦虑的结果。

对策：不要经常刻意提醒或注意其动作，也没必要加以训斥，应想办法分散其注意力，消除紧张性因素，经常让儿童手里做些其他事情也有利于减轻症状。

（三）遗尿

遗尿指儿童 5 岁以后反复发生、不适宜、不自主的排尿，而又无明显的器质性病因。本症在儿童中发病率约 10%左右，男孩多见，有些可持续至成年期。清醒时虽有尿意，但不能控制排尿反射而尿裤，或在睡眠中经常性尿床。遗尿具有遗传性，也可因强烈的刺激、心理和社会紧张因素导致。遗尿的儿童还往往伴有情绪问题或多动性障碍等。

对策：了解原因，消除紧张因素，掌握并训练排尿规律，给予支持和指导，而不应训斥或羞辱；辅以行为疗法和药物治疗。

（四）口吃

口吃俗称结巴，是较常见于 2~5 岁儿童的一种表现为言语节律异常的语言障碍。此症多见于男孩，口吃若持续至 10 岁以后，多转为永久性口吃。发生口吃有多种原因，如突然惊恐、心理压力、模仿、歧视、强制性改变左利手（左撇子）等。有些父母对小儿学话过于急躁，作过多的矫正，或逼迫儿童讲话等也可导致口吃。口吃若持续日久会使患儿出现孤僻、退缩、自卑、羞怯等性格特征。口吃的矫治主要在于消除环境不良因素，给予心理支持，帮助树立自信心，不讥笑不训斥，并培养从容不迫的发言习惯。严重者可进行语言矫治训练。

六、自杀

自杀成为青少年的头号死因：据报道，在南京召开的中国心理学会第八届理事会上，有专家指出，我国有3000万青少年处于心理亚健康状态，每年至少有25万人因心理问题而丧失生命，自杀成为青少年人群的头号死因。专家表示，部分青少年面对挫折的承受能力较差是造成心理问题的主要原因。所以，要对孩子们进行生命教育，教育孩子用客观的态度看待死亡现象，从而珍惜生命。

专家认为：青少年自杀行为在大多数情况下是可以预防的。作为家庭做好防范措施是非常重要的，当孩子出现下列情况时应警惕：①对原来喜欢的活动丧失兴趣，食欲下降，睡眠质量恶劣，焦虑不安；②不注意修饰，有绝望、无助、自贱情绪；③突然和朋友家人疏远；④近期有不幸事件或家庭危机。

案例18-2：因为不能上学，在绝望中做出的选择，南京年龄最小的自杀者。

笆斗山是一处典型的外来人口聚集地，6岁的小K很喜欢上学，她家隔壁是一个幼儿园，小K经常爬到洗衣机上朝隔壁看，跟着学校里的孩子一起唱歌。因为不能上学，最近一直在和家里闹别扭。小K对姐姐说，她不想活了，想要死，姐姐也没在意。小K就到院子里，爬到洗衣机上，把一条大毛巾抛到晾衣铁丝上，打了一个结，把头伸了进去。一会弟弟去院子里小便，看见小K鼻子里流血，舌头也伸出来了，他连忙把小K的脚朝洗衣机上搬，并哭着喊大姐出来。姐姐一看，吓得出门大叫："快来救救妹妹!"邻居们赶来七手八脚把孩子救下来，姐姐过去把手放在妹妹的鼻孔下，感觉没气了，吓得跪下拼命磕头，求大家救救妹妹。小K"走了"，但事件的阴影却一直笼罩在另两个孩子的心头上。事发后孩子情绪波动剧烈，近乎歇斯底里，恐惧和自责包裹着他们，这时很容易产生创伤后应激性心理障碍，近而影响他们今后人格的形成。姐姐说他们在电视上看过上吊自杀，弟弟曾经在床上学过，被她打骂后就不学了；但小K却是第一次那样做。6岁的孩子眺望近在眼前却又遥不可及的校园，内心的痛苦让人无法想象，正是这样的痛苦让她作出了令人震惊的选择!

第六节　保 健 对 策

一、营养

儿童需要糖、脂肪、蛋白质、多种维生素、铁、钙、锌、碘等营养。满足儿童膳食中能量需要是实际营养的基础；如果能量不能满足需要，则所规定的蛋白质和其他营养素需要就不切实际了。合理的营养是儿童生长发育的基本需要和维持健康的先决条件，营养不良或过剩都不利于儿童的身心发育。儿童营养情况的监测以体格测量指标的身高和体重较为敏感。我国女童的发育指标如身长、体重均低于WHO标准，农村女童尤甚。营养问题是多种因素慢性累积的结果，以年龄、身长、体重为标准，儿童并发中度营养不良在有的省份达到23%~49%或37%~74%，南方以大米为主食地区更为明显。按我国推荐的膳食供给量（RDA）为标准，平均日供蛋白质量仅为日需的80%。按联合国粮农组织标准来评估我国儿童膳食营养水平，则热量不足比蛋白质问题更大一些。

我国儿童特种营养成分缺乏症最常见的是缺铁性贫血和佝偻病。WHO以血红蛋白小于110g为贫血标准，统计20世纪80年代上海4岁以下的小儿，贫血患病率为62%~73%，部分省份5岁以下儿童为50%（39%~66%），边远地区在80%以上，问题较严重。佝偻病患病率全国各地不一，北方约为50%，个别地方达74%，南方为20%~40%，与营养中缺乏维生素D，接触阳光少有关。佝偻病在我国儿童中大部分为轻型，但影响女童骨盆的发育与形态，可引起扁平骨盆。

有些儿童严重偏食以至消瘦、初潮迟至而后影响健康，有些则营养过度而肥胖。儿童不良的饮食习惯与营养问题，还与成年后并发高血压病、心血管疾病、糖尿病、肥胖症有关。要培养儿童良好的饮食习惯，不偏食、挑食或厌食。饮食结构应合理均衡，营养成分齐全，食谱及烹调要与当地经济发展水平相适应。有发胖倾向和食欲很旺盛的孩子，要多给些水果或酸奶，少吃方便食品。不爱吃鱼或肉的孩子，让他们喝牛奶。有时点心钱被孩子移作买塑料玩具的费用而储存起来，而影响生理需要热量的补充，发生偷吃事件、拿别人的点心吃等而引起纠纷。

二、男、女童外生殖器卫生习惯的培养

随着年龄逐步增长，在雌激素作用下出现阴道分泌物，可使女童不适。除注意会阴清洁外，一般不需特殊处理，但要避免穿质地过硬或包裹过紧的裤子。这类裤子尤其在天气炎热季节，可使会阴局部通风不良、潮湿，引起瘙痒、皮肤损害等。男、女童卫生习惯的培养特别要注意保护外生殖器区局部清洁，如应逐步训练女孩自己清洗外阴，养成每天晚上就寝前清洗外阴的习惯，清洗的顺序由前向后，即最后洗肛门，以免污染外阴。

勤换内裤，勤换洗、勤晒被褥、床单，内裤质地要柔软、舒适、不能太小、太紧，使儿童不致因为衣物、寝具的不卫生而养成抓搔生殖器的坏习惯。洗澡时注意皮肤皱褶处，用刺激性小的肥皂，如洗澡时用香皂，擦洗适量，因外生殖器皮肤柔嫩，过度用力会损伤皮肤。大便后即清洗肛门周围，小便后用柔软、消毒的卫生纸拭擦尿道口及周围。每个女孩要有固定的洗脸巾、洗澡巾和清洗外阴的手巾及浴具，即三盆三巾。

一般卫生知识教育包括口腔、五官卫生等，要适时进行，以便培养良好的个人卫生习惯和保护环境的意识和行为。

三、了解和学习所处的社会性别行为规范

对性别与性角色的认识：男性是坚强的、刚毅的、勇敢的、果断的、凶悍的等；而女性是温柔的、体贴的、顺从的、细腻的、胆怯的、狭隘的等。究其原因，除了受生物因素的影响外，更重要的是受社会环境因素的影响。男孩渴望成为科学家、运动员，学武打；而女孩会羡慕那些当上演员的女性，希望成为教师，讨厌那些缠绵过度的男性，欣赏勇敢、有气魄、聪明能干的男性等。这种情感倾向性又强化了儿童的性别认同，女孩还像自己的母亲一样学打扮。学龄期儿童对性有羞耻感，且不感兴趣。

四、性知识及性心理教育

性的发育如同身体其他方面的发育一样，也是逐渐进行的。学龄期9~10岁开始出

现性萌芽，如乳房开始发育，直至出现初潮，进入青春期。关于性知识教育目前各国原则上均认为应该进行，但从小学或初中何时开始为宜，教育内容的选择及广度、深度应如何才算恰当，以及对教育效果的评价方法与标准等问题，仍有不同意见。一般认为应在青春期前进行性知识教育，内容首先是性的道德文明教育，对儿童和少年的性知识教育要考虑到适时和适度的问题，儿童或少年难以理解及有不良影响的内容不宜列入。

案例 18-3：两个 10 岁男孩冒充男大学生上网聊天，成为女大学生心中的“白马王子”，见面时才得知真相。某院校女生“N”，两个月前刚和男友分手，到网吧打发时间，在 QQ 上她结识了“肝胆相照”，个人资料上显示“肝胆相照”今年 20 岁，是某大学的学生，是网络游戏“天堂”的高级玩家。和“肝胆相照”一聊，“N”觉得他酷酷的，可是言语间又透露出一股可爱的童真。当该女生告诉“肝胆相照”自己最近很不开心时，“肝胆相照”居然说：“如果郁闷有用的话，要警察来干嘛!”这句改编自《流星花园》中的著名台词让她一下笑出声来。和“肝胆相照”的聊天出乎意料的有趣，他的回复通常很短，而且有很多都是“扁他”、“逊”、“菜鸟”等口头禅，但“N”却觉得非常有意思。聊来聊去，她发现自己的郁闷溜走了不少，“肝胆相照”实在是功不可没。

聊了快两个月，“N”对“肝胆相照”的感觉越来越特别，他有时会传给她一些诗一样的句子，比如“原来爱是为了你存在，珍藏在我心间，最悠长的思念”、“只要用力呼吸，就可以看到奇迹”等等，搞得“N”满脸红晕。而有时他却总是和她大谈“CS”、“奇迹”、“天堂”等流行的游戏，一个个网络游戏的专用名词弄得“N”头昏脑涨。最好笑的是有一次“肝胆相照”居然问了她一道数学题的解法，让“N”半天摸不着头脑。

已经被“肝胆相照”深深吸引的“N”，决定在国庆假期间和他见上一面，当她在网吧里提出要到学校和“肝胆相照”见面时，对方却说，“我不在学校，在家里。如果你真的敢来，你就来吧!”怀着忐忑不安的心情，精心打扮过的“N”按响了某公寓一单元房的门铃。门应声而开，面前站着的是一个英俊的男士，很惊奇地望着她。“你就是‘肝胆相照’?”“N”瞪大了双眼，虽然有点怀疑，但她愿意相信他就是自己的网友。

当开门的男士得知“N”是来找网友的，他先是一惊，然后转身向屋内大声喊道：“小 L! 小 M! 你们两个出来自己给人家说清楚!”“N”震惊地看着从里屋出来两个不到 10 岁的小男孩，他们也震惊地望着她。不知道过了多久，一个小男孩才发出一句：“你真的来了啊?”在家长和“N”气愤的眼光中，两个小男孩才说出真相：原来他们两个都喜欢玩电脑，一次用 QQ 聊天时认识了“N”，两人便轮流和她聊。至于聊天时所发送的一些诗一样的东西，两小孩理直气壮地说：“偶像剧天天都在演，我们随便甩了几句台词过去嘛!”

五、指导儿童安全的行为

指导 8 岁儿童安全的行为，并能辨认不安全的环境。应该对所有性早熟的儿童实施性教育，使他们了解自己的情况，还应使他们的父母认识到性早熟通常并不会促使过早发生性行为。指导儿童以下安全守则：①能分辨安全与不安全的语言。②能分辨安全与不安全的身体接触。③不随便接受他人的邀约或礼物。④不与他人之间有秘密。⑤若与他人之间有不愉快的感觉或不舒服的碰触要赶快告诉父母或老师。⑥在学校上洗手间，最好结伴同行。⑦不要让自己掉队，在公园或操场游戏时，不要脱离人群。⑧遇到可疑的人要赶快告诉父母或老师。⑨不单独行经昏暗的地下道，窄巷或偏僻地方。

六、智商与健康的关系

案例 18-4：据俄罗斯《晨网》报道，美国哈佛大学的科学家已破解智商与健康之间的关系。哈佛大学的研究人员断言，如果一个人天生痴呆或弱智，那他便容易染上致命的病。哈佛大学的科学家从事这项课题研究已经有 30 多年的历史，直到现在才在《Epidemiology and Community Health》杂志上公布其结果。30 年前，一些医学研究人员便决定对一批孩子进行观察。他们先对当时住在普罗维登斯市的 633 名 7 岁儿童进行体检和智力测试，而后一直同他们保持联系，不久前又对他们进行第二次健康检查。儿童年时期表现聪颖的，长大后比同龄人都健康；而那些表现笨拙的孩子长大后则体弱多病。智力欠发达的人爱得的病：糖尿病、气喘、癌症和心血管疾病。研究人员对观察对象的选定作出一些规定，比如说剔除一些会影响智力发育的指标（像婴儿出生时体重偏轻等），但结论依然如此。

天生智商高的人易于接受健康生活方式，经常去看医生，轻易不拿宝贵的健康去冒险。聪明的孩子长大后一般都能找到高薪工作，有医疗保险，他们关注自己的身体健康状况，一旦有病也会早期发现，并得到很好的治疗。那些在学校学习不好的孩子，长大后也许连工作也找不到，经常处在一种抑郁和紧张状态之中，容易染上吸烟、吸毒和吃多脂食品的恶习。

案例 18-5：根据新西兰学者对 1000 多名儿童进行长达 20 多年的观察，发现每天看电视两个小时以上的儿童，在进入成年以后，患心脏病、中风以及其他心血管疾病的可能性非常之高。青少年过于迷恋电视，可能导致精神与身体方面的健康问题。新西兰奥塔哥大学（注：University of Otago，成立于 1869 年，是新西兰最早成立的大学）研究人员在 7 月 17 日出版的最新一期《柳叶刀》发表了他们的研究成果，指出儿童时期每天看两个小时以上电视与 10 年或更长时间以后体重超常、胆固醇水平高、吸烟以及健康状况差有着密切联系。“儿童和少年时期每天看电视超过两个小时，成年后有 17%的人体重超常，15%血清胆固醇增高，17%吸烟，15%健康状况差。”

该研究项目主持人罗伯特·J·汉柯克斯博士指出：“我们赞同美国儿科学会的观点，那就是父母应当把孩子每天看电视的时间限制在一到两个小时，有研究数据证明，每天看电视不超过一个小时更好。”克里斯塔基博士的研究领域在于电视对儿童心智的影响，3 岁起就看电视的小孩，到 7 岁时会出现注意力无法集中的问题。克里斯塔基博士说：“根据我们的研究，（造成这个问题的原因在于）电视图像的快速转换损害了幼儿的大脑。”父母不仅应当注意限制孩子看电视的时间，还应当关心孩子所观看的电视节目内容。电视节目中的暴力内容与观看者的暴力倾向是有联系的；电视节目对观看者还会产生更微妙的影响。“吸烟就是一个例子。很多电视节目中都有吸烟的镜头，给人印象好像吸烟是一件很迷人或非常有吸引力的事情。”虽然看电视有这样或那样的潜在危险。

案例 18-6：正读小学五年级的儿子吵着要父母买个手机作为“六一”礼物送给他，原因是班级里很多同学都有。手机给人体带来的健康隐患实在太多，12 岁以下儿童应当禁止使用。某儿童研究中心对 6000 人次的儿童使用电子产品调查显示，电子产品已经走进学生的生活空间，首先就是手机。在调查的班级中，全班拥有手机的比例高达 11.4%。随着专用儿童手机的上市，不少孩子甚至要求家长购买五彩缤纷的儿童手机，无形中也加重了家长的负担。

“现在孩子带手机上学的现象太普遍了，但很多家长觉得这样能方便联系到孩子，我们一禁止就有家长来说情，甚至搬出各种各样的理由……”很多中小学生的自控力较差，使用手机很可能分散他们上课的注意力，也容易在学生中引发攀比情绪和失窃行为，而一些不良信息也会对孩子的身心造成影响。

观点：手机微波对儿童伤害更大。儿童正处于生长发育阶段，身体组织中的含水量也比成人丰富，而手机微波对水分越多的器官，伤害越大。微波对人体伤害最大的部位是眼睛，眼睛的晶状体周围没有血管，传热很慢，容易引起白内障和其他眼部疾病，因此手机对儿童有严重的伤害。

国际上对手机的微波强度有严格的规定，对职业性接触微波来说，要求每人每公斤吸收能量须在 1.6 瓦以下（SAR）。当微波超过 50 微瓦/平方厘米的时候，就会对人体产生不良影响。具体的影响主要是中枢神经系统，可能导致头痛、头昏、睡眠问题、记忆减退等。再增强的话就会对心脏产生影响。尽管这样的影响脱离接触后一般会自然痊愈，但是儿童的中枢神经系统、身体各器官的功能都未完善，微波带来的损害会比成人严重得多。

儿童打手机增加致癌几率：手机对中枢神经系统的影响是已经得到证实的，但是关于使用手机会不会导致脑部肿瘤目前还没有定论。国际上很多专家却认为，手机在发射微波的同时也存在“极低频磁场”，一定强度的极低频磁场有可能引起白血病和肿瘤，对儿童影响最为显著。世界卫生组织自 1996 年起开始了为期 10 年的“国际电磁波项目”研究，参加这一项目的 21 名科学家对极低频磁场可能致癌性进行了评价，据此，国际癌症研究中心将极低频磁场确定为对人疑似致癌因素。坚决反对儿童使用手机，长时间使用可能会导致癌症的发生。他们认为肿瘤的潜伏期可长达 15 年，不用手机对预防肿瘤也有一定好处。

使用手机时电磁波可以进入大脑的说法是无可辩驳的，因为使用手机时，人体成了天线的一部分。在相同条件下，儿童受到电磁波的伤害要比成人更大，因为他们颅骨薄。据悉，俄罗斯科学家在一次实验中利用儿童大脑模型测试了使用手机时大脑吸收的辐射量。结果发现，儿童大脑吸收的辐射相当于成人的二至四倍。

11~13 岁的孩子打两分钟手机造成的大脑生物电流活动的变化，在中断通话后还会持续两个小时。英国布里斯托尔大学去年完成的研究证明，使用 GSM 手机的 10~11 岁的儿童，反应能力大大降低。芬兰科学家对一组 10~14 岁儿童的调查也证实了这一结论。手机电磁场会大大削弱儿童的免疫系统，它反过来又降低了儿童对电磁场不良影响的抵抗力。

瑞典科学家的研究结果更加吓人。他们发现，5~10 岁期间使用过手机或者无绳电话的人，20~29 岁时得大脑肿瘤的危险增加。其他年龄段的人使用手机或无绳电话后，没有发现有这样的危险。

案例 18-7：一名小男孩在大歌厅模仿成人唱歌表演，给观众带来欢乐的同时，让人看着心酸。这名小男孩从三岁半开始，便与父亲同台演出，征战大江南北的各大歌舞厅。开始是父子合演唱歌，但亮点在孩子身上，最近一年由孩子单独表演。舞台上的他，戴着一副墨镜，从服装到走步，俨然一副小大人模样。他主要是模仿成人唱歌：一曲小甜甜布兰妮的《宝贝，再来一次》，八名身材高挑的伴舞女郎，与他形成鲜明的对比；唱韩红的《天亮了》这首歌时，他那夹杂着童音声嘶力竭的呐喊，仿佛在呼唤那个凄美故事中，为救孩子而献身的父母。表演深深震撼了观众的心灵，场下时而鸦雀无声，时而掌声雷动。他还边唱边走到舞台下，与大人们一一握手。舞台下，他却是顽童一个。在后台，他一脸的孩子气，不停地舔玩着饮料瓶子。与记者聊天时，也是东跑跑，西跑跑。

按国家九年义务教育政策，应送孩子上学，但儿子是个特殊人才，需要专门培养。他的目标就是"造星"，歌厅是孩子的课堂。儿子每天要学练声，又在拜师学钢琴。如果让他上学，就无法系统地造星，前功尽弃。孩子的妈是大学生，辅导孩子的文化知识绰绰有余。过早的成人化，不利于孩子的成长。孩子确实与众不同，需要特殊培养，但也没必要天天去歌舞厅表演挣钱，应该两者兼顾，接受正规的义务教育。上学不仅是学习知识的问题，而是孩子成长过程中不可或缺的一个环节。孩子需要同伴交往和集体生活，这是人的社会化的一个过程。过早的成人化，不利于孩子的成长，容易形成人格上的缺陷，它将是金钱无法弥补的。家长应该多站在孩子成长的角度考虑问题，而不要将家长的意志强加于孩子，现在孩子小还不懂事，长大以后，也许就会产生逆反心理。

（李增庆　姚飞雁　王雁峰）

第十九章 女性生殖器官发育异常

第一节 基因、性激素与胎儿期性分化

一、性别的决定与分类

性别分为出生前性别与出生后性别，出生前性别包括：①染色体性别；②性腺性别；③激素性别；④解剖生理性别：包括内生殖器形态性别、外生殖器形态性别（或表型性别）；⑤神经系统性别（大脑性别）。出生后性别包括：①出生时指定性别（抚养性别）；②社会性别；③性脚本的形成，性角色学习；④自认性别（即心理性别或性别认同、性别同一性）与性取向；⑤青春期副性征性别。但性别主要包括下列八个水平。

（一）性染色体性别

在正常人的23对染色体（chromatosome）中，决定性别的只有1对，称为性染色体（sex chromosome），女性的性染色体由2个X染色体组成，男性的性染色体则由1个X染色体和1个Y染色体组成；即性染色体为XX的胚胎是女性，性染色体为XY的胚胎是男性。性染色体性别又称基因性别（gene sex）或核性别（nuclear sex），是双亲精卵受精结合之时，由性染色体先天所决定的，性染色体的重要功能是决定性别，并称为第一次性别决定。

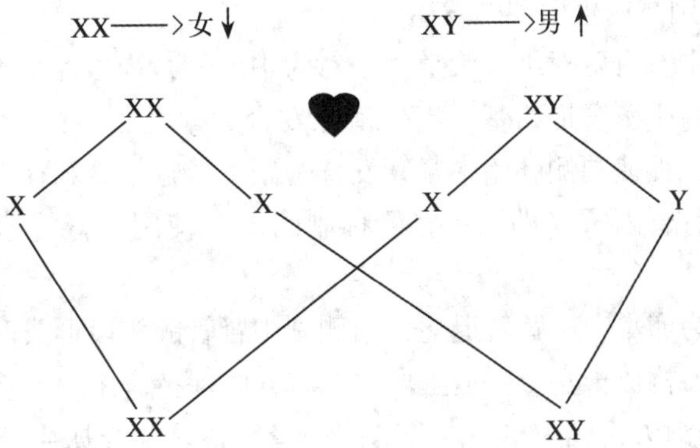

图19-1 性染色体性别形成示意图

（二）性腺性别

胚胎第3~4周时，在卵黄囊内胚层内，出现许多个较体细胞为大的生殖细胞，称为原始生殖细胞（primordial germ cell）。在胚胎第4~5周时，体腔背面肠系膜基底部两侧各出现2个由体腔上皮增生所形成的隆起，称泌尿生殖嵴（urogenital ridge），外侧隆起为中肾，内侧隆起为生殖嵴。约在胚胎第4~6周末，原始生殖细胞沿肠系膜迁移到生殖嵴，并被性索包围，形成原始生殖腺。第二次性别决定在妊娠4~6周末，决定性性腺性别、激素性别。其进一步分化取决于有无睾丸决定因子的存在。

原始生殖腺具有向卵巢或睾丸分化的双向潜能，人类胎儿头2个月男女差异仅表现在遗传学上，也就是说，这期间男女在解剖、生理上的发育是相同的，在形态上不具有性的差异，称为性未分化期。1990年初Sinclair等首先克隆成功一单拷贝的基因，位于Y染色体短臂，该区命名为Y染色体上的性别决定区（sexdetermination region on Y，SRY）。精子携带的Y染色体短臂性决定区即是睾丸决定因子区，在SRY基因的调控下，原始生殖腺发育为睾丸，称为第二次性别决定，并意味着胎儿的性别是由男性决定的。如无Y染色体，即无睾丸决定因子的存在，在胚胎第8周时，原始生殖腺即分化为卵巢，卵巢及其生殖细胞的发育和形成不是由于两条X染色体的存在，而是由于缺乏Y染色体短臂上性决定区基因所致。

从性染色体为XY的女性患者中发现有Y染色体短臂性决定区的突变或缺失，和从性染色体为XX的男性患者中，发现有Y染色体短臂性决定区基因的存在，均证实Y染色体短臂性决定区在生殖腺分化中所起的关键作用。

（三）激素性别

激素性别决定为第三次性别决定，将决定神经系统性别、解剖生理性别（内、外生殖器结构）。睾丸或卵巢通过制造相应的男性或女性激素，使男性或女性的生殖器官能够正常发育。睾丸的间质细胞产生男性激素——睾酮；卵巢产生雌激素、同时也受母亲血液中来自母亲卵巢的雌激素作用。而消化、循环、呼吸等器官的产生不需要、也不涉及遗传密码的这一活动。

（四）解剖生理性别

第四次决定则决定解剖生理性别或内、外生殖器性别。

1. 内生殖器性别与内生殖器的发生

生殖嵴外侧的中肾有两对纵形管道，一对为中肾管，为男性生殖管道始基；另一对为副中肾管，为女性生殖管道始基。当生殖腺发育为睾丸后，在HCG刺激下，睾丸间质细胞产生的睾酮，促使同侧胚胎中肾管发育为副睾、输精管和精囊；而睾丸中的支持细胞则分泌抗副中肾管因子（即副中肾管抑制因子）使副中肾管退化，从而使生殖管道向男性分化。

当生殖腺发育为卵巢，中肾管退化，两侧副中肾管的头段形成两侧输卵管，两侧中段和尾段开始并合，构成子宫及阴道上段。初合并时保持有中膈，使之分为两个腔，约在胎儿12周末中膈消失，成为单一内腔。副中肾管最尾端与尿生殖窦相连，并同时分裂增殖，形成一实质圆柱状体称阴道板。随后阴道板由上向下穿通，形成阴道腔。阴道腔与尿生殖窦之间有一层薄膜为处女膜。

卵巢产生雌激素使女性生殖器官如子宫、输卵管、卵巢、阴道、阴蒂和阴唇发育。若胚胎中缺乏上述两种物质，那么无论遗传因子或性腺表现出的是男性或女性，最后均发育为形态上的女性。

6 周末副中肾管头段演变为输卵管；中段演变为子宫体管腔扩大，肌层增厚形成子宫，12 周末中膈消失；末段形成子宫颈、阴道的上三分之一。泌尿生殖窦形成阴道中、下三分之二，泻殖窦末端有膜，在出生后破裂形成半月形，称为处女膜。

2. 外生殖器形态性别与外生殖器的发生

胚胎初期的泄殖腔分化为后方的直肠与前方的尿生殖窦。尿生殖窦两侧隆起为泌尿生殖褶（urogenital fold）。褶的前方左右相汇合呈结节形隆起，称生殖结节，以后长大称初阴；褶外侧隆起为左右阴唇阴囊隆起。9 周前胎儿外生殖器尚未分化出性别差异，生殖腺为卵巢时，约在第 12 周末生殖结节发育成阴蒂，两侧的尿生殖褶不合并，形成小阴唇，左右阴唇阴囊隆起发育成大阴唇。尿道沟扩展，并与尿生殖窦下段共同形成阴道前庭。生殖腺为睾丸时，在雄激素的作用下，从第 10 周外阴可开始向男性化发展，初阴伸长形成阴茎，两侧的尿生殖褶沿阴茎的腹侧面，从后向前合并成管，形成尿道海绵体部，左右阴唇阴囊隆起，移向尾侧，并相互靠拢，在中线处连接形成阴囊，12 周后可认出成形的阴囊。

外生殖器性别即阴茎或外阴、阴道及男女不同的附性腺，两性外生殖器的主要解剖部分均对应，如阴蒂与阴茎相对应，小阴唇和阴蒂包皮与阴茎皮肤相对应，大阴唇与阴囊相对应。

外生殖器的分化虽受性染色体支配，但若在其分化以前，切除胚胎生殖腺，则胚胎不受睾丸或卵巢所产生的激素影响，其外生殖器必然向雌性分化；反之，若给予雄激素，则向雄性分化，说明外生殖器向雌性分化是胚胎发育的自然规律，不需雌激素的作用，而向雄性方向分化则必须有雄激素即睾酮的作用。虽然外生殖器向雄性分化依赖睾酮的存在，但睾酮还必须通过外阴局部靶器官组织中 5α-还原酶的作用，衍化为二氢睾酮，并再与外阴细胞中相应的二氢睾酮受体相结合后，才能使外阴向雄性分化。因此，即使睾丸分泌睾酮，但外阴局部组织中缺乏 5α-还原酶或无二氢睾酮受体存在，外生殖器仍将向女性转化，表现为两性畸形。

婴儿出生时根据内外生殖器性别或解剖、生理性别，决定社会性别，进而决定心理性别。

（五）激素决定的神经系统性别

神经系统性别又称大脑性别，胎儿睾丸分泌性激素睾酮，影响其下丘脑神经核团的组成，使神经核团向男性化方向发展，大脑的男性化包括男性特征的增强，及抑制女性行为及女性神经内分泌（去女性化）的双重过程。而大脑的女性化则只需增强女性行为及神经内分泌，换句话说，大脑的女性化是自然过程，而大脑的男性化则需要男性胎儿睾丸分泌的睾酮干预。男女之间性行为的差异，不仅受后天社会和文化环境的影响，越来越多的证据表明，激素通过对胎儿中枢神经系统的影响，对性行为具有重要的支配和决定作用。雄激素对大脑男性化的影响只发生在某一特定的阶段，即“关键期”，女性胎儿体内也有睾酮，但其水平的升高已过了关键期，故不会使女性胎儿的大脑向男性化方向发展。

如果在外生殖器演变的同时给 XX 胎儿充足的雄激素，这时不仅生殖器的分化出现男性的倾向，而且还会对正在发育的中枢神经系统发生影响，并最终影响其大脑的性分化。如出现肥大的、局部融合的阴蒂，类似于男性尿道下裂的外生殖器外形等。男性化异常解剖结构，可在出生后用手术予以矫正，但这种男性的趋势将对女孩的行为产生一定的影响，如比较调皮，喜欢与男孩一起从事户外剧烈活动，不喜欢过分装饰的女性服装；不过这种影响的程度有限，不至于引起性角色和性认同的完全反转。

（六）社会性别

社会性别（gender）是一种文化构成物，指在社会文化中形成的对男女差异的理解，是在社会文化中形成的男女有别的期望特点以及群体特征和行为方式的综合体现，即通过社会实践的作用发展而成的女性和男性之间的角色、行为、思想和感情特征方面的差别。出生时根据外生殖器官解剖生理性别，决定抚养性别和成长中的社会性别，以及自认性别（即心理性别或性别认同、性别同一性）与性取向，社会性别表现在男女外观、发式、服装、习惯上的差异。世界上第一个提出自认性别概念、第一个创办自认性别门诊、第一个参与性别转换手术的美国约翰·霍普金斯大学的约翰·莫尼教授认为，人的性别并非仅仅是一种生理现象，它还是一种社会现象和心理现象，性别改造的成功与否不仅取决于一、二次手术，还要看家庭教育的效果和孩子的心理能否适应。他曾经说过：“性别是一个多变量的、连续的过程。”也就是说性别是一个多层次的概念，包括性别意识的形成，即性别自认的形成，以及与性别有关的种种性心理的形成。

案例 19-1。一位美国妇女生下一对男双胞胎，在孩子出生后 7 个月行包皮环切术时，因为电刀出了事故——温度过高，使弟弟的阴茎连同包皮一起烧焦了。为了解决这起医疗事故，孩子的母亲带着这位失去阴茎的男童找到了约翰·莫尼，然而当时医疗条件很难为这个一岁多的、失去阴茎的男童实行阴茎再造手术，经过专家与家属反复、审慎地考虑，决定索性把这个男孩改造为女孩，这样从医学上看比较容易实现，况且约翰·莫尼一直在考虑能否通过后天培养等手段来改变一个人的性别，这次也算天赐良机，给了他一次验证的机会。于是在男孩 17 个月大时做了阴茎切除，处理了阴茎残根，切除了睾丸；4 个月后给“他”做了人工阴道，使“他”有了女性生殖器官。此后又给“他”使用了大量雌激素，促使第二性征向女性化方向发展，由此这位男童获得了新的性别。女性化的家庭教育程序同样是专家和家长反复磋商的问题，持续不间断的观察研究进行了 6 年之久。家庭性教育的第一步是性别教育，从名字、称呼、衣着、发式等各方面着手，使孩子在 2 岁半时便以花衣、长发而自居了。第二步是通过日常生活和儿童游戏进行女性行为规范的教育，如女孩子该做什么，不该做什么，女孩子与男孩子有何不同，这样她在 4 岁时便懂得爱美、注意自己的女性仪表，她成了一个听话、爱清洁的好女孩。第三步是通过循循善诱使她有了温文尔雅、娴静大方的女性性格，丝毫没有男孩子的行为粗野、动作蛮横、大喊大叫的迹象。第四步是通过性教育使她注意男女有别，她逐渐成长为一个端庄、秀丽的女孩。直到这时，约翰·莫尼才敢于公布他的这一科研成功，他提出“性角色是学习的结果”这样一个论点，依据便是这位改造成功的女性化的男童。这一结果的发表推迟了6年，说明科学家的用心良苦和谨慎。

尽管经过这么长时间的观察才宣布变性手术的成功，然而事态的最终发展却令科学家十分尴尬。几年后进入青春期的这位千金小姐又逐渐出现男孩子的本性，行为粗野、追求女性，声称“我愿做个男子汉”。她难道是女同性恋？非也。约翰·莫尼等最后承认本性确实难移，其中的关键在于大脑。即出生前不仅有生殖器、性腺和附性腺的性分化，也有大脑的性分化；因此当一个人出生时他或她的大脑里早已印记有性别的编码。在出生后至青春期前，孩子们性发育相对平稳，一旦进入青春期，大脑中铭刻的性别“密码”便被激活，性角色的表现将受‘密码’驱使。这样，这位“小姐”再次经手术恢复了“他”原有的性别，尽管再造的阴茎小得可怜，但总算让他心理上获得了满足，后来他成了3位养子的快乐的已婚父亲。这一病例说明决定性别更主要的是先天因素，它不仅仅是性染色体所决定的，还受其他因素的影响。

（七）副性征性别

又称为第二性征性别。

（八）性脚本的形成

有些学者认为，人类的大多数行为，特别是性行为就像在剧院上演的戏剧一样有一个脚本；脚本实际上是一个人在成长过程中把他（她）认为适合的行为、态度、价值观和期望接受下来并予以内化，它将成为以后奉行的行为准则，所以脚本随性别的不同而有不同，也随个体所处的文化环境不同而有所不同。一个性脚本将具有5个关键变量：即应该与谁发生性关系，应该从事哪些性活动，性在什么时候是适宜的，什么是合适的性环境，个人为什么要有性活动。

二、性分化

胚胎向男性或女性方向发育的过程称为性分化。精子和卵子各自为新生命提供了一套特殊的有特定数目的染色体，共同产生成对的染色体，这些染色体将决定新生命头发和眼睛的颜色，身体的大小和许多其他复杂的特点。性器官在出生之前已开始分化，形成雏形，直到进入青春期后才能完全成熟，人类所有器官系统中，只有生殖系统是在出生后十几年才开始发挥其功能的，而其他所有系统都是从一出生就开始工作了。人类从胚胎初期便经历着分化与发育同步进行的过程，性分化过程具有典型的连续变化特点，首先是性染色体遗传的二态性，其次是性腺分化和胎儿激素分泌功能的分化；生殖器的形态分化；然后进入出生时性别的指定；男性化或女性化的抚养过程；性角色的形成；第二性征分化；对恋爱、结婚、生育、抚养子女的不同反应等。性分化的每个关键期都可受到导致畸变的环境因素的干扰和影响，两性胚胎性分化均始自原基，副中肾管和中肾管两套组织，其中一套细胞分裂和发育，另一套则退化。如果没有激素或外界因素的干扰，胚胎将自然而然地发育为女性，女性分化时不需要胎儿性腺，但向男性分化时则必须有胎儿性腺分泌的睾酮的调控。睾酮促使男性生殖器分化与发育，也决定由泌尿生殖窦向男性外生殖器的分化；副中肾管抑制因子决定副中肾管的萎缩。与睾丸分泌有关的激素的产生、代谢及其作用表达的任何环节出现紊乱均可导致各种类型的性分化异常。如果副中肾管抑制因子分泌不足，出生的男婴可能有分化很完全的子宫和输卵管，但外生殖器的发育具有两性畸形特征，则可能导致性行为的不正常。外生殖器分化遵循严格的同源原理：生殖结节分化成为阴蒂或阴茎；生殖隆突分化为大阴唇或以中缝与阴茎、尿道相连的阴囊。如果 XX 胎儿在生长过程中具有充足的雄激素，她们在出生时也会表现出男性外生殖器的特征。

约翰·莫尼提出的性发育关键期理论：先天生物学与后天抚养过程的因素是相辅相成、互相影响并共同起作用的。这种作用将在某些特定时期起作用，称之为关键期，即所谓“本性/关键期/教养”（nature /critical period/nurture）模式。强调人们性心理成熟过程中的关键时期存在的生物学因素（本性或先天）和文化环境因素（教养或后天）的相互作用，以致对人的行为或性取向产生持久的记忆痕迹或印记作用。关键期始自受精之日，一起持续到青春期，性发育过程中经历的一系列关键期，或者说经历一系列的关口或岔路口；说明性分化过程中具有一定的可变性。步入性分化的每道关口或岔路口时他或她都具有双向选择，但是当完全通过这个关口后，该关口就将关闭，于是其性分化或性成熟将固定于先前发展的调和。例如，一个人的性腺在胚胎发育期可以向睾丸也可以向卵巢方向发展，但一旦发展为睾丸就不可能再退回去发展为卵巢；但在下一个关口关闭之前，其发展便有可塑性。

研究表明，出生前和刚刚出生的经历有可能助长某些行为趋势和性取向，而在成长和社会化过程中对这些趋势进行精雕细刻并使之固定下来，如果把出生前的因素都说成生物学因素，或把出生后的因素都说成是社会环境影响的作用，同样是不可取的。因为在出生后的学习和社会化过程中输入大脑的信息是来自各种感觉，是经由大脑的学习和记忆的生理功能予以加工的。

第二节　性　早　熟

一、性早熟的定义

性早熟（sexual precocity）是生长发育的异常，表现为青春期特征提前出现，近年来本病的发病率显著增高。青春期发育的过程是渐进性的，很难在正常青春期发育与性早熟之间划分一条绝对的界限。性早熟指任何一个性征出现的年龄早于正常性发育年龄（平均值）的 2 个标准差，即性征提前出现。北美定为女孩 8 岁，男孩 9 岁以前出现第二性征或有阴道周期性出血为性早熟。性早熟发生率约为 0.6%，女性发生性早熟较男性多 4～5 倍，女性约占 3/4，女孩性早熟与男孩性早熟之比为 4∶1～8∶1 。女性先天性肾上腺皮质增生时的男性化表现是由于 21 羟化酶或 11 羟化酶缺乏，属性发育异常，不列为性早熟范围。

二、性早熟分类

（一）女性性早熟与男性性早熟

下丘脑-垂体-性腺轴（hypothalamic-pituitary-gonadal axis，HPGA）是人体性发育成熟和产生生殖功能的基础，HPGA 的功能发育是一个连续过程。女性在 8 岁前乳房（thelarche）过早发育，出现阴毛、腋毛生长等第二性征的一种或一种以上，10 岁前月经来潮（menarche），提前出现的性征与性别一致，称为女性同性性早熟（isosexual precocious puberty），简称性早熟。男性在 9 岁以前出现睾丸发育、增大和第二性征，长出阴毛和胡须，声音改变、喉结增粗，阴茎增大、勃起甚至排精，称为男性同性性早熟。

1. 女性真性性早熟

真性性早熟（trueprecociouspuberty）又称完全性同性性早熟、中枢性性早熟或 Gn-RH 依赖性性早熟。即过早建立下丘脑-垂体-卵巢轴的功能，具有排卵、月经来潮及生育能力。真性性早熟是下丘脑-垂体-卵巢轴的功能提前激活，有 Gn-RH 及促卵泡成熟激素（FSH）和黄体生成素（LH）的分泌。9 岁前性器官和第二性征发育，如乳房增大、阴毛、腋毛出现，大小阴唇肥大，子宫阴道同时发育。此时有生长加速、骨龄提前和具备生育能力。身高迅速增长，明显超过同龄人，具有生育力，有性要求。9 岁不到的女孩完全像一位亭亭玉立的青春少女，并能受孕当上“小妈妈”。此种孩子提早进入与正常青春期相同的发育阶段，惟完成性成熟所需的时间明显缩短，其智力发育正常。早期身高虽超过同龄儿，但成年后反比同龄人矮小。①体质性（或特发性）：约占性早熟的 55%~75%；②中枢神经系统病变：先天性发育异常，下丘脑或松果体肿瘤，炎症、创伤。

2. 女性假性性早熟

女性假性性早熟（不完全性同性性早熟）指下丘脑-垂体-卵巢轴的功能尚未发育和建立，由来自药物、化妆品、哺乳等医源性或外源性雌激素所致。发育前儿童对外来激素很敏感，新生儿期哺乳妇女口服避孕药（oc）时，药物中雌激素通过乳汁可使新生儿发生阴道出血、乳房增大。儿童期误服母亲的避孕药，或长期口服含有雌激素类助长药品与食品也可出现第二性征发育。彩色多普勒超声波检查可观察子宫、卵巢体积、子宫内膜、卵泡大小及卵巢动脉血流。性早熟患儿的子宫明显增大，宫颈与宫体之比已达到 1∶1.5~1∶2，但与正常青春期发育情况相比，显示性器官发育不成熟，卵巢体积也增大，可见增大的卵泡，直径≥6mm 的卵泡可多于 3 个，卵巢动脉血流呈高阻力型。

3. 部分性性早熟

男性性早熟以外周性性早熟多见。包括：①中枢性男性性早熟，全部继发于颅内肿瘤；②外周性男性性早熟；③假性性早熟；④真性性早熟。

（二）中枢性性早熟与周围性性早熟

1. 中枢性性早熟

中枢性性早熟（CPP）又称 Gn-RH 依赖性早熟。①特发性中性性早熟（ICPP）：非器质性病变所致者为特发性或体质性性早熟；特发性性早熟约占全部性早熟病例的

80%~90%，尤以女孩多见；数十年来儿童性早熟渐趋增多，绝大多数为特发性中枢性性早熟，发育顺序与正常青春发育相似，但提前并加速。女孩首先出现乳房发育，继而外生殖器发育，阴道分泌物增多及阴毛生长，然后月经来潮和腋毛出现，患儿骨成熟加速，长骨骨骺提前闭合，其成年后身高较正常人矮小。②中枢神经系统病变。

2. 周围性性早熟

周围性性早熟（PPP）为非促性腺激素释放激素所导致。

三、性早熟的原因

（一）含有激素类物质的营养品

人参蜂王浆、花粉、滋补保健品、口服液等营养品含有激素类物质，进入人体后不断刺激性器官发育，其结果造成性早熟。

案例 19-2：一个性早熟的小男孩，做了各种检查都找不出原因，进一步追问病史，才知其连续服用了三年的人参蜂王浆。所有动物实验结果显示，喂了人参蜂王浆的小白鼠确实发生了性早熟现象，而且给喂剂量相对大的一组要比小剂量的早熟，给喂时间长的要比短的早熟，雌性的比雄性的反应更明显。

点评：补品中含有跟人体雌激素类似的物质，跟人体雌激素有共同免疫反应。人参可以使人精神兴奋，有肾上腺皮质激素的作用，长期服用人参有促性腺激素分泌的作用，可以促进早熟。因此，父母不能随便给小孩买补品，尤其不能长期服用，否则拔苗助长、适得其反。

（二）含有激素类物质的食物

性早熟的儿童特别爱吃肉和荤食，几乎不吃素菜。饲养户在混合饲料中加了激素，未发育的儿童体内激素水平很低、体重低，相对摄入量大，对激素比较敏感。黄鳝、鸽子、饲料喂养的鸡吃得多，就会有早发育的症状。这里包括两种情况，一是高蛋白本身的作用，另外也不能排除食物有激素残留物质的污染。制药厂生产的激素类药物确有一些卖给了饲料生产企业，比如喹乙醇是一种低毒、高效、用量少的抗菌促生长剂，目前在国内广泛地应用于畜禽饲养。

（三）误服避孕药致假性性早熟

通过对 100 例误服避孕药儿童进行回顾性调查及追踪随访，结果表明儿童误服避孕药致假性性早熟发病率与误服避孕药的种类和剂量有关。小孩将避孕药当糖误食的机会很多，误服避孕药的孩子年龄一般 3~5 岁，误服避孕药可引起性早熟。

（四）化妆品、洗发用品应用

乳霜、高档进口化妆品、洗发用品，根据国外报道确实与儿童性早熟有关系。皮肤可以吸收激素，从理论上说化妆品中加些激素是可以保持青春的，但儿童较长时期误用母亲的化妆品可导致性早熟。

（五）视觉刺激

视觉刺激属于精神心理内分泌，下丘脑促黄体激素释放激素（LHRH）的分泌可能受脑内神经递质的影响，去甲肾上腺素可促进 LHRH 的分泌，多巴胺则抑制其分泌，而多巴胺又能促进生长激素的分泌。成人看了表现性爱内容的电视会产生反应，性激素分泌增多，性释放激素分泌增多就可以促进性腺分泌增多。儿童也是如此，即精神因素引起内分泌的变化，孩子心理的成熟也与之有关，不断刺激会引起精神心理的反应和变化。

四、性早熟的危害

性早熟对身心健康带来严重危害，发育成熟过早会使骨骼生长期缩短，骨骼提前生长加速，开始身材虽较同龄儿高，骨骺提前闭合、影响身高，但成年后却比正常人矮小。性早熟儿童性征提前出现，而智力和性心理尚不成熟，实际年龄与心理发育不一致，容易发生社会心理压力，并给家长造成精神及照料上的负担。

五、性早熟的诊断

首先应确定是同性还是异性性早熟，其次确定性征发育程度及性征是否相称，再区分是真性还是假性性早熟，最后明确其病因系特发性还是器质性。对性征过早出现的患儿应详细询问生长加速史、行为改变史、阴道分泌物及出血史、头颅外伤史、同胞发育史、家庭成员性发育史及摄取激素类药物（尤其是误服避孕药）史。体检要记录身高、体重、乳房及阴毛青春分期、女孩外阴发育状况，男孩睾丸大小（容积）。

六、治疗

青春期适度控制脂肪和动物蛋白质摄入，适当地增加体育活动，延缓性成熟，推迟月经初潮的时间以及规则月经的建立。避免不必要的 X 线及其他电离辐射的暴露。

原则上是针对病因进行治疗，治疗目的在于抑制排卵与月经，减缓第二性征的发育。①由肿瘤引起的性早熟，宜行手术切除肿瘤；②外源性雌激素引起的假性性早熟，多于停药后恢复，如长期应用已使骨骺闭合者，则身高不能增长；③体质性真性性早熟尚无特殊疗法，主要采用孕激素类药物治疗，利用其对下丘脑-垂体的负反馈作用，抑制促性腺激素及性激素的分泌，使性征消退，但是对骨骼成熟加速无明显的治疗效果。

自 20 世纪 80 年代中期以来，国外陆续研制出一系列高效的促性腺激素释放激素的拟似剂，不仅可满意地消退性征，还能有效地延缓患儿骨骼的发育，防止骨骺过早闭合，有助于改善其最终身高，显著提高了真性性早熟的治疗效果。近年来立体定向的放射外科技术的临床应用，使下丘脑、垂体、松果体等部位肿瘤所致的真性性早熟患儿的预后得到改善。大剂量孕激素抑制激素分泌，其效果也须观察 6~12 个月。醋酸甲孕酮可抑制中枢促性腺素的分泌，对雌激素的合成也有直接抑制作用，使发育的乳房缩小，甚至退化到未发育状态及月经闭止。对骨骼的生长无明显的抑制作用，往往骨龄继续增加，骨骺提早闭合。近年来应用的亮丙瑞林（leuprolide），可每月一次肌内注射，效果良好。治疗应持续达到青春期年龄时，曾报道 46 例中 44 例于停药后 4 年出现月经，90%在初潮后 2 年内排卵。

第三节 女性生殖器官发育异常与生殖器官畸形

女性生殖器官在胚胎期发育形成过程中，若受到某些内在或外来因素干扰，均可导致发育异常，且常合并泌尿系统畸形。常见的生殖器官发育异常有：

①正常管道形成受阻所致异常，包括处女膜闭锁、阴道横膈、阴道纵膈、阴道闭锁和宫颈闭锁；

②副中肾管衍化物发育不全所致异常，包括无子宫、无阴道、痕迹子宫、子宫发育不良、单角子宫、始基子宫、输卵管发育异常；

③副中肾管衍化物融合障碍所致异常，包括双子宫、双角子宫、鞍状子宫和纵膈子宫等。

女性生殖器官发育异常及畸形种类繁多，由于女童期一般无临床症状，很少在青春期前发现，多由其监护人发现就医，或是在青春期因原发性闭经、腹痛以及婚后因性生活困难、流产或早产就医时而被确诊。

一、外阴发育异常及畸形

阴蒂肥大、大阴唇融合、小阴唇融合、阴蒂包皮及阴唇粘连、前庭尿/粪瘘、两性畸形。

阴唇粘连：1~6岁幼女，后天炎症机械刺激，阴唇表面有渗出，阴唇彼此长期紧贴，粘连后小儿的尿液自被遮盖的裂隙中排出。用生物活性强的雌二醇局部涂抹，手部分离或手术分离。

阴蒂与阴茎的分辨：阴蒂有黏膜分皮褶向两侧后方与小阴唇相连。阴茎在腹侧正中有系带，低于阴唇或腹股沟处的性腺结节常为睾丸，以食指入肛门行肛腹诊（扪诊）以了解盆腔情况。

二、处女膜闭锁

处女膜闭锁（imperforate hymen）又称无孔处女膜，临床上较常见，系尿生殖窦上皮未能贯穿前庭部所致，阴道口为膜状组织完全封闭，处女膜闭锁的女婴在新生儿期多漏诊。偶有幼女因大量粘液潴留在阴道内，导致处女膜向外凸出而确诊。绝大多数患者至青春期因逐渐加剧的周期性下腹痛，但无月经来潮时始被发现。严重者伴便秘、肛门坠胀、尿频或尿潴留等症状。由于经血无法排出，最初血积在阴道内，反复多次月经来潮后，逐渐发展至子宫积血、输卵管积血，甚至腹腔内积血，但输卵管伞端多因积血而粘连闭锁，故月经血进入腹腔者较少见。因子宫积液，可压迫邻近器官，出现尿潴留、便秘。

检查时可见处女膜向外膨隆，表面呈紫蓝色，无阴道开口。用食指放入肛门内，可立即扪到阴道内有球状包块向直肠前壁突出；直肠、腹部双合诊可在下腹部扪及位于阴道包块上方的另一较小包块（为经血潴留的子宫），压痛明显。如用手往下按压此包块时，可见处女膜向外膨隆更明显。盆腔B型超声检查可发现子宫及阴道内有积液。

诊断：肛腹扪诊，穿刺。

治疗：确诊后应即在局麻或骶麻下手术。用粗针穿刺处女膜正中膨隆部，抽出褐色积血后，将处女膜做“X”形切开，边引流积血，边切除多余的处女膜瓣，使切口呈圆形，再用3~0肠线缝合切口边缘黏膜，以保持引流通畅和防止创缘粘连。积血大部排出后，常规检查宫颈是否正常，但不宜进一步探查宫腔以免引起上行性感染。术后置导尿管1~2日，外阴放置消毒会阴垫，每日擦洗外阴1~2次直至积血排净为止。术后给予抗感染药物。

案例19-3：“体重40公斤的14岁女孩，因小腹不断隆大，被疑为怀孕；经医生检查发现处女膜闭锁，经血不畅，子宫积血1 500多毫升。女孩一年半前开始出现下腹胀痛，几乎每月一次；一年前开始来月经，量很少，腹痛与以前一样，每到月经来潮时总要痛一周左右，且越来越重。其母认为痛经是正常事，到当地卫生院检查，医生认为是‘月经不调’，为她开了点吃的药。后来发现小腹开始隆起，看上去像已怀孕5个月的样子。母亲吓了一跳，以为她不懂事被人欺负致怀孕。经医生检查发现患先天性处女膜闭锁，每次来月经时，经血积在子宫里，导致子宫像怀孕一样不断胀大。子宫积血是被动扩大、很危险，一旦破裂将威胁患者的生命。”

三、阴道发育异常

1. 先天性无阴道

先天性无阴道（congenital absence of vagina）为双侧副中肾管发育不全的结果，先天性无阴道几乎均合并无子宫或仅有痕迹子宫，卵巢一般均正常。患者多系青春期后一直无月经来潮，或因婚后性交困难而就诊。检查可见外阴和第二性征发育正常，但无阴道口或仅在阴道外口处见一浅凹陷，有时可见到由尿生殖窦内陷所形成的约2cm短浅阴道盲端。肛查和盆腔B型超声检查无子宫，约15%合并泌尿道畸形。临床上应将此病与完全型雄激素不敏感综合征相鉴别。后者染色体核型为46，XY与先天性无阴道不同之处是阴毛、腋毛极少，血睾酮升高。

治疗：对希望结婚的先天性无阴道患者，可行人工阴道成形术，手术可在结婚前进行。上海医学1992年2月（15卷2期）报道先天性无阴道，Rokitansky knster Hauser综合征，染色体为46，XX，子宫不发育，少数46，XY睾丸女性化（切除睾丸）结节。

①手术方法：外阴阴道成形术（williams法），阴道造穴植皮术，腹膜代阴道成形术，乙状结肠代阴道术。

②Frank非手术圆棒压迫法：圆棒直径有1.5 cm、2 cm、3 cm、3.5cm 。压迫前庭使之变成人工阴道，采用模具由小号开始，循序渐进，根据黏膜弹性，进程不同。每天一次，5至10分钟/次，在门诊进行。手法：先向内向下斜，以后转平，平均22次，最多50次。已婚5例，阴道原深4~5cm，压迫后深8 cm，宽3.5cm，25例阴道深≥7.5cm，高度3.5cm。有短浅阴道者亦可采用机械扩张法，即用由小到大的阴道模型，局部加压扩张，以逐渐加深阴道长度，直至能满足性生活要求为止。

极个别先天性无阴道患者仍有发育正常的子宫，故至青春期时因宫腔积血出现周期性腹痛；直肠腹部诊可扪及增大而有压痛的子宫。治疗为初潮时即行人工阴道成形术，同时引流宫腔积血以保存子宫生育功能。无法保留子宫者，应予切除。

2. 先天性阴道闭锁或狭窄

先天性阴道闭锁（atresia of vagina）或狭窄为尿生殖窦未参与形成阴道下段所致。闭锁位于阴道下段，长约2~3cm，其上多为正常阴道。症状与处女膜闭锁相似，检查时亦无阴道开口，但闭锁处黏膜表面色泽正常，亦不向外膨隆，肛查扪及向直肠凸出的阴道积血包块，其位置较处女膜闭锁高。治疗应尽早手术。术时应先切开闭锁段阴道并游离阴道积血下段的阴道黏膜，再切开积血包块，排净积血后，利用已游离的阴道黏膜覆盖创面。术后定期扩张阴道以防挛缩。

3. 先天性阴道横膈

先天性阴道横膈（transverse vaginal septum）为两侧副中肾管会合后的尾端与尿生殖窦相接处未贯通或部分贯通所致。横膈可位于阴道内任何部位，但以上、中段交界处为多见，其厚度约为1cm。完全性横膈较少见，多数是膈的中央或侧方有一小孔，月经血可自小孔排出。横膈位于上段者不影响性生活，常于偶然或不孕检查时发现。位置较低者少见，多因性生活不满意而就医。一般应将横膈切开并切除其多余部分，最后缝合切缘糙面以防粘连形成。术后短期放置模型防止挛缩。若系分娩时发现横膈阻碍胎先露部下降，横膈薄者，当胎先露部下降至膈鼓起撑得极薄时，切开后胎儿即能经阴道娩出；横膈厚者应行剖宫产。

4. 先天性阴道纵膈

先天性阴道纵膈（1ongitudinal vaginal septum）为双侧副中肾管会合后，其中膈未消失或未完全消失所致。有完全纵膈和不完全纵膈两种。完全纵膈形成双阴道，常合并双宫颈、双子宫。有时纵膈偏向一侧形成斜膈，导致该侧阴道完全闭锁，可出现因经血潴留所形成的阴道侧方包块。绝大多数阴道纵膈无症状，有些是婚后性交困难才被发现，另一些可能晚至分娩时产程进展缓慢才确诊。若斜膈妨碍经血排出或纵膈影响性交时，应将其切除，创面缝合以防粘连。若临产后发现纵膈阻碍胎先露部下降，可沿膈的中部切断，分娩后缝合切缘止血。

四、先天性宫颈闭锁

先天性宫颈闭锁（congenital atresia of cervix）临床上罕见。若患者子宫内膜有功能时，青春期后可因宫腔积血而出现周期性腹痛，经血还可经输卵管逆流入腹腔，引起盆腔子宫内膜异位症。治疗可手术穿通宫颈，建立人工子宫阴道通道或行子宫切除术。

五、子宫未发育或发育不全

1. 先天性无子宫

先天性无子宫（congenital absence of uterus）系两侧副中肾管中段及尾段未发育和汇合所致，常合并无阴道，但卵巢发育正常，第二性征不受影响。直肠-腹部诊扪不到子宫。

2. 始基子宫

始基子宫（primordial uterus）又称痕迹子宫，系两侧副中肾管汇合后不久即停止发育所致，常合并无阴道。子宫极小，仅长1~3cm，无宫腔。

3. 子宫发育不良

子宫发育不良（hypoplasia of uterus）又称幼稚子宫（infantile uterus），系副中肾管会合后短时期内即停止发育所致。子宫较正常人小，有时极度前屈或后屈。宫颈呈圆锥形，相对较长，宫体与宫颈之比为1∶1或2∶3。患者的月经量极少，婚后无生育。直肠-腹部诊可扪及小而活动的子宫。治疗方法仍主张小剂量雌激素加孕激素序贯用药，一般可自月经第5日开始每晚口服己烯雌酚0.25mg或0.625mg、妊马雌酮0.3mg，连服20日，第16日始服甲羟孕酮4mg，每日2次，连用5日，共服4~6个周期。

六、子宫发育异常

1. 双子宫

双子宫（uterus didelphys）为两侧副中肾管完全未融合，各自发育形成两个子宫和两个宫颈；阴道也完全分开，左右侧子宫各有单一的输卵管和卵巢。患者无任何自觉症状，一般是在人工流产、产前检查甚至分娩时偶然发现。早期人工流产时可能误刮未孕侧子宫，以致漏刮胚胎，子宫继续增大。妊娠晚期胎位异常率增加，分娩时未孕侧子宫可能阻碍胎先露部下降，子宫收缩乏力亦较多见，故剖宫产率增加。偶可见双子宫患者，不同时期卵子受精后，每侧子宫各有一胎儿，多属双卵双胎。亦有双子宫、单阴道，或阴道内有一纵膈，此情况类似上述双子宫，但可能因阴道内纵膈妨碍性交，出现性交困难或性交痛。

案例19-4：体内有着双子宫，且两个子宫内各育有一个胎儿，产妇G经医院全力抢救产下一对龙凤胎。该孕妇于2005年10月24日8时50分，顺利产下了一个约2.5公斤重的胎儿。随后其出血量增多，必须立即生下第二胎，否则腹中胎儿会有危险。而医生在检查时，却摸不到胎体。此时第二个胎儿在子宫内已出现缺氧现象。当晚9时30分，医生施行紧急剖腹产手术，这才发现孕妇体内竟有两个子宫。经紧急救护，终于分娩出一个仅约1.5公斤的低体重胎儿。

案例19-5：据英国《星期日镜报》2005年10月30日报道，现年35岁的英国德文郡妇女克莱尔·迈尔斯是一名“双子宫”妈妈。克莱尔和36岁的男友戴维结婚不到一个月，突然发现自己怀上了身孕！然而更令她震惊的是，怀上的竟然是一对双胞胎——她每个子宫中都怀上了一个胎儿！2005年6月8日，克莱尔打破500万分之一的概率，在医院接受剖腹产成功生下了这对“奇迹双胞胎”。医生在检查中还发现，克莱尔不仅拥有双子宫，并且还拥有两个子宫颈和两个阴道，每个子宫都只有正常子宫的一半大小。

克莱尔21岁时，医生为她进行了手术，将两个阴道合并成了一个。然而，医生并没有对克莱尔的双子宫进行手术，因为这一手术太过危险，并且即使做了子宫手术，也不能增加克莱尔将来怀孕生子的概率。医生告诉其母亲，她的女儿克莱尔将来也许永远都无法正常怀孕。

2. 双角子宫和鞍状子宫

因宫底部融合不全而呈双角称双角子宫（uterus bicornis）；轻度者仅宫底部稍下陷而呈鞍状称鞍状子宫（saddle form uterus）。双角子宫一般无症状，但妊娠时易发生胎位异常，以臀先露居多。若双角子宫出现反复流产时，应行子宫整形术。

3. 中膈子宫

两侧副中肾管融合不全，可在宫腔内形成中膈，从宫底至宫颈内口将宫腔完全隔为两部分者为完全中膈；仅部分隔开者为不全中膈。中膈子宫（uterus septus）易发生流产、早产和胎位异常；若胎盘粘连在膈上，可出现产后胎盘滞留。中膈子宫外形正常，可经子宫输卵管碘油造影或子宫镜检查确诊。对有反复流产的中膈子宫患者，可在腹腔镜监视下通过子宫镜切除中膈，或经腹手术切除。

4. 单角子宫

仅一侧副中肾管发育而成为单角子宫（uterus unicornis）。另侧副中肾管完全未发育或未形成管道。未发育侧的卵巢、输卵管、肾亦往往同时缺如。妊娠可发生在单角子宫，但流产、早产较多见。

5. 残角子宫

一侧副中肾管发育正常，另一侧发育不全形成残角子宫（rudimentary horn of uterus），可伴有该侧泌尿道发育畸形。检查时易将残角子宫误诊为卵巢肿瘤。多数残角子宫与对侧正常宫腔不相通，仅有纤维带相连；偶亦有两者间有狭窄管道相通者。若残角子宫内膜无功能，一般无症状；若内膜有功能且与正常宫腔不相通时，往往因宫腔积血而出现痛经，甚至并发子宫内膜异位症。若妊娠发生在残角子宫内，人工流产时无法刮到，至妊娠16~20周时往往破裂而出现典型的输卵管妊娠破裂症状，出血量更多，若不及时手术切除破裂的残角子宫，患者可因大量内出血而死亡。

七、输卵管发育异常

输卵管发育异常有：①单侧缺失：为该侧副中肾管未发育所致；②双侧缺失：常见于无子宫或痕迹子宫患者；③单侧（偶尔双侧）副输卵管：为输卵管分支，具有伞部，内腔与输卵管相通或不通；④输卵管发育不全、闭塞或中段缺失：类似结扎术后的输卵管。

输卵管发育异常可能是不孕的原因，亦可能导致输卵管妊娠，因临床罕见，几乎均为手术时偶然发现。除输卵管部分节段缺失可整形吻合外，其他均无法手术。

八、卵巢发育异常

卵巢发育异常有：①单侧卵巢缺失：见于单角子宫；②双侧卵巢缺失：极少，一般为卵巢发育不全，卵巢外观细长而薄，色白质硬，甚至仅为条状痕迹，见于45，X0特纳（Turner）综合征患者；③多余卵巢：罕见，一般多余卵巢远离卵巢部位，可位于腹膜后；④偶尔卵巢可分裂为几个部分。

第四节 两 性 畸 形

一、概述

有些患者生殖器官同时具有某些男女两性特征称两性畸形（hermaphroditism）。两性畸形为先天性生殖器发育畸形的一种特殊类型，对患儿的抚育、身心、学习、生活、工作和婚姻等带来一系列问题，必须及早诊断和处理。

外生殖器出现两性畸形，均是由于胚胎或胎儿在宫腔内接受了过高或不足量的雄激素刺激所致。根据其发病原因不同，可将两性畸形分为以下3类：女性假两性畸形、男性假两性畸形和生殖腺发育异常。后者又包括真两性畸形、混合型生殖腺发育不全和单纯型生殖腺发育不全3种类型。

（一）女性假两性畸形（female pseudohermaphroditism）

患者染色体核型为46，XX，生殖腺为卵巢，内生殖器包括子宫、宫颈和阴道均存在，但外生殖器出现部分男性化，男性化的程度取决于胚胎暴露于高雄激素的时期早晚和雄激素量，可从中度阴蒂粗大直至阴唇后部融合和出现阴茎。雄激素过高的原因可以是先天性肾上腺皮质增生所致，也可能是非肾上腺来源。

1. 先天性肾上腺皮质增生

先天性肾上腺皮质增生（congenital adrenal hyperplasia，CAH）又称肾上腺生殖综合征（adrenogenital syndrome），为常染色体隐性遗传性疾病，是导致女性假两性畸形的最常见类型。其基本病变为胎儿肾上腺合成皮质醇的一些酶缺乏，其中最常见的为21-羟化酶缺乏，因而不能将17α-羟孕酮转化为皮质醇，当皮质醇合成量减少时，对下丘脑和腺垂体的负反馈作用消失，导致腺垂体促肾上腺皮质激素（ACTH）分泌量增加，刺激肾上腺增生，促使其分泌的皮质醇量趋于正常，但同时也刺激肾上腺网状带产生异常大量雄激素，致使女性胎儿外生殖器有部分男性化。通常患者出生时即有阴蒂肥大，阴唇融合遮盖阴道口和尿道口，仅在阴蒂下方见一小孔，尿液由此排出。严重者两侧大阴唇肥厚有皱，并有程度不等的融合，状似阴囊，但其中无睾丸扪及；子宫、输卵管、阴道均存在，但阴道下段狭窄，难以发现阴道口。随着婴儿长大，男性化日益明显，几岁时即有阴毛和腋毛出现，至青春期乳房不发育，内生殖器发育受抑制，无月经来潮。虽然幼女期身高增长快，但因骨骺闭合早，至成年时反较正常妇女矮小。实验室检查：血雄激素含量增高，尿17酮呈高值，血雌激素、FSH皆呈低值，血清ACTH及17α-羟孕酮均显著升高。

2. 孕妇于妊娠早期服用具有雄激素作用的药物

人工合成孕激素、达那唑或甲睾酮等都有不同程度的雄激素作用，若用于妊娠早期保胎或服药过程中同时受孕，均可导致女胎外生殖器男性化，类似先天性肾上腺皮质增生所致畸形，但程度轻，且在出生后男性化不再加剧，至青春期月经来潮，还可有正常生育。血雄激素和尿 17 酮值均在正常范围。

（二）男性假两性畸形

男性假两性畸形（male pseudohermaphroditism）患者染色体核型为 46，XY。生殖腺为睾丸，无子宫，但因阴茎极小以及生精功能异常，一般无生育能力。此畸形是由于男性胚胎或胎儿在宫腔内接触的雄激素过少所致。发病机制有：①促进生物合成睾酮的酶缺失或异常；②外周组织 5α-还原酶缺乏；③外周组织和靶器官雄激素受体缺少或功能异常。

由于男性假两性畸形多为外周组织雄激素受体缺乏所致，故临床上一般将此病称为雄激素不敏感综合征（androgen insensitivity syndrome）。此病系 X 连锁隐性遗传，常在同一家族中发生。根据外阴组织对雄激素不敏感程度的不同，又可分为完全型和不完全型两种。

1. 完全型雄激素不敏感综合征

患者出生时外生殖器完全为女性，故以往曾将此病称为睾丸女性化综合征（testicular feminization syndrome）。由于患者体内睾酮能通过芳香化酶转化为雌激素，至青春期乳房发育丰满，但乳头小，乳晕较苍白，阴毛、腋毛多缺如，阴道为盲端，较短浅，无子宫。两侧睾丸大小正常，位于腹腔内、腹股沟或偶在大阴唇内扪及。血睾酮、FSH、尿 17-酮均为正常男性值，血 LH 较正常男性增高，雌激素略高于正常男性。

2. 不完全型雄激素不敏感综合征

不完全型雄激素不敏感综合征患者较完全型少见，外阴多有两性畸形，表现为阴蒂肥大或为短小阴茎，阴唇部分融合，阴道极短或仅有浅凹陷。至青春期可出现阴毛、腋毛增多和阴蒂继续增大等男性改变。

案例 19-6：患者约 30 岁，因结婚好几年一直没有怀孕，就诊检查发现，“她”的女性第二性征不典型，从来没有过正常的“例假”，B 超检查也没发现女性应有的子宫和卵巢。经过染色体检查，医生发现“她”的染色体为 XY 型，睾丸没有像正常男性那样在出生前由腹腔降入阴囊，而是隐藏在类似女性外生殖器的内部。如果不切除，最后就有癌变的可能。

医学上称为假两性畸形，患者在胎儿时期因外部环境的影响导致基因突变，对雄激素诱导不敏感，本应发育成男性的生殖器在雌激素诱导下发生畸变，形成了现在的状况。

（三）真两性畸形

在患者体内有睾丸和卵巢两种生殖腺同时存在称真两性畸形（true hermaphroditism），外生殖器不易分辨为男或女，是两性畸形中最罕见的一种。

患者可能一侧生殖腺为卵巢，另侧为睾丸；或每侧生殖腺内同时含卵巢及睾丸两种组织，称为卵睾（ovotestis）；也可能是一侧为卵睾，另一侧为卵巢或睾丸。真两性畸形染色体核型多数为 46，XX，其次为 46，XX/46，XY 嵌合型，或多种嵌合体，如 46，XX/46，XY，45，X/46，XY 等，46，XY 较少见。

临床表现与其他两性畸形相同，外生殖器多为混合型，或以男性为主或以女性为主，但往往具有能勃起的阴茎，而乳房则几乎均为女性型。体内同时有雌激素和雄激素。

核型为46，XX者，其体内雌激素水平可达正常男性的两倍。由于多数患婴出生时阴茎较大，往往按男婴抚育。但若能及早确诊，绝大多数患者仍以按女婴抚育为宜。个别有子宫的患者在切除睾丸组织后，不但月经来潮，还具有正常生育能力。

混合型生殖腺发育不全（mixed gonadal dysgenesis）：染色体为含有45，X与另一含有至少一个Y的嵌合型，以45，X/46，XY多见。其他如45，X/47，XYY；45，X/46，XY/47，XXY亦有报道。混合型系指一侧为异常睾丸，另一侧为未分化生殖腺、生殖腺呈索状痕迹或生殖腺缺如。患者外阴部分男性化，表现为阴蒂增大，外阴不同程度融合、尿道下裂。睾丸侧有输精管，未分化生殖腺侧有输卵管、发育不良的子宫和阴道，不少患者有Turner综合征的躯体特征。出生时多以女婴抚养，但至青春期往往出现男性化，女性化者极少。若出现女性化时，应考虑为生殖腺肿瘤分泌的雌激素所致。

单纯型生殖腺发育不全(pure gonadal dysgenesis)：染色体核型为46，XY，但生殖腺未能分化为睾丸而呈索状，故无男性激素分泌，副中肾管亦不退化，患者表型为女性，但身体较高大，有发育不良的子宫、输卵管，青春期乳房及毛发发育差，无月经来潮。

二、诊断

两性畸形可以是由于遗传为女性出现男性化或遗传为男性但男性化不足所致。临床上以先天性肾上腺皮质增生和雄激素不敏感综合征最常见。诊断步骤如下：

（一）病史

应首先询问患者母亲在孕早期有无疾病及服用高效孕酮或达那唑类药物史，家族中有无遗传病史、类似畸形史，初生时有无缺陷。

（二）体格检查

详细体检注意阴茎大小、尿道口的位置，是否有阴道和子宫，直肠-腹部诊扪及子宫说明多系女性假两性畸形，但应除外真两性畸形的可能。若在腹股沟部、大阴唇或阴囊内扪及生殖腺则毫无例外为睾丸组织，但仍不能排除真两性畸形。性发育异常、肿瘤、内分泌疾病。

妇检：外阴异常按Prader的标准分为五型

Ⅰ型：仅阴蒂肥大；

Ⅱ型：阴蒂肥大，体宽大的漏斗形尿生殖及开口的阴道和尿道。

Ⅲ型：阴蒂肥大，伴狭窄的漏斗形尿生殖窦。

Ⅳ型：小的尿生殖窦开口于阴茎的基底部。

Ⅴ型：尿生殖窦开口于阴茎尖端。

（三）实验室检查

1. 性染色质及染色体核型分析。

2. 激素测定

血雌激素呈低值，血雄激素呈高值，尿17-酮及17α-羟孕酮均呈高值者，为先天性肾上腺皮质增生。染色体核型为46，XY，血FSH值正常，Ht值升高，血睾酮在正常男性值范围，雌激素高于正常男性但低于正常女性值者，为雄激素不敏感综合征。

（四）影像检查

X线、生殖道B超、泌尿道造影、CT排除性腺或肾上腺肿瘤，脑CT排除中枢神经系统病变。

（五）生殖腺活检

对真两性畸形往往需手术，通过穿刺、腹腔镜检或剖腹探查并取性腺活体组织检查，方能最后确诊。

三、女童生殖器畸形处理原则

争取最合理的处理，包括近期及远期设想。

（一）性别抉择

真两性畸形同时具有卵巢及睾丸两种性腺、外阴模糊，可偏似女性或男性，抉择性别根据性腺、染色体核型、外阴近似性别，儿童的心理、生活及社会性别，与父母协商慎重选择。原则上无论何种两性畸形，除阴茎发育良好者外，从性功能考虑，均以按女性抚养为宜。应在3岁以前决定，以免影响儿童以后的心理状态，抉择性别后切除相反的性腺。

（二）药物治疗

激素替代或补充治疗，用药时间与剂量应动态观察，雌激素长期应用应在13岁以后开始，以免影响骨骼发育。

（三）手术治疗

阴道积液、积血及大小便障碍应及时手术；两性畸形应及早切除不需要的及今后可能恶变的性腺（以小儿2岁时为宜），外阴整形应在学龄前完成；较复杂手术应视需要与可能择期或分期进行。

（四）心理保护与教育

保护有缺陷的儿童，能适应社会的健康心态，为父母与医生的共同任务，性别实质最好不让患者知道（保密），以免导致精神异常。诊断明确后应根据患者原社会性别、本人愿望及畸形程度予以矫治。

案例19-7：养了15年的“女儿”昨日在医院被确诊为儿子！H女士做梦也没想到竟有如此“荒唐事”。目前，她最担心的是“女儿”的病：医生说国内现在还无法为他做还男术——无法造“命根子”；变为“女孩”则需再造子宫、阴道，手术费用太高；若不治疗，将来“女儿”是嫁人还是娶媳妇？

H女士面对记者时显得极为困惑，自己一向引以为荣的女儿怎么突然就变得不男不女起来。她真后悔当初太大意。她称，“女儿”出生后就一直有点怪：长得人高马大，很有力气，长跑、打篮球都比普通女孩强。3月10日，H女士在给15岁的“女儿”洗澡时，发现女儿敏感器官与其他女孩不同。立即想到女儿平时的其他异常：第二性征如月经未来、乳房未发育，已有喉结。

为确定女儿的性别，泌尿外科医生为其进行染色体检查，显示为男性特征。开始，医生也不敢相信此事实。为进一步确诊，儿童医院泌尿外科医生又在全麻下为她做了性腺活检，分别取两侧睾丸样包块上下组织进行检查。昨日，性腺活检结论下来了：男性！H 女士开始接受不了这一事实，“孩子长有女儿的生殖器官，当了 15 年女性，却突然被确诊为男性，太不可思议！”她将想办法，让孩子改变目前不男不女的状况。孩子将会是男还是女？H 女士坦言还得“商量商量”。

四、常见的两性畸形治疗方法

（一）先天性肾上腺皮质增生

确诊后应即开始并终身给予可的松类药物，以抑制垂体促肾上腺皮质激素的过量分泌和防止外阴进一步男性化及骨骺提前闭合，还可促进女性生殖器官发育和月经来潮，甚至有受孕和分娩的可能；肥大的阴蒂应部分切除，仅保留阴蒂头，使之接近正常女性阴蒂大小；外阴部有融合畸形者，应予以手术矫治，使尿道外口和阴道口分别显露在外。

（二）雄激素不敏感综合征

无论完全型或不完全型均以按女性抚育为宜。完全型患者可待其青春期发育成熟后切除双侧睾丸以防恶变，术后长期给予雌激素以维持女性第二性征。不完全型患者有外生殖器男性化畸形，应提前做整形术并切除双侧睾丸。凡阴道过短有碍性生活者可行阴道成形术。

（三）其他男性假两性畸形

混合型生殖腺发育不全或单纯型生殖腺发育不全患者的染色体核型中含有 XY 者，其生殖腺发生恶变的频率较高，且发生的年龄可能很小，故在确诊后应尽早切除未分化的生殖腺。

（四）真两性畸形

性别的确定主要取决于外生殖器的功能状态，应将不需要的生殖腺切除，保留与其性别相适应的生殖腺。一般除阴茎粗大，能勃起，且同时具有能推纳入阴囊内的睾丸可按男性抚育外，仍以按女性养育为宜。

（五）45，X0 综合征

45，X0 综合征（Turner syndrome）为由于性染色体异常所致性分化异常的遗传性染色体疾病，女性性腺发育不全，外阴幼稚型、身矮、伴蹼颈。

五、预防

1. 婴儿出生后立即进行生殖器检查，发现外生殖器先天性异常，作出性别鉴定，泌尿道畸形常与生殖道畸形并存。

2. 常规做肛腹诊检查，正常新生儿子宫杏仁大小，食指进入直肠（练习后可和食指同样灵敏）。肛查有无子宫肿块，腹股沟是否空虚，大阴唇是否空软，其内有无圆形物。

（李增庆）

第二十章 儿童受虐

第一节 儿童受虐的案例

20世纪90年代早期，精神卫生专家认为主要是心理作用造成情感和社交方面的问题。研究者认为，伤害通过治疗或简单的劝导“忘掉它吧”就可以抚平，大体上跟重新编程修复软件问题一样。但在马萨诸塞州麦克林医学院和哈佛医学院，对儿童受虐后果的新研究却显示了不同的结果。心理学家起初认为童年受虐只会抑制社会心理的形成，但大脑影像学的研究和其他实验则表明，儿童受虐会使发育中的大脑神经结构与功能产生永久性损失。

童年受虐发生在大脑发育的关键时期，严重的应激反应会对大脑的结构和功能打下无法消除的烙印，虐待诱发了分子神经生物学效应的接连反应，不可逆转地改变了神经发育。

案例20-1：1994年波士顿警方被他们的发现惊呆了，一个受虐的4岁男孩被锁在肮脏的公寓里，生活在梦魇般的恶浊环境中。更可怕的是，孩子的两只小手已被烧得惨不忍睹。他那吸毒的母亲将他的手强按在蒸汽喷头上，惩罚他不听话、偷吃她男友的食物。后来这个孩子接受了皮肤移植，满布疤痕的双手恢复了功能。尽管受害者身体上的创伤得到治愈，但是近来的研究发现，在心灵成长中遭到的任何伤害可能永远都不会真正地愈合。研究揭示，儿童的身体、性和情感受到虐待与他们的精神问题有很强的关联性。

案例20-2：一对外来夫妻涉嫌虐待养女昨被警方调查，记者在医院看到3岁的小女孩D全身被烟头烫伤300多处。据邻居说，小D的妈妈很凶，经常打她，她曾在暴雨中被罚跪屋外数小时进行“反省”。D不仅因尿床被养母毒打，而且还被关在屋里不准走动，数日不准吃喝。好心邻居向警方报警，小D已被送到市第二人民医院救治。

小D的身体很瘦，也很虚弱，肋骨一根一根的，看得很清楚。最让人难过的是，小D从头到脚都是伤，有的伤口已经发炎，露出鲜红的肉芽，让人看了毛骨悚然。记者数了数，仅在她的脸部，就有上百处伤口，下嘴唇伤口一个接着一个，稍微一张嘴就会流血。一名医生说：他从事这项工作十几年了，还是第一次看到孩子如此被人虐待。据小D讲，她身上的伤都是妈妈用烟头烫的，有的是用铁棍打的。当记者问妈妈为什么打她时，小D浑身哆嗦地说，是她不小心尿到床上才遭妈妈毒打的。小D的全身不但被严重烫伤，而且两只眼睛红肿青紫，眼睛里布满了红红的血丝。小D细嫩的左手臂和左腿上，不但布满了伤痕，还肿得很粗。在小D的脚脖上，可看到有一道明显的捆绑痕迹。小D告诉记者，她的双脚曾被妈妈捆绑过，全身多处软组织挫伤、烧伤并感染，重度营养不良，贫血、低蛋白血症。据医生讲，小D目前的伤势很重必须住院治疗，其住院费用先由医院垫付。

小D的家只是一间租来的房屋，屋中有一张床，床的四周用布遮挡着，屋内除了一张破凉席和一个坏电扇以及床单外，再也没有什么家当。小D和她的爸爸妈妈是一个月前从安徽来深圳的，爸爸每天外出收废品，妈妈则在家没事干。小D不是他们夫妇亲生的，他们有一个亲生的儿子才一岁多。他们刚来的时候，邻居还看到过几次小D的身影，以后就很难见到她。这个孩子很聪明，对大人也有礼貌，就是性格很孤僻，眼神里充满了恐惧的目光。邻居还说，她有几次看到小D的妈妈用一个很粗的铁棍朝她腿上打，她上去劝说，小D的妈妈还不高兴。

案例20-3：6岁女童B遭养母残酷虐待，B双手被反绑在身后并被锁在屋内，养母多次用痒痒挠、皮带等物进行殴打，用开水烫背、打火机烧身等手段实施伤害。经法医鉴定，她身上有许多伤痕，面部、四肢、躯干多处软组织损伤，背部、足部烫伤，伤势已经构成轻伤（偏重）。两名被告已经构成故意伤害罪。

女童B在笔录中说，背部伤是妈妈用水杯装满开水往自己身上泼的。爸爸则把她从床上扔到地下，用脚踹，用皮带、皮鞋打，自己被绑过5次。公诉人强调，B思路清晰，语言表达流畅，做过的四次笔录细节均一致，可以作为证据。邻居所做的笔录也证实，B常被养父母锁在家里，他们见到过B脚部和会阴部的烫伤。

案例20-4：3岁小儿被老师绑在板凳上。

A先生的儿子小A今年3周岁，自从上了一个月的幼儿园后，看到小板凳甚至提到老师就哭个不停。孩子出现这样的反应，是因为那家幼儿园老师嫌儿子不听话，将他绑在小板凳上，致使孩子受了刺激。当问他是否愿意去幼儿园上学时，孩子显得很惊恐，直往父母的身后躲。每天他们送儿子出门时，都哭着不愿离开家，晚上接他回家时，一见到父母又哭，于是不到一个月时，他们就不再送孩子去了。

9月的一天，有一个老太太领着一个五六岁的小孩从A家门口经过，小孩见到小A，说自己和他都在该班里，并说小A不听话，打扰别的孩子写字，被老师绑在了小板凳上。此后，又有一个五六岁的小孩也说小A被老师绑在小板凳上。最近他们送儿子到别的幼儿园去，孩子表现出强烈的恐惧心理，一看到幼儿园的小板凳就害怕，见到老师就哭。由于孩子对幼儿园的恐惧十分强烈，A先生夫妻认为，该学前班的老师将孩子绑在小板凳上的行为，致使孩子受到了刺激，留下后遗症，需要进行治疗。让小A坐在小板凳上，孩子恐惧得拼命往父亲身后躲，还哭了起来。幼儿园老师说：见过不少孩子对幼儿园反感甚至恐惧的情况，这是正常现象，不可能对A家进行任何赔偿。

案例20-5：后妈与父亲争吵，13岁的C成了后妈的出气筒，被后妈暴打了一顿。从此，C就拒绝开口说话，两年来，他跟所有人交流，都只通过写纸条。见到记者，C眼里露出一丝惊惧，愣愣地盯着地面。无论记者说什么，他始终一言不发。把他带到教师办公室，他紧紧跟在记者身后，安安静静的。看他穿得单薄，问他冷不冷，他低着头，摇头。到了办公室，问他喜不喜欢读书，他从老师办公桌上拿过一个本子、一支红笔，埋下身子写：“喜欢”。记者再问他“到底会不会说话?”“你父母爱不爱你?”，他立刻触电一样低下头，瘦削的脸上无声滑下两行眼泪。

两年前，C还是个正常的孩子，平时和同学也有说有笑。只是有一天，老师发现他一整天都很沉默，老师喊他起来发言，他站起来却不开腔，只望着老师或低着头。此后又有一天，C跑到办公室递给班主任一张纸条，写着同桌太吵，想换个位子坐。邓老师觉得奇怪，问他为什么要写纸条不直接给老师说，他也不回答，只低着头。从此，无论老师同学怎样询问、开导，C都一言不发。慢慢地，大家发现C真的“哑”了。

后妈对他不好，老师还把他后妈请到学校来谈过话。但后妈说自己对C只是管得严，从来都没亏待过他。C的爷爷谈起孙子禁不住老泪横流，C小时候非常活泼可爱，但5岁时亲生妈妈生病去世，父亲娶了后妈，生了个小妹妹。前年2月28日，C爸爸和后妈为一点小事大吵起来，爸爸气冲冲一出门，后妈无缘无故就把C拉过来打，打得C半天没从地上爬起来。从那天开始，C就闭口不说一句话了。爷爷随手从身上摸出一把纸条，说这些就是孙子对他说的“话”。老人顺手抽出一张纸条，念起孙子的“话”：“爷爷，你把下周（给我的）吃的放到堤坝上，不要让妈妈晓得……”没念完，爷爷已泣不成声。

儿童医院心理科的医生认为，C已经患上了一种叫“选择性缄默”的心理疾病。他是在用一种无声的方式表达自己的不满与无助。后妈的教育方式可能让C长期处在一种压抑状态，而他的压抑又更加重了他的心理负担。C应立即接受治疗，以免他语言功能退化造成更大的伤害，除了医生的治疗外，更需要家庭、学校对他的关爱和理解。

第二节　童年受虐后果-极端性人格

童年受虐的后果会在任何年龄以多种形式表现出来。内在表现可以是沮丧、焦虑、自杀倾向或创伤后的应激反应；外在表现是攻击性、冲动、少年犯罪、好动症或吸毒。

边缘人格障碍是一种较为复杂的精神状况，与早期受虐有强烈的相关性。这种功能障碍者对待他人的方式很绝对化，通常开始很崇拜某一个人，但如果受到冷落或欺骗，又会诋毁同一个人。

童年时受虐的人还易突然发怒或有瞬时的偏执狂或精神严重变态；他们的人际关系紧张而不稳定，感到空虚或对本人没有自信，会试图通过吸毒获得解脱，而且有自杀的经历或冲动。1984年在治疗3位边缘人格障碍者时，医生开始怀疑他们早期受到的各种虐待已经改变了他们大脑边缘系统的发育。大脑边缘系统是相互联系的脑核心（神经中枢）的集合，在情感和记忆的调控中发挥关键作用。两个极为重要的脑边缘区域是海马和杏仁体，位于颞叶皮层下方。海马在语言表述和情感记忆的形成和修复中有重要作用，而杏仁体则参与产生记忆的情感内容（例如，恐惧感及攻击反应）。

1994年麦克林研究小组试图证明是否童年身体、性或精神受虐与脑电图中的电波

(EEG）异常有关，脑电图是一种更为直接的检测脑边缘系统的方法。医生查看了在一家少儿精神病院连续住院的115份病人记录，试图寻找其中的联系。发现54%有童年受虐史的病人有临床显著性的脑电波异常，而仅有27%的无受虐史病人如此。观察到声称身体和性均受过严重虐待的病人中有72%EEG异常。这种紊乱发生在前脑区和颞脑区，特别是在左半球而并非如人所料的均衡发生在两个脑半球。

第三节 左半球问题

童年受虐的最可能后果是影响大脑边缘系统，早期观察到的左半球EEG异常与受虐待相关。检测童年受虐对左右脑半球发育的影响：脑左半球专司感知和语言表述，而右半球专司空间信息加工和情感表达——尤其是消极的情感。以前猜测，受虐儿童的失常记忆储存于右半球，而在回忆时可能先激活的是右半球。为了检测这个假设，麦克林实验室于1995年测定了成年人在唤起中性记忆过程中及随后唤起痛苦的童年记忆过程中的脑半球活性。曾经受过虐待的人在回想中性记忆时主要使用左半球，而当回忆痛苦记忆时使用右半球。对照组的受检者在每个回忆过程中对两个半球的使用程度均衡，说明他们的反应更能整合两个脑半球。Schiffer的研究工作说明童年创伤与左右脑半球整合功能弱化相关。近来有报道说小脑蚓部异常与各种精神病紊乱相关，包括躁狂抑郁症、精神分裂症、自闭症和缺乏注意力/好动症。这些失调是由于遗传和产前因子造成的，而不是童年受虐，但是蚓部异常似乎是许多精神病的主要原因，这一事实说明此区域在精神卫生中有着关键性作用。综合这些发现，可以导出一个有趣的模型来解释产生边缘人格障碍的方式。左右脑半球整合程度的削弱及较小的胼胝质可能使病人容易在不同的情感体验和记忆中突然从左半球控制状态转换成右半球控制状态。这种极端的脑半球控制模式会导致人在一种状态下用过于积极的方式看待朋友、家人和同事，而在另一种状态下又用完全消极的方式。这正是人格障碍的标志。而且边缘电兴奋能够产生攻击性、恼怒和焦虑等症状。颞部的异常EEG活性也常见于自虐危险性大增及有自虐行为的人群。

第四节 适应性伤害

研究小组开始这项研究时，假设早期的激素是一种毒性剂，能够干扰脑部正常的平稳的发育进程，导致没完没了的精神问题。辛辛那提儿童医院医学中心的FrankW. Putnam和加拿大Alberta精神卫生委员会的BruceD. Perry现在已经提出了相同的假设。

我们逐渐对开始时的前提提出了质疑和重新评价：人脑的进化是由经历决定的，而在我们祖先的发展历程中，幼年遭遇困难是司空见惯的，可是人脑从未进化到足以应对虐待而竟至产生非适应性损伤，这如何解释得通呢？人脑合乎逻辑的变化应该是在童年应激作用下产生改变神经发育的分子神经生物学的适应性效应，这种方式才能够为危险环境中的生存和繁衍准备成熟的大脑。

究竟哪些优点和能力有利于人类在远古恶劣环境下的生存呢？迅速做好紧张的迎战或逃跑反应的潜力；发动攻击时毫不犹豫的反应潜力；对危险的高度警觉以及产生有助于恢复创伤的强有力的应激反应的潜力，我们应该将所观察到的脑结构变化重新定位为对逆境的适应。尽管这种适应性有助于受影响的个体安全渡过对进化成功至关重要的生育年龄段。

McEwen 医学院最近建立了关于应激反应系统过度活化的理论。这种反应可能是短期生存所必须的，但也增加了肥胖、Ⅱ型糖尿病和高血压等疾病隐患，导致一大堆心理问题包括高度的自杀倾向，并加速了衰老和大脑结构包括海马的退化。

合适的抚育和避免童年受强刺激会促进我们的大脑以较少攻击性、情感稳定、富于社会性和同情心以及左右脑均衡的方式进行发育。我们相信这一进程促进了社会性动物构筑更复杂的人际关系结构的能力，使人类更好地认识到自己的创造潜力。应激反应会使大脑发育出多种反社会行为。不论是遭遇生理的、情感的或性方面的创伤，还是遭遇战争、饥荒或瘟疫，应激反应都会引发激素的扰动，这一扰动会在儿童的大脑中形成永久性的神经结构来应付险恶的世界。由于这样的连锁反应，暴力和虐待从上一代传给下一代，从上一个社会传给下一个社会。明显结论是，首先需要做大量的工作保障不再发生儿童受虐，因为儿童的大脑发育一旦发生变化，将无法再恢复。

（姚忆江　陈耿）

第二十一章 女童期生殖器疾病的预防、诊断与处理

第一节 女童期生殖器结构特点与小儿妇科学

一、女童期生殖器结构特点

女童卵巢狭小，皮质中一般无发育卵泡，不分泌性激素，子宫不随肌体发育而生长，一岁时反而呈退行性变，6 岁才开始增大。阴道 pH 值上升为 6.5~7.5，会阴皮肤薄嫩，缺少脂肪垫保护，易受刺激、损伤和感染。由于处女膜开口高，不利于阴道引流，裂隙状处女膜环使细菌蓄积而发生炎症。

二、小儿妇科学

1938 年布达佩斯首先建立小儿妇科学；1978 年德国在慕尼黑建立小儿妇科学，内容有儿童白带与激素、女童乳房疾病，女童性发育异常：性早熟发育、女童性心理、人格发育、性教育（青春期教育）、月经与体育。

案例 21-1："这段时间我觉得'那个'不正常，但到医院看病又发现，妇科门诊的病人都是像我妈妈一样的中年妇女，去儿科看病又觉得自己年龄太大，我都不知道该咋办了？"某中学高一学生 E 遇上了这样的尴尬事。据了解，不光是 E，某市近 600 万少女都面临着这样的困惑：患妇科疾病求医，看儿科不对路，看妇科太尴尬。

E 最近一段时间，由于学习紧张，她发现自己的月经周期出现紊乱，有时还腹痛。在挂了妇科号后，母亲便带她到妇科诊室门口排队。这时，E 发现自己和一些比自己年龄大得多的女性站在一起，她的脸"唰"地一下红了，遂强烈要求母亲带自己离开。母亲说什么也不同意："既然是来看病的，就要等医生看了才能走。"被母亲拒绝后，E 只得偷偷溜出了医院。

回家后，面对母亲的责怪，E 道出了自己的苦衷："刚才在妇科诊室门外，我看到看病的人几乎都是孕产妇，要是让同学们看见我，还以为我出了什么见不得人的事呢！医院为什么没有专门给女生看病的门诊呢？"

青春期的少女人数众多，女孩子的月经普遍提前来潮，加上未成年少女患成年人疾

病的几率也有所增大，十三四岁的女孩子常常会遇到看病找不到合适专科的问题，看妇科不方便，去看儿科又不合适，期盼快快开设少女门诊。市妇幼保健院的“青春期门诊”和儿童医院“小儿妇科”门诊都有一点“少女门诊”的味道，14 岁以下的患者看病时挂儿科号，14 岁以上的患者看各种成人科室，14 岁以上的女性遇到生理问题就需到妇科就诊，少女门诊在每个星期六全天候开放，由专家针对青春期少女的生理、心理健康问题进行指导和治疗。

三、女童期生殖系统疾病

女童期生殖系统疾病易被忽视，女童期常见的妇科疾病，依次为生殖器官炎症、损伤、畸形及性早熟、女童生殖系统肿瘤，阴道出血和分泌物异常是患病时最主要的表现。其特殊性在于，由于女童生殖系统未发育成熟，防御力差，易患炎症或损伤；在治疗的同时应指导其监护人加强监护及保健措施。

第二节　女童生殖器官感染

女童期生殖器官炎症是女童期最常见的疾病，发病率最高，达 60%~80%。这与社会经济发展状况、卫生水平、家庭生活条件、风俗习惯等有关。炎症侵犯多局限于外阴及阴道，以外阴阴道炎最为多见，引起上行性感染导致子宫或附件炎症者罕见。

一、外阴阴道炎

(一) 病因

由于女童卵巢功能处于较低水平，阴道自然防卫机制不完善，因此易感染各种病原菌，多为细菌（如大肠杆菌多见，其次为葡萄球菌、链球菌），原虫（滴虫、蛲虫等）、霉菌（念珠菌）、病毒或化学物质的损害而引起炎症；其次紧身的尼龙及人造纤维短裤、洗澡时肥皂、爽身粉、局部用药致皮肤过敏反应、会阴部习惯不良亦可导致。临床统计，女童外阴阴道炎约 40% 为非特异性病原体及混合感染引起，30% 为特异性病原体所致，30% 为无细菌生长。

(二) 传播途径

病原体通过患病的母亲、保育员或幼儿园儿童衣物、浴盆、手等传播，外阴不洁、大便污染、外阴损伤或抓伤、儿童玩要时误放异物（如豆子、泥沙、碎纸）于阴道内引起。

(三) 临床表现与症状

多见于 3~7 岁女童，初起多为急性，外阴水肿、发红、阴道有脓性分泌物、恶臭；部分患儿有外阴灼热、疼痛、瘙痒、表面破溃、渗液及排尿困难等症状。慢性期上述症状减轻，但外阴、前庭及阴道黏膜明显充血，分泌物稀薄而混浊，有时阴道口常有黄色脓性或混浊血性分泌物，病程长者可引起阴唇粘连。阴道炎可导致阴道粘连。无菌性外阴阴道炎受尿液浸渍腐蚀、外阴水肿、烧灼性瘙痒，外阴、大腿间皮肤彼此摩擦有浆液性渗出。

（四）诊断

①依据上述症状与局部表现，不难作出临床诊断；②取分泌物涂片行革兰（Gram）染色或细菌培养，检出病原体；③肛门指诊排除阴道内异物，有时必须借助鼻镜或气管镜置入阴道内观察，可确定有无异物或宫颈息肉；④对女童阴道分泌物呈血性或有恶臭者，用鼻镜或气管镜检查排除恶性肿瘤；⑤幼女外阴炎如疑为蛲虫引起，可在阴唇间或肛周拭取标本镜检虫卵。

（五）预防

①培养女童便后揩拭的正确动作，以免污染阴道及外阴；②幼儿不宜穿开裆裤；③勤洗阴部，经常保持会阴的清洁干燥；④女童清洗用品应固定，不要与别人混用，避免交叉感染；⑤定期检查肠道寄生虫病；⑥注意增强体质，提高抵抗力。

（六）治疗

原则：病原处理、局部清洗及处理并发症。

①如有阴道内异物必须清除。

②根据病原菌的不同种类，全身适当应用抗感染治疗。滴虫性：口服甲硝唑 100mg Tid 5~7 天。甲硝唑注射液行阴道冲洗，Bid，5~7 天。重复 2~3 个疗程，三次检查滴虫阴性为治愈。霉菌性：2%碳酸钠溶液冲洗外阴、阴道，使阴道内呈碱性。就寝前将达克宁霜药膏（约 5g）挤入阴道深处，连续使用两周。制霉菌片 100mg，达克宁栓 1 粒，放入阴道，每晚 1 次，共 10~14 天。若症状消失，病原体检查阴性，即可停药；否则重复疗程。

③外阴每天以 1/5 000 高锰酸钾（p. p）温水坐浴，每日 2~3 次；保持外阴清洁、干燥，减少摩擦。严重病例将 1ml 乳酸溶于 250ml 无菌生理盐水中，通过一组导尿管插入阴道冲洗，Bid。0. 5%乳酸溶液滴入或细管导入，每天 2 次。

④顽固性外阴阴道炎或非特异性，久治不愈或并发阴唇粘连时，用小剂量雌激素以增强阴道的抵抗力，己烯雌酚 0. 1mg qN，7~14 日；可局部应用雌激素软膏，每天 1 次，共 7 天。注意用量不宜过多，以免引起子宫出血。

⑤中药可用黄连 10g、黄柏 10g、枯矾 0. 52g，煎水外洗，每天 2~3 次，有消炎止痒作用。

⑥若有蛲虫行驱虫治疗。

二、子宫附件炎

1. 病因

女童子宫及附件炎非常罕见。附件区域的疼痛几乎从未见因附件炎症引起，常为其他原因所致，如原发性腹膜炎或阑尾炎穿孔等。

2. 症状和诊断

患童诉下腹疼痛，附件区域有局限性压痛，伴发热。肛腹诊有触痛或抵抗感，可触及界限不清的肿块。血液检查白细胞计数及中性粒细胞增高、血沉加快。

3. 治疗

以大量广谱抗生素为主，顽固性炎症可考虑加用皮质类固醇药物，应积极治疗以求彻底治愈，免致将来不孕。若为阑尾炎引起，以尽早手术为宜，可减轻附件受累程度。

4. 预防

治疗女童外阴阴道炎应及时、彻底。

三、女童性传播疾病

幼女或女童可因接触或受到性虐待而感染淋病、疱疹病毒、尖锐湿疣等。

预防：加强对女童的监护，如受到性虐待，应及时检查有无性传播疾病，以便及时治疗。家中如有性传播疾病患者应注意衣物、用具、被褥、便器的消毒隔离，避免交叉感染，加强对其家庭的卫生教育。

（一）淋球菌感染

1. 急性期症状

泌尿道炎症：尿痛、尿频、脓尿或可导致排尿困难。尿道口两侧可触及痛性肿物。前庭大腺炎，前庭大腺处肿胀、疼痛、触痛，可形成脓肿。外阴炎：外阴红肿，有脓性分泌物。阴道炎：阴道多量脓性分泌物。宫颈炎：颈管外口流出浓稠分泌物。直肠炎：大便不适或出现血性粘液便，或有脓液排出。

2. 诊断和治疗

取脓性分泌物涂片染色，如在中性粒细胞内找到6对以上肾形Gram阴性双球菌或经分泌物培养确定，诊断即可成立。以青霉素治疗为主，对青霉素过敏者可用红霉素。局部处理同外阴阴道炎。

案例21-2：6岁女童在上幼儿园大班，两周前母亲带女儿去公共浴室洗澡，当时因为忘带澡盆，她一时偷懒，就用了浴室里的一个公共澡盆为孩子洗澡。4天后女儿就出现会阴分泌物增多、尿急、尿频、尿痛等症状。当时她还没太在意，以为过一阵子就好了。可是后来，孩子差不多5分钟就要上厕所小便，小便颜色浑浊。上课的时候，可怜的孩子因为不敢向老师频繁要求上厕所，经常尿湿裤子。她带着孩子到医院检查，孩子的淋球菌竟呈阳性，这个6岁的女孩患了性病。

（二）外阴疱疹

1. 症状和诊断

阴部轻度刺痛作痒。病变位于大小阴唇、阴阜、阴蒂处，出现针头至火柴头大的小疱，内为透明浆液，壁薄易破，可继发感染，病程7~10天，常可自然愈合；血中嗜酸性粒细胞增多，可达40%。疱液中嗜酸性粒细胞可占细胞总数的20%~90%。

2. 治疗

本病由疱疹病毒引起，治疗用2%~3%过氧化氢液洗净后，以0.1%雷佛奴尔湿敷，再涂以金霉素软膏或0.25%疱疹净软膏。

（三）尖锐湿疣

1. 症状和诊断

为感染人乳头瘤病毒所致，系接触传播。发生于大小阴唇及会阴、肛门附近。出现小的、单个散在的、凸起乳头状疣，有时融合如菜花状，色淡红、暗红或污灰色，可有轻度瘙痒感。临床应与乳头状瘤及扁平湿疣鉴别，必要时可做活体组织检查。

2. 治疗

可在疣体上点涂5%5-氟尿嘧啶软膏或0.25%疱疹净软膏，每天1~2次，数周即可。也可行激光治疗。

（四）病毒性外阴阴道炎

身体免疫功能低下，由单纯疱疹病毒、人乳头瘤病毒引起。单纯疱疹病毒急性期：发热、外阴痒痛及出现疱疹、溃疡、疼痛、腹股沟淋巴结肿大。累及膀胱：尿痛，尿潴留。治疗：局部用药。

第三节　女童生殖器官损伤与异物

一、女童生殖器官损伤

（一）单纯性会阴部挫伤

这种损伤较轻，愈后良好；应及时休息，必要时以抗生素预防感染，并应观察是否形成血肿。也可加用热敷、理疗或内服云南白药。

（二）会阴血肿

1. 症状和诊断

外阴皮下或黏膜下血管破裂，易形成血肿。表现会阴部坠痛或剧痛，局部呈暗紫色，肿胀，发亮，触痛明显。如表皮或黏膜裂伤，则伴外出血。血肿可扩大至耻骨上或盆腔膜后，严重者可出现出血性休克。外阴血肿未及时处理易并发感染。

2. 治疗

小的血肿可压迫止血及冰敷，等待自然吸收。大的血肿常需切开止血、缝合，或放置引流物，并用抗菌药物治疗。

（三）阴道创伤性损伤

女童外生殖器官意外损伤较常见，因其好动而又缺乏自我保护意识与能力，常因自高处跌下，撞及尖锐物体如钢筋、树枝等。可插入会阴、阴道组织，甚至刺入盆腔，并损伤膀胱、直肠等脏器，出现阴部出血及相应脏器损伤的症状，如漏尿、血尿、排尿困难、腹膜炎、内出血休克等。或受到性虐待时，可引起损伤，应报告有关部门。

治疗：处理除支持疗法外，常需手术修补损伤部位，术后抗感染。

二、阴道异物

阴道异物恶臭带血脓液。

案例21-3：幼女阴道异物（25例）分析。年龄2~9岁；季节：夏秋；病程：2小时至2年；地点：谷堆、水塘；症状：流血（88%），外阴疼痛（68%），阴道流脓伴臭味（12%）。检查：盆腔超声检查。器械：鼻镜 Kelly 膀胱镜，小儿阴道镜；宫腔镜；扩鼻器，阑尾拉钩。

治疗：地卡因局部喷雾麻醉，阴道内插导尿管，注入石蜡油 20~30ml，加压快速推注生理盐水 1 000~2 000ml，随液体流出稻谷，取水蛭 5 例以及黄豆、纽扣、药瓶。抗感染治疗。

预防：不穿开裆裤。

第四节　女童生殖系统肿瘤的防治

小儿生殖系统肿瘤的特点：①儿童期免疫机制尚未发育完全，加之小儿恶性肿瘤恶性程度极高，生长迅速，很快发生转移，预后差。②恶性肿瘤的治疗如根治手术、放疗、化疗等均可能对以后的生长发育，生殖内分泌系统、生殖健康、精神及心理产生很大影响，设计治疗方案时，必须慎重考虑，尽可能减少不良副作用及后果。③小儿生殖系肿瘤以卵巢肿瘤、子宫肌瘤、阴道肉瘤多见。④儿童处于生长发育阶段，不仅要治疗疾病，而且应防止生长发育及心理障碍。应早期识别女童期身心发育的缺陷，及早纠正、减少以后对心理的损害。

一、卵巢肿瘤

（一）特点

①儿童期累及女性生殖器官的肿瘤常见部位是卵巢，发病率比成人低，发展过程也比较复杂。②盆腔的容积有限，增大的肿瘤很快达盆腔以上，因此儿童期卵巢位置较高，卵巢肿瘤主要表现为腹腔肿块。③小儿卵巢固有韧带较长，卵巢肿瘤很易扭转。④儿童期盆腔、腹腔的空间较小，所以卵巢肿瘤显得发展迅速，较大的肿瘤又产生明显的压迫症状及呼吸困难。

（二）种类

女童期几乎所有的卵巢肿瘤皆来源于生殖细胞或性索间质细胞，尤以前者更多，如胚胎瘤（卵巢恶性肿瘤）。

1. 卵巢颗粒细胞瘤

低度恶性肿瘤，罕见。有 10%颗粒细胞瘤发生在儿童期，能产生雌激素和孕激素，故有女性化作用，又称卵巢女性化肿瘤。血、尿中雌孕激素均升高，临床上出现性早熟现象，幼儿导致假性性早熟。

2. 卵泡膜细胞瘤

良性肿瘤，因瘤细胞产生雌激素，临床表现女童性早熟现象，易引起注意而就诊。

案例 21-3：5 岁半女童，双侧乳房增大似青春期，外阴呈少女发育，左侧卵巢卵泡膜细胞瘤，假性性早熟：第二性征发育在卵巢发育之前，阴道少量流血。

3. 卵巢未成熟性畸胎瘤

卵巢未成熟性畸胎瘤（Immature teratoma）：由三个胚层组织衍化而来的幼稚或胚

胎性成分所组成的恶性生殖细胞肿瘤，切面似豆腐，恶性，复发率高，转移率高。常见者为卵巢畸胎瘤，未成熟性畸胎瘤占女童肿瘤的20%~60%；其中囊性畸胎瘤占80%，又称皮样囊肿。实质性畸胎瘤大多为恶性。年轻患者居多，早期转移，短期内复发。手术，全子宫和双侧附件切除，化疗和放疗。

4. 内胚窦瘤（卵黄囊瘤）

内胚窦瘤（卵黄囊瘤）混有胚胎癌，甲胎蛋白（2-FP）浓度增高。高度恶性，发病年龄9~14岁，多见于儿童及青年，生长迅速，预后差。

5. 无性细胞瘤

无性细胞瘤为恶性肿瘤，占女童肿瘤3~7%。

6. 卵巢含睾丸母细胞瘤

良性或低度恶性，罕见肿瘤。女童有男性化现象。阴蒂长大，毛发增多，骨髓成熟。

7. 卵巢绒毛膜细胞癌

罕见，恶性度高。HCG升高，性早熟和恶病质早期出现。早期血道转移。术后激素水平于1月内消失，若再度出现升高，为复发、转移。

8. 卵巢粘液性和浆液囊腺瘤：良性。

（三）女童卵巢肿瘤的主要症状

①急腹症：约65%儿童卵巢肿瘤为囊性畸胎瘤或单纯卵巢囊肿。单侧、蒂长、易扭转。扭转后血流阻断，造成缺血及囊内出血，产生严重疼痛。

②腹部不适。

③异常阴道出血：功能性卵巢肿瘤产生的症状，肿瘤转移到子宫或阴道也可造成异常阴道出血。卵巢无性细胞瘤占女童肿瘤的3%~7%，恶性程度不一，此瘤无内分泌功能，大多为单侧，双侧者约5%~10%。性染色体异常的女童较易发病。

（四）治疗

剖腹探查。手术范围根据病期、肿瘤组织类型及年龄等因素综合考虑。Ia期：早期切除肿瘤，保留子宫及双侧卵巢。晚期：双侧附体及子宫切除。

化疗、放疗或免疫疗法：影响生长发育期儿童骨髓、生殖功能、致癌、后代先天畸形。无性细胞瘤对放疗最敏感，颗粒细胞瘤对放疗中度敏感，未成熟畸胎瘤、绒癌、肉瘤、腺癌对放疗不敏感。全腹照射加盆腔照射。放疗时以重金属快将卵巢遮盖。注意提高疗效，并尽可能保存其生殖功能或卵巢功能，以免影响女童的身心发育，注意改善其生存期生命质量。

二、宫颈、阴道肿瘤

葡萄状肉瘤罕见，多发生在3岁以下幼女。发生部位为宫颈、阴道，也可发生于膀胱或尿道。外观如葡萄，半透明粉红色，呈串珠如葡萄状结构，起自阴道前壁，基底较宽，质软。患者有阴道或泌尿道出血症状，一般不难诊断。胚胎横纹肌肉瘤起源于阴道、宫颈或子宫，是5岁以下婴幼儿常见的生殖道恶性肿瘤，生长迅速。阴道出血或有血性分泌物。息肉状肿物突出于阴道或向上蔓延。侵犯尿道出现尿频、尿痛，排尿困难，血尿。首诊时已属晚期，五年存活率为10%~30%，多数患者3~6月死亡。

三、女童生殖系统肿瘤的预防

预防：原则上每年应做一次有关健康检查，有高危因素如女童在胎儿期有雌激素暴露史、有妇科癌瘤家族史等，尤应注意。女童有腹部增大或肿块，性征发育异常，排尿困难，阴道血性分泌物均应立即就诊。

（李增庆）

参考文献

1. 孙开来．人类发育与遗传学．北京：科学出版社．2004：6，61，72，74、83

2. 操冬梅，张元珍，周春荣．移动电话电磁辐射对睾丸乳酸脱氢酶同工酶的影响．武汉大学学报（医学版）．2005，01. 58～61

3. 秦振庭，李松．围产新生儿医学．能源出版社．北京：1988 年 12 月．67～72

4. 苏君玉，李炜先．胎教指南．哈尔滨：黑龙江科学出版社。

5. 罗红综述，周世英、杨太珠、刘淑德审校．超声估计胎儿体重的方法探讨．华西医学．2000，01：113～114

6. 王振刚．环境医学．北京：北京医科大学出版社．2001. 4.

7. 李钧．药品 GMP 文件化教程．

8. 顾美皎，林明理，李增庆主编．妇女保健学．北京：科学出版社，1997. 16～17，19～39

9. 乐杰主编．妇产科学（第 5 版）．北京：人民卫生出版社，2001. 8～12，20～32，360～382，397～399

10. 蔡桂茹，马庭元主编．实用儿童与青年妇科学．北京：人民卫生出版社，1985. 3～106

11. 葛秦生．性早熟．生殖医学杂志，2000（6）

12. 朱楣光．性早熟．实用妇产科杂志，2002（4）

13. 程静，刘丽．男性性早熟的诊治（附 9 例综合分析）．实用儿科临床杂志，2000（3）

14. 孙跃玉．特发性中枢性性早熟的发病机制及其诊断．国外医学·儿科学分册，2002（2）

15. 邓辉，谢林生．儿童误服避孕药致假性性早熟 100 例观察．赣南医学院学报，1997（1）

16. 于文秀，郑百灵．颠覆父权制文化的理论先锋——社会性别理论评析．上饶师范学院学报，2003，23（2）：49

17. 黄醒华．贯彻《母婴保健法实施办法》，促进以人为本的生殖健康服务．中国妇幼保健，2001，16（8）：467～468

18. 冯小微，朴军，肖平等．本溪市出生缺陷儿与大气污染及其它环境因素关系的研究．中国儿童保健杂志．1997，4：278

19. 张卫，任爱国，裴丽君等．汞砷等元素在多指（趾）畸形发生中的作用．中国生育健康杂志 2005 年第 16 卷第 1 期：25-28

20. 姜晖，李万军，王永先等．女列车员月经及流产情况的调查．中华劳动卫生职业病杂志．2001，19 卷（2）：140

21. 王俊．物理性有害因素对女工健康的影响．化工劳动保护（工业卫生与职业病分册）．1997. 18（6）：276

22. 德新社、乌干达．乌干达幼儿双亲战乱中身亡，被野猴领养 4 年．http：//www. sina. com. cn 2006 年 2 月 18 日 00：30 新京报。

23. 舒晓燕．双子宫产妇生下龙凤胎　胎儿分别在两个子宫内．http：//www. sina. com. cn 2005 年 10 月 27 日 11：48 江南都市报

24. 张红萍．双子宫单阴道同时妊娠，一胎流产另一胎期待至足月 1 例．中国妇产科临床杂志．2004，469

25. 木雅．奥地利两兄弟坠入湖底停止心跳　一月后奇迹生还．http：//www. sina. com. cn 2004 年 3 月 1 日 11：52 四川在线-华西都市报

26. 张子明．拒绝剖腹产致婴儿死亡，美一双胞胎母亲被控谋杀．http：//www. sina. com. cn 2004 年 3 月 13 日 11：16 四川在线-华西都市报

27. Khosrotehrani K，Johnson KL，Cha DH，et al. Transfer of Fetal Cells With Multilineage Potential to Maternal Tissue. JAMA. 2004. 292：75-80.

28. Málaga I，Arguelles J，Díaz JJ，et al. Maternal pregnancy vomiting and offspring salt taste sensitivity and blood pressure. Pediatric Nephrology. 2005；20（7）：956-960

29. 曹理达．美两岁男孩当收银员　熟练结算账单准确找回零钱．http：//www. sina. com. cn 2004 年 4 月 16 日 15：15 环球时报

30. 石末．争鸣：只能悄悄承认的阴险—基因决定人的优劣．http：//www. sina. com. cn 2004 年 8 月 27 日 15：40

31. Vilos GA. Intrauterine surgery using a new coaxial bipolar electrode in normal saline solution（Versapoint）：a pilot study. Fertil Steril. 1999 Oct；72（4）：740-3.

32. Lipsky S，Holt VL，Easterling TR，et al. Police-Reported Intimate Partner Violence During Pregnancy and the Risk of Antenatal Hospitalization. Maternal and Child Health Journal. 2004；8（2）：55-63

33. Jürgens J. Chaoui R. Three-dimensional multiplanar time-motion ultrasound or anatomical M-mode of the fetal heart：a new technique in fetal echocardiography. Ultrasound in Obstetrics and Gynecology. 2003；21（2）：119-123

34. 杨孝文．学习第二语言改变大脑结构　越精通变化越大．http：//www. sina. com. cn 2004 年 10 月 15 日 8：44 新浪科技

35. Cherry N. Cell phone radiation poses a serious biological and health risk. 2001；http：//www. elektrosmognews. de/cherryeng. pdf

36. Heinonen PK. Complete septate uterus with longitudinal vaginal septum. Fertil Steril.

2006；85（3）：700-705

37. 杨孝文编译．英心理学家研究发现婴儿天生喜欢看漂亮脸蛋．http：//www. sina. com. cn 2004 年 9 月 6 日 11:02 新浪科技

38. Leathwood P, Maier A. Early Influences on Taste Preferences. Nestle Nutr Workshop Ser Pediatr Program. 2005；56：127-141

39. Touch in Early Development. edit by Field TM. Lawrence Erlbaum Associates, Publishers. 1995 Mahwah, New Jersey Hove, UK

40. 木雅．英男子血糖过低突然昏厥，2 岁女儿喂糖将其救醒．http：//www. sina. com. cn 2005 年 5 月 1 日 9:57 南京晨报

41. Gottfredson LS and Deary IJ. Intelligence Predicts Health and Longevity, but Why? Current Directions in Psychological Science. 2004；13（1）：28-32

42. Ian J. Deary and Geoff Der. Reaction Time Explains IQ's Association With Death. Psychological Science 2005；16（1）：64-69

43. Tarani Chandola, Paul Clarke, J. N. Morris and David Blane. Pathways between education and health：a causal modelling approach. Journal of the Royal Statistical Society：Series A（Statistics in Society）2006；169：2, 337-359

44. 张子明．母亲突然临产　五岁男孩独自助产保母子平安．http：//www. sina. com. cn 2004 年 11 月 5 日 17:16 金羊网-羊城晚报

45. 黄鲁刚、黄斌、王明和、陈绍基．儿童真两性畸形的诊断与治疗．临床儿科杂志，2004，22（6）

46. 黄文．两性畸形的诊治（附 52 例报告）．广西医学，2003，25（6）

47. 丁春梅．幼儿的尊重需要．华北煤炭医学院学报，2001，（6）

48. 陆为之．学前教育中运用感觉统合理论的方法探讨．中国初级卫生保健，2002，16（6）

49. 骆一、郑涌、Luo Yi、Zheng Yong. 青春期性心理健康的初步研究．心理科学，2006，29（3）

50. 武艳梅．青春期女性妇产科祝愿 70 例分析．中国妇幼保健，2006，21（10）

51. 梁淑丽、伞颖、宋文东．青春期常见的心理卫生问题及疏导方法．中国初级卫生保健，2006，20（5）

52. 李小晶、李红、胡朝斌等．儿童心理理论研究现状和发展．中国临床康复，2005，9（12）

53. 慈超、季必华、马小玲、孟庆琴．儿童性病 63 例临床分析．中国皮肤性病学杂志，2002．16（3）

54. 陈明龙、Chen Ming-long. 未成年人自杀现象特征及危机干预．中国临床康复，2005，9（12）

55. 陈建梅、况利．青少年、儿童自杀行为的流行病学特点．重庆医学，2005，34（1）

56. 叶冬青、姚捷、董玛霞．儿童期不良经历的研究现状．疾病控制杂志，2004，8（6）

57. 赵幸福、张亚林、李龙飞．435 名儿童的儿童期虐待问题调查．中国临床心理学杂志，2004，12（4）

58. 雷红玉、郭桂枝．室内环境污染及其对居民健康的影响．职业与健康，2004，20（9）

59. 葛宁、林祖荣、华桦．南京市女中学生青春期常见疾病患病调查．中国妇幼保健，2004，19（7）

60. 谭红专主编．现代流行病学．北京：人民卫生出版社，2001

61. 王建华．中国的遗传流行病学研究．中国流行病学杂志．1999，20（6）

62. King MC. Genetic Epidemiology. Ann Rev Public Health，1984，5：1-52

63. Khoury MJ. The effect of genetic susceptibility on causal influence in epidemiologic studies. Am J Epidemiol，1987，126：561-567

64. 沈福民．遗传医学．上海：上海医科大学出版社，1994

65. Schuz J，Jacobsen R，Olsen JH et al. Cellular telephone use and cancer risk：update of a nationwide danish cohort. Natl Cancer Inst. 2006 Dec 6，98（23）：1707-1713